家庭拔罐轻松学

田端亮 双福 主编
毛德刚 主审

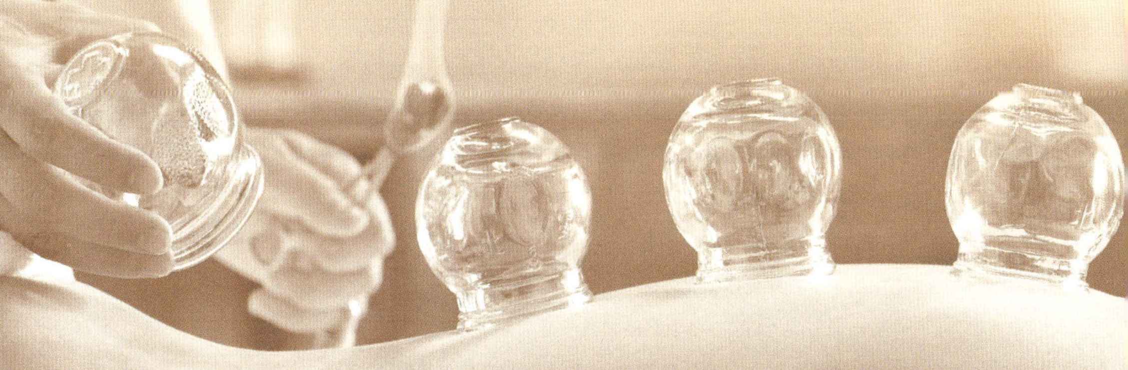

中国纺织出版社有限公司 | 国家一级出版社
全国百佳图书出版单位

内容简介

本书以入门读者为主要对象，以家庭使用为核心，在阐述拔罐基本知识的基础上，介绍了常见人群的拔罐保健，并对常见的内科、外科、妇科、男科、五官科、皮肤科疾病拔罐方法进行具体说明。力求用精准的穴位、简单有效的拔罐方法、全面的知识介绍，达到祛病强身的目的。本书适合对中医保健感兴趣的一般读者参阅。

图书在版编目（CIP）数据

家庭拔罐轻松学 / 田端亮，双福主编 . — 北京：中国纺织出版社，2015.8（2024.3 重印）

ISBN 978-7-5180-0001-2

Ⅰ. ①家… Ⅱ. ①田… ②双… Ⅲ. ①拔罐疗法 Ⅳ. ① R244.3

中国版本图书馆 CIP 数据核字（2015）第 104290 号

责任编辑：樊雅莉　　　　责任印制：王艳丽

中国纺织出版社出版发行

地址：北京市朝阳区百子湾东里 A407 号楼　　邮政编码：100124

邮购电话：010—67004422　　传真：010—87155801

http://www.c-textilep. com

E-mail: faxing@c-textilep. com

中国纺织出版社天猫旗舰店

官方微博 http://weibo.com/2119887771

鸿鹄（唐山）印务有限公司印刷　　各地新华书店经销

2015 年 8 月第 1 版　　2024 年 3 月第 2 次印刷

开本：710 × 1000　　1/16　　印张：10

字数：90 千字　　定价：49.80 元

目录

Contents

第一章 家庭拔罐必知小常识

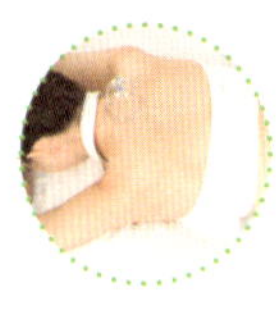

8 拔罐历史溯源

9 关于拔罐的医学理论

10 常用罐具面面观

11 拔罐前的准备工作

11 拔罐疗法分类及基本操作步骤

14 起罐方法与处理

14 通过罐印诊测体质与身体状况

15 拔罐注意事项与禁忌

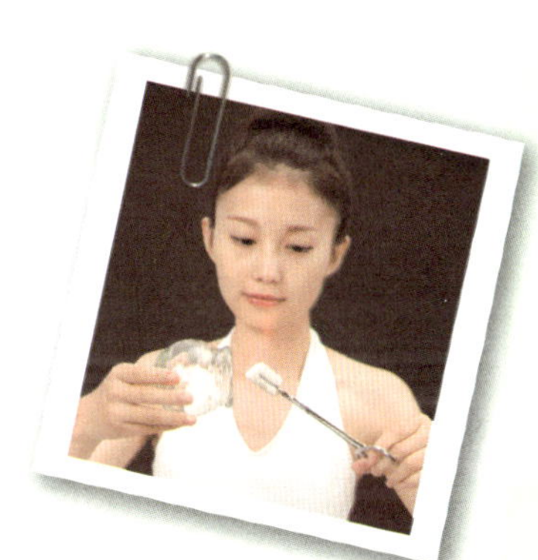

第二章 内科疾病拔罐疗法

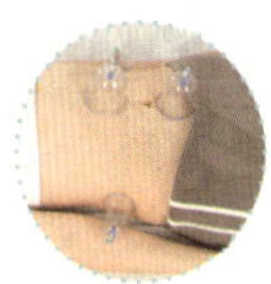

18 感冒

21 头痛

24 咳嗽

27 腹泻

30 发热

32 便秘

34 呃逆

36 心悸

38 失眠

41 哮喘

44 胃痛

47 冠心病

50 高脂血症

52 糖尿病

55 高血压

58 低血压

61 贫血

64 胃下垂

66 面瘫

68 三叉神经痛

70 坐骨神经痛

72 神经衰弱

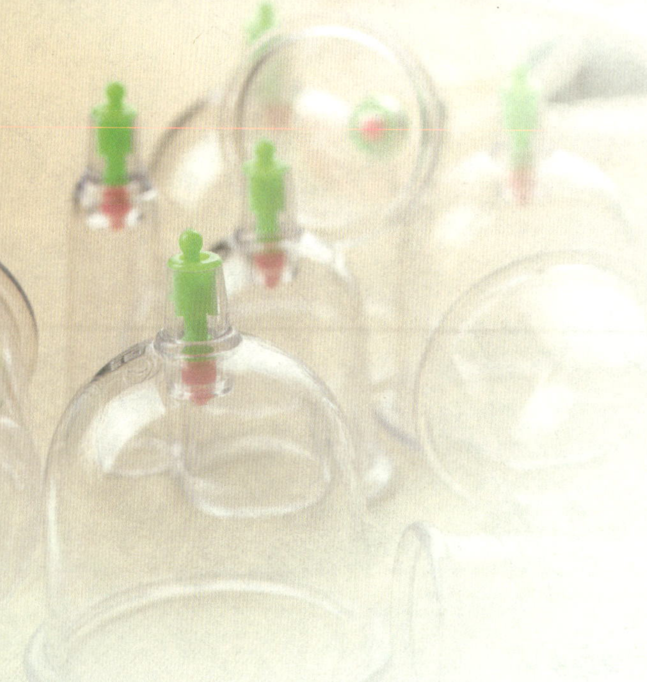

74 消化不良
76 胆囊炎
78 胸胁痛
80 慢性肾炎
82 肥胖症
84 阿尔茨海默病（老年性痴呆症）
86 甲状腺功能亢进症

第三章 外科疾病拔罐疗法

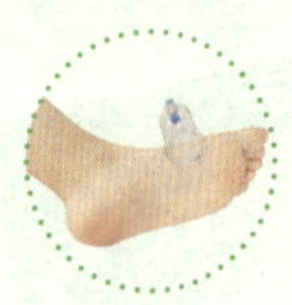

90 颈椎病
93 腰椎间盘突出症
96 肩周炎
98 落枕
100 风湿性关节炎
102 慢性腰肌劳损
104 网球肘
106 膝关节痛
108 痔疮
110 急性腰扭伤
112 空调综合征

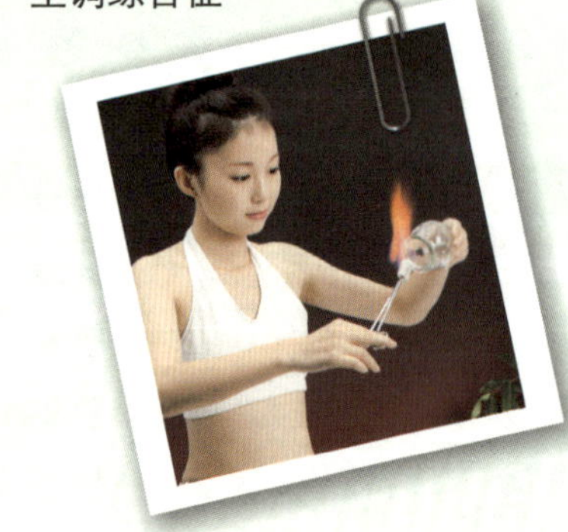

第四章 妇科疾病拔罐疗法

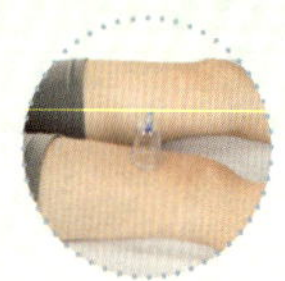

116 月经不调
118 痛经
120 闭经
122 慢性盆腔炎
124 带下病
126 功能性子宫出血
128 围绝经期（更年期）综合征

第五章 男科疾病拔罐疗法

132 遗精
133 早泄
134 阳痿
135 前列腺炎

第六章 五官科疾病拔罐疗法

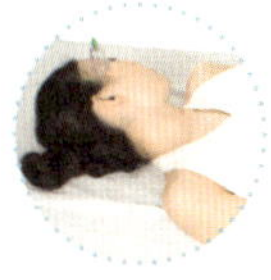

138 过敏性鼻炎
140 近视眼
142 慢性咽炎
144 牙痛
146 耳聋耳鸣
148 口腔溃疡
150 鼻窦炎

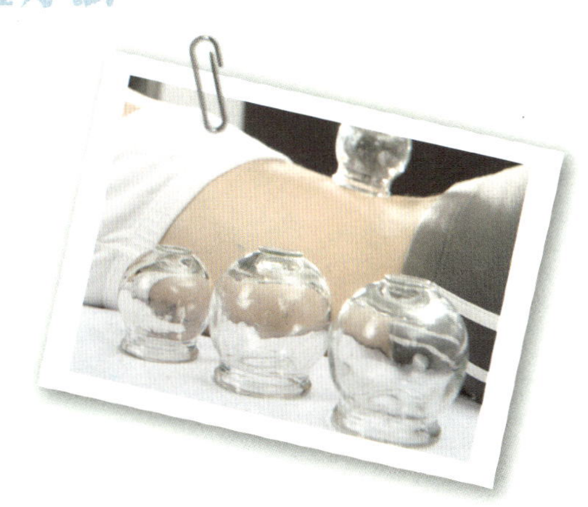

第七章 皮肤科疾病拔罐疗法

154 湿疹
156 荨麻疹
158 神经性皮炎
160 丹毒

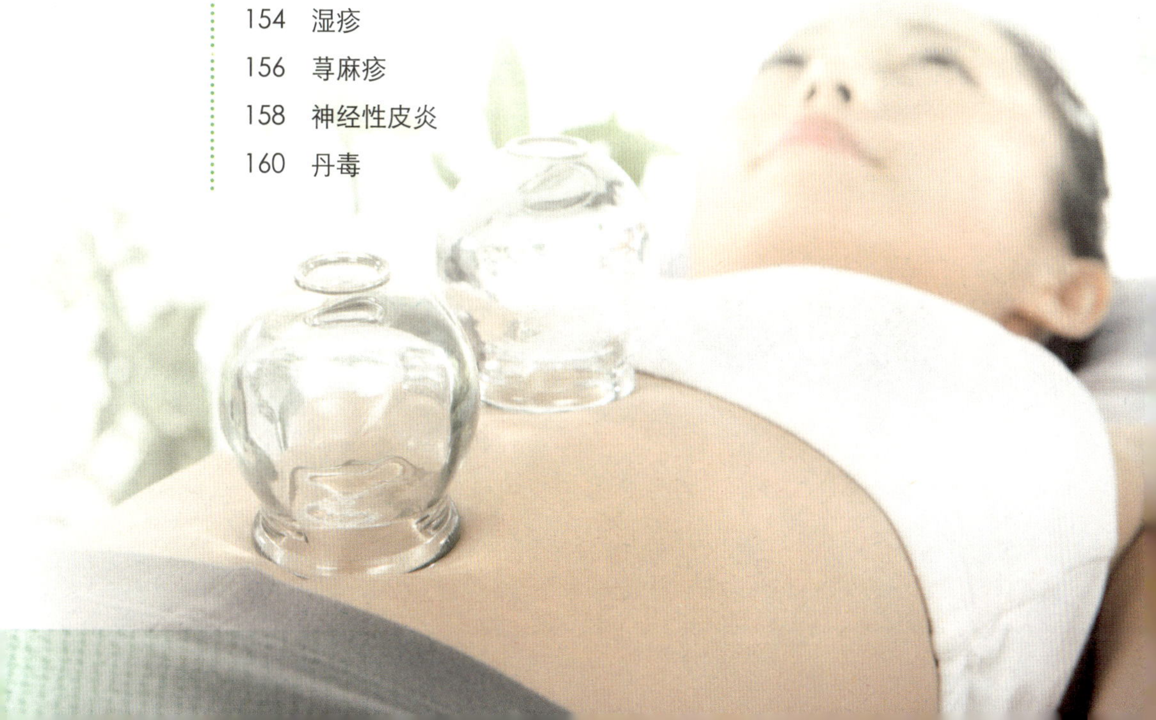

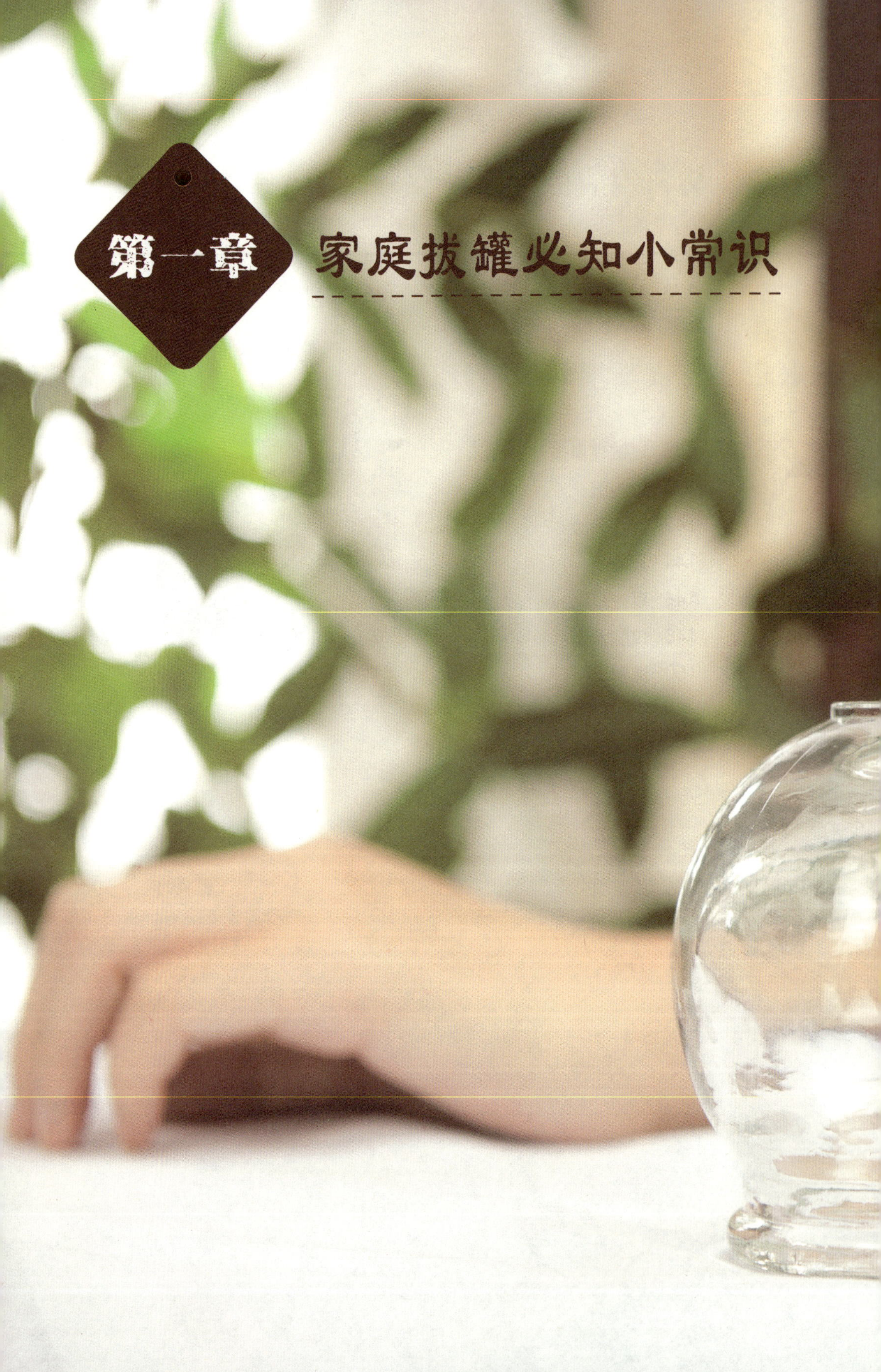

第一章 家庭拔罐必知小常识

◎拔罐历史溯源
◎关于拔罐的医学理论
◎常用罐具面面观
◎拔罐前的准备工作
◎拔罐疗法分类及基本操作步骤
◎起罐方法与处理
◎通过罐印诊测体质与身体状况
◎拔罐注意事项与禁忌

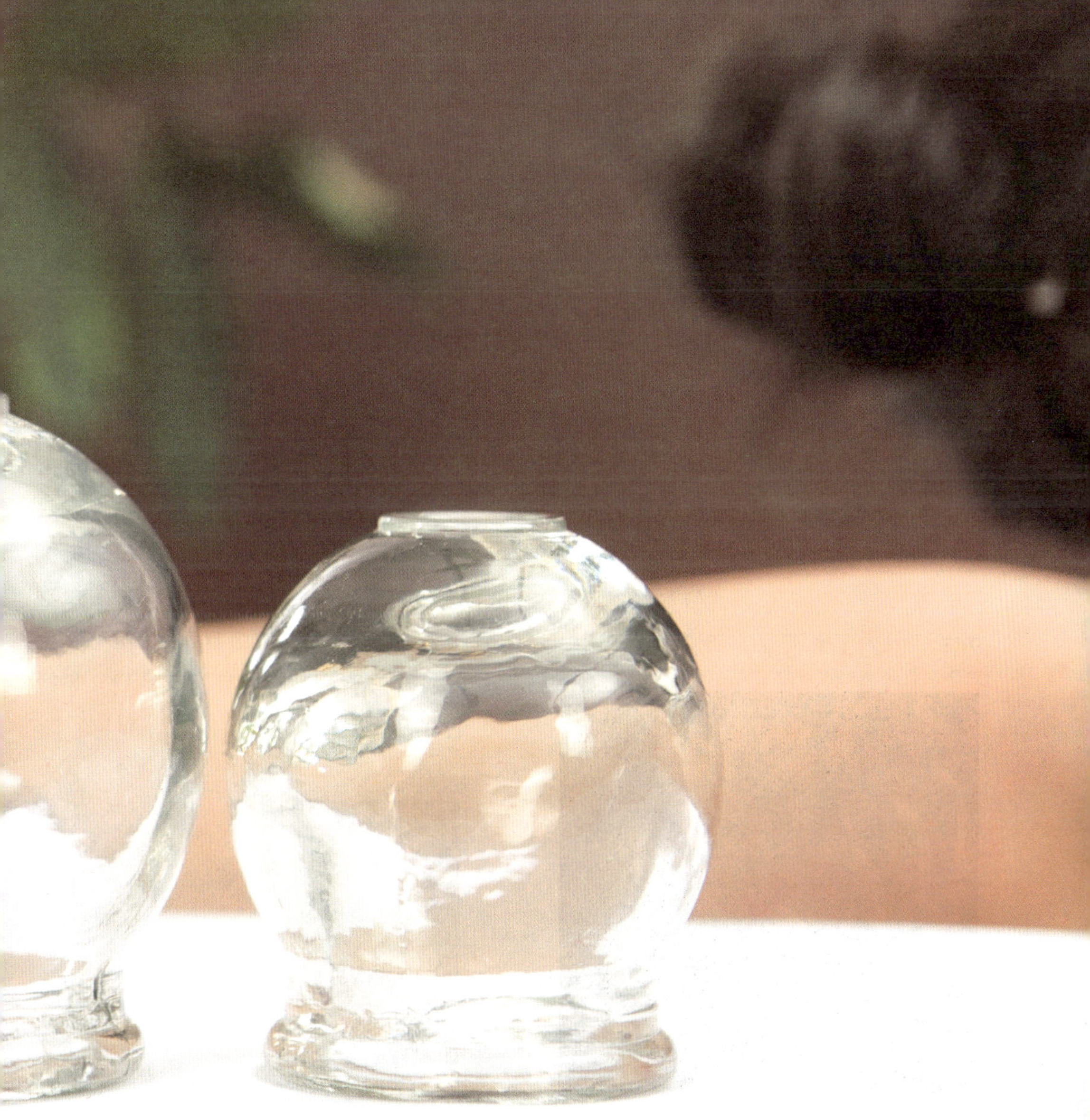

拔罐历史溯源

拔罐疗法在古代称为“角法”，是因为最初人们是利用动物角作为拔罐工具的，拔罐疗法是我国古代劳动人民在长期的劳动生活中总结出来的一种独特的治病方法。长沙马王堆出土的《五十二病方》中有关于拔罐疗法的文字记载，是我国现存最古老的医学文献，书中有用角法治疗痔疾的记录。而晋代葛洪所著《肘后方》中，明确记载了角器的制作及用法。

唐代“太医署”将学生进行了分科，专设角法一科，学制定为3年，使拔罐疗法成为一门独立的学科。这证明拔罐疗法在唐代已经相当普及，拔罐所使用的工具及拔罐手法也有了发展。王焘在其所著的《外台秘要》一书中，记载了竹罐的制作和以水煮罐的吸拔方法，还记载了刺血拔罐疗法。

宋、元、明时期，拔罐疗法不断得到发展，宋代的《太平圣惠方》记载了角法治疗痈疽的方法；元代医家沙图穆苏所撰的《瑞竹堂经验方》中记载了用药物煮竹筒的方法；明代外科大家陈实功详细记述了煮药罐的方法。

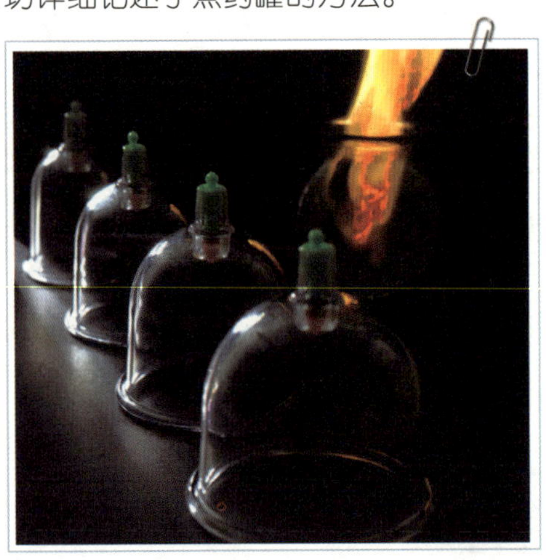

清代的拔罐疗法有了更大的发展，出现了陶罐，拔罐方法及治疗范围也有所扩展。赵学敏在《本草纲目拾遗》中专列了《火气罐》一节，对火罐的形状、应用范围、出处、大小、适应证、使用方法都做了较明确的记载。《医宗金鉴》首次把辨证用药和拔罐疗法结合起来，记载了针刺与中草药煮罐结合的针药筒疗法。

现在随着医药卫生事业的不断进步，拔罐疗法也有了更大发展。罐具从以前的兽角罐、竹罐、陶罐发展到玻璃罐、塑料罐、橡胶罐、抽气罐、电罐等。拔罐疗法已广泛应用于内、外、妇、儿、五官、皮肤等临床各科，治疗120多种疾病。

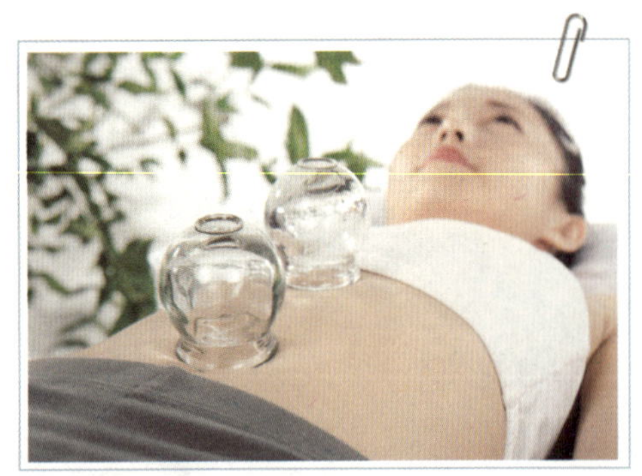

关于拔罐的医学理论

中医认为，疾病是由致病因素引起机体阴阳的偏盛或者偏衰，人体气机升降失常，脏腑气血功能紊乱所致。当人体受到风、寒、暑、湿、燥、火、毒、外伤的侵袭或内伤情志后，即可导致脏腑功能失调，产生病理产物，如瘀血、气郁、痰涎、宿食、水浊、邪火等，这些病理产物又是致病因子，通过经络和腧穴走窜机体，逆乱气机，滞留脏腑，淤阻经脉，最终导致种种病症。

机械刺激作用

拔罐疗法是一种刺激疗法，拔罐的罐内负压作用，可致机体局部组织充血、水肿，使毛细血管的通透性与局部组织的气体交换增强，进而毛细血管破裂，少量血液进入组织间隙，从而产生瘀血，红细胞受到破坏，血红蛋白释出，出现自身溶血现象。

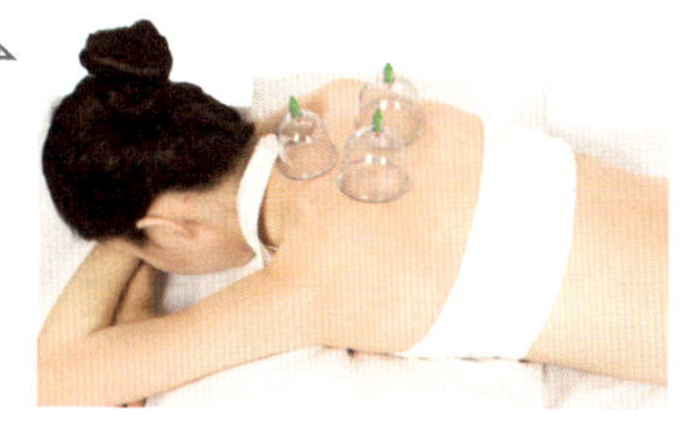

温热作用

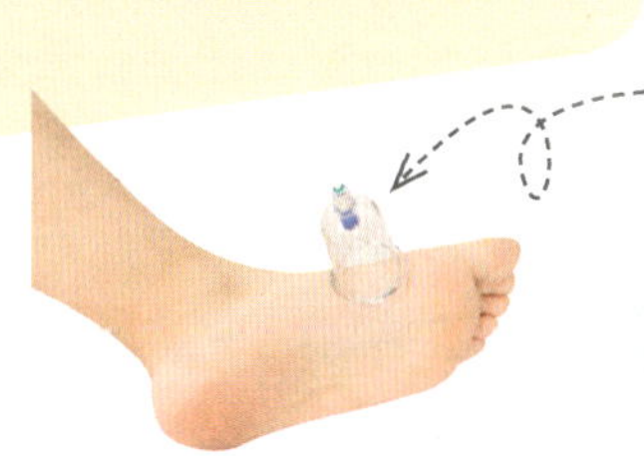

拔罐疗法对局部皮肤有温热刺激作用，以火罐、水罐、药罐最明显。温热刺激能使局部血管扩张，血液循环加快，改善充血状态，加强新陈代谢，使体内的废物、毒素加速排出，改变了局部组织的营养状态。

调节作用

拔罐疗法的调节作用是建立在机械刺激作用和温热作用的基础之上的。

首先是对神经系统的调节作用。拔罐疗法对局部皮肤的温热刺激，促使机体恢复功能，阴阳失衡得以调整，疾病逐渐痊愈。

其次是调节微循环，提高新陈代谢。微循环的主要功能是进行血液与组织间物质的交换，其功能的调节在生理、病理方面都有重要意义。拔罐还能使淋巴循环加强，淋巴细胞的吞噬能力活跃有助于机体功能的恢复。

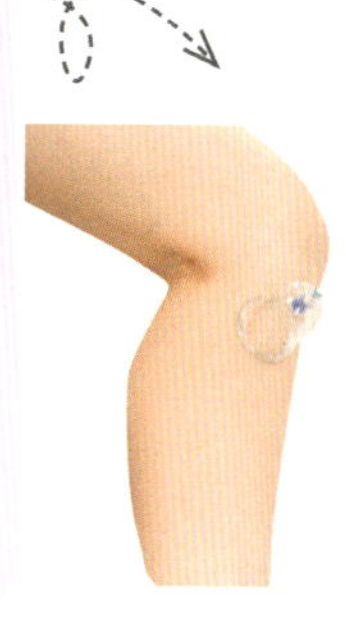

常用罐具面面观

罐子是拔罐疗法的主要工具，跟随时代变化，拔罐用的罐子也有了很大的变化，从原始的兽角到竹罐、陶罐、玻璃罐到现在较为流行的真空抽气罐，种类繁多，各具特色。

竹罐

竹罐用坚韧的细毛竹制成。特点是轻巧、价廉、不易跌碎、能吸收药液，多用中药煎煮后作药罐。缺点是易爆裂漏气，吸附力不大。

陶罐

陶罐是用陶土烧制而成的罐具。特点是吸力大，但较重，不透明，且易于破碎。

玻璃罐

玻璃罐用玻璃制成。在药店和医疗器械商店有售，根据口径大小，可分为不同的型号。优点是质地透明，可观察到罐内皮肤的充血、瘀血程度，以便随时掌握情况，进行调整，目前临床上使用较为广泛。缺点是容易破碎。

真空抽气罐

真空抽气管是近年来利用机械抽气原理在传统的加热拔罐法的基础上，结合现代科技研制而成。材料用树脂注塑，罐体透明，重量轻，又可通过阀门调整罐内负压大小，且无玻璃罐容易破碎、不便携带的缺点。无需用火，操作方便，是值得推广的适宜家庭使用的新品种。

拔罐辅助材料

火柴或打火机：拔火罐时用于点火。

95%乙醇棉球：用作拔火罐时的燃媒。

镊子或止血钳：用于拔火罐时夹持乙醇棉球。也可用一根长约20厘米左右的粗铁丝，一端用纱布条缠紧，用来蘸取乙醇点火。

凡士林、植物油或刮痧油等：用于走罐时的润滑剂，以防止皮肤划伤。

其他：若需施行刺血拔罐法，则需准备好三棱针或皮肤针，另外还需准备消毒液，如75%的乙醇或1%的新洁尔灭；若需施行水罐，还需准备针对病情需要的中草药等。

拔罐前的准备工作

消除患者紧张情绪，使患者精神放松。
充分暴露需要拔罐的部位。
选择合适舒适的体位。
根据拔罐部位选择大小合适的罐。

拔罐疗法分类及基本操作步骤

留罐法

留罐法是临床常用的拔罐方法，即将罐子拔上后，留置10～15分钟后取下。

此法多用于深部组织损伤，颈、肩、腰、腿痛，关节病变以及临床各科多种病症。

留罐法可分为以下两种方式：

单罐法

对于病变部位明确、范围局限，或有固定压痛点的病症，选择单个适当口径的罐子进行治疗，势专力宏，收效明显。如胃痛拔中脘穴，牙痛拔颊车穴，以及于虫蛇叮咬处拔毒、疮痈部排脓等。

多罐法

此法适宜于病变范围广泛或选穴较多的病症。常根据病情与解剖特点，同时使用多个至十几个罐子。如沿某一经脉或某一肌束的体表位置顺序成行排列吸拔多个罐具，又称“排罐法”，多用于神经肌肉疼痛、陈旧性软组织损伤及气血瘀滞等病症。

医师提示

◎留罐时间要根据患者拔罐反应与体质而定，肌肤反应明显、皮肤薄弱、老年人与儿童留罐时间不宜过长。

◎病情重、病灶深及疼痛性疾患，拔罐时间宜长；病情轻、病灶浅及麻痹性疾患，拔罐时间宜短。

◎拔罐部位肌肉丰厚，如背部、臀部、大腿部，拔罐时间宜长；拔罐部位肌肉薄，如头部、胸部、上肢部，拔罐时间宜短。

◎气候寒冷时拔罐时间可适当延长；天热时则可相应缩短。

◎排罐间距要适当，一般不宜太近，否则因皮肤被火罐牵拉会产生疼痛，同时因罐子互相排挤，也不宜拔牢。

闪罐法

将罐子拔上后，随即取下，再吸拔、再取下，反复吸拔至皮肤潮红，或罐体底部发热为度。

用于治疗风湿痹痛、中风后遗症，以及局部皮肤麻木、感觉迟钝或功能减退的病症。

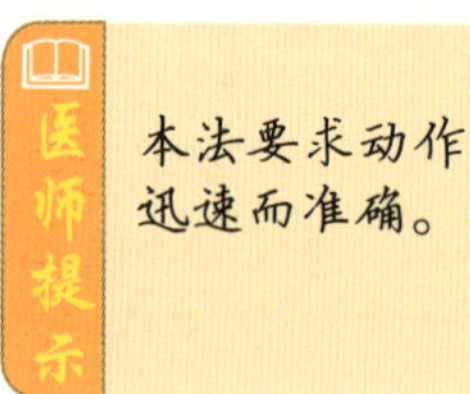

走罐法

走罐法又称推罐法、拉罐法。一般用于面积较大、肌肉丰厚而平整的部位，如腰背、胸腹、大腿等部，最好选用玻璃罐。首先充分暴露施术部位，并在施罐部位涂上润滑剂，以刮痧油、凡士林为佳。用闪火法吸拔后，以手握住罐底，稍倾斜，稍用力将罐沿着肌肉、骨骼、经络循行线反复推拉移动数次，至皮肤潮红、充血为止。

一般背部走罐宜上下移动，胸部应按肋骨走行方向来回移动，上下肢、腹部宜旋转移动（顺时针、逆时针方向均可）。

走罐法对经络气血不通、脏腑功能失调、外感等病症，如腰痛、肩周炎、坐骨神经痛，感冒发热、高血压、支气管炎、哮喘、慢性胃肠炎、痤疮等病症都可广泛应用，且效果颇佳。

刺血拔罐法

刺血拔罐法又称刺络拔罐法或血罐法，是拔罐与刺血疗法配合应用的治疗方法，临床较为常用。即在应拔部位的皮肤经常规消毒后，用皮肤针、三棱针、注射针、粗毫针点刺皮肤渗血，或挑刺皮下血络或纤维数根，然后拔以火罐，留置10～15分钟，起罐后用消毒棉球擦净血迹，可以加强刺血法的效果。

刺血拔罐法适用于各种急慢性软组织损伤、坐骨神经痛、哮喘，以及神经性皮炎、丹毒、皮肤瘙痒症、感染性热病等病症。

医师提示

◎出血量须适当，应视患者体质和病情而定，一般为数毫升，体质强、病情重者出血量可多，体质弱、病情轻者出血量宜少，每次总量成人以不超过10毫升为宜。
◎应用本法应注意严格消毒，施行无菌操作。

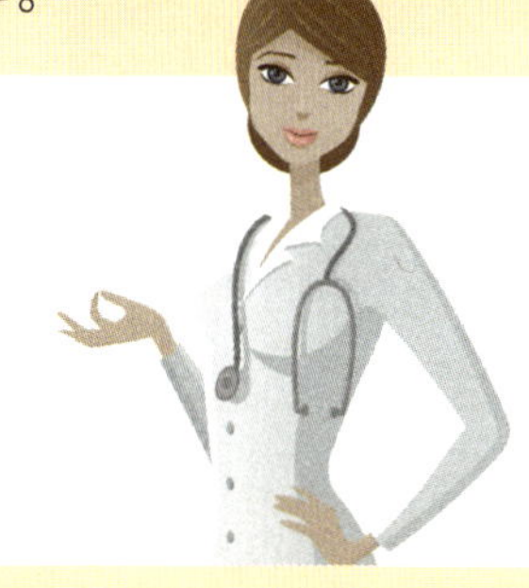

针罐法

此法是在用毫针刺入穴位并行针得气后，在留针时以针刺处为中心进行拔罐，待10～15分钟后起罐。可收到针刺和拔罐的双重功效。

医师提示

◎不宜用于胸背部，因罐内负压易加深针刺深度，可能引起气胸。
◎此法应由专业技术人员来操作，未经培训者慎用此法。

药罐法

此法是指拔罐配合药物的罐药并用法。常用的有以下两种：

贮药罐

在抽气罐内事先盛贮一定的药液（约为罐子的2/3～1/2）。常用的为辣椒水、两面针酊、生姜汁、风湿酒等。然后按抽气罐操作法，抽去空气，使吸在皮肤上。也有在玻璃罐内盛贮1/3～1/2的药液，然后用火罐法吸拔在皮肤上。常用于风湿痛、哮喘、咳嗽、感冒、溃疡病、慢性胃炎、消化不良、牛皮癣等。

煮药罐

将配制成的药物装入布袋内，扎紧袋口，放入清水煮至适当浓度，再把竹罐投入药汁内煮15分钟。使用时，按水罐法吸拔在需要的部位上，多用于风湿痛等病症。

起罐方法与处理

起罐方法

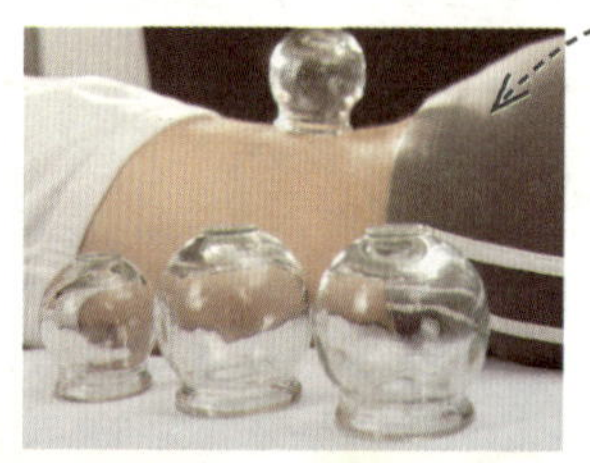

用一手拿住罐体稍向一方倾斜，另一手拇指或食指按住罐口边缘的皮肤，使罐口与皮肤之间形成空隙，让空气进入罐内，罐子即可脱落。

不可用力猛拔或旋转罐具，否则会引起疼痛，甚至损伤皮肤。

起罐后的处理

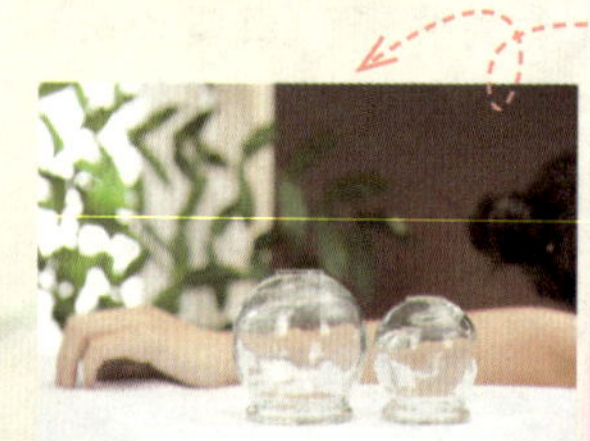

◎起罐后一般无需进行特殊处理。可让患者饮用一杯温开水，以补充津液，增强活血通络、托毒外透之功效。

◎若皮肤表面出现水珠、黄水、红水等，可用消毒棉球拭干。

◎若皮肤上出现水疱可让其自行吸收，或用消毒针刺破，用消毒棉球擦干即可。

◎先针灸后拔罐部位出现针孔出血，可用消毒棉球在局部按压止血。

◎走罐时在皮肤上涂抹的润滑剂，起罐后用毛巾或纸巾擦干净即可。

通过罐印诊测体质与身体状况

拔罐后，局部潮红、紫红、紫黑、微痒等属正常治疗反应。

一般拔罐区出现水疱、水肿、水气过多者，提示患者湿盛或因感受寒湿而致病。

出现深红、紫黑或丹痧，或触之微痛，兼见身体发热者，提示患热毒证；身体不发热者，提示患瘀血证。

皮色不变，触之不温者，提示患虚寒证。

微痒，或出现皮纹，提示患风证。

拔罐注意事项与禁忌

拔罐注意事项

◎拔罐时室内须保持温暖，尤其应避开风口以免受凉感冒。

◎选择好拔罐部位或穴位，一般以肌肉丰满、皮下组织充实及毛发较少的部位进行拔罐为佳。

◎根据患者的形体胖瘦和治疗部位的具体情况，选择大小合适的罐。肌肉丰满平坦处用大号罐；部位狭小、肌肉瘦薄、脂肪较少处用小号罐。

◎拔罐过程中，如患者出现头晕、恶心、面色苍白、四肢发凉、出冷汗，甚至晕厥等症状，此为晕罐现象，应立即起罐，扶患者平卧，全身放松，饮温开水或糖水，休息片刻，多可缓解。严重者，应点按人中、百会、内关、涌泉等穴位，必要时送医院进行急救。

◎拔罐时间过长，吸力过大，或在肌肤娇嫩处及风湿、水肿患者，往往容易出现水疱，应加注意。轻者需防止擦破，待其自然吸收即可；水疱重者，用消毒针刺破放水后消毒，以防感染。

◎前一次拔罐部位斑块未消失之前，不宜再在原处拔罐。

◎起罐后皮肤局部潮红、瘙痒，不要乱抓，经几个小时或数日即可消除。

◎过度疲劳、饥饿、口渴、醉酒者，应让患者休息、进食、饮水、酒醒后再行拔罐；对疼痛过度敏感者应用轻手法。

拔罐禁忌证

◎有出血倾向的患者，如血小板减少性紫癜、白血病、血友病等。

◎精神失常、躁动不安、抽搐、精神过度紧张者。

◎中度或重度心脏病、心衰、肾衰、肝硬化腹水患者。

◎恶性肿瘤患者。

◎身体极度虚弱，皮肤失去弹性者。

◎皮肤高度过敏、传染性皮肤病，以及皮肤肿瘤（肿块）部、皮肤溃烂部。

◎孕妇的腹部、腰骶部、乳房部不可拔罐，其他部位刺激不宜强烈。

◎五官及二阴处、颈侧及心尖搏动处、瘢痕及静脉曲张处不宜拔罐。

◎外伤、骨折处不宜拔罐。

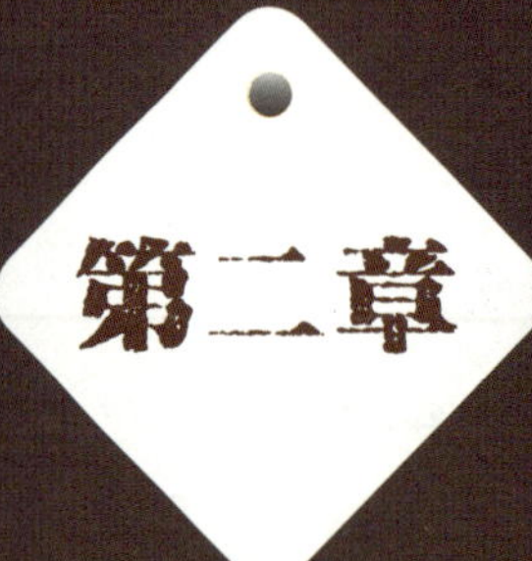

第二章 内科疾病拔罐疗法

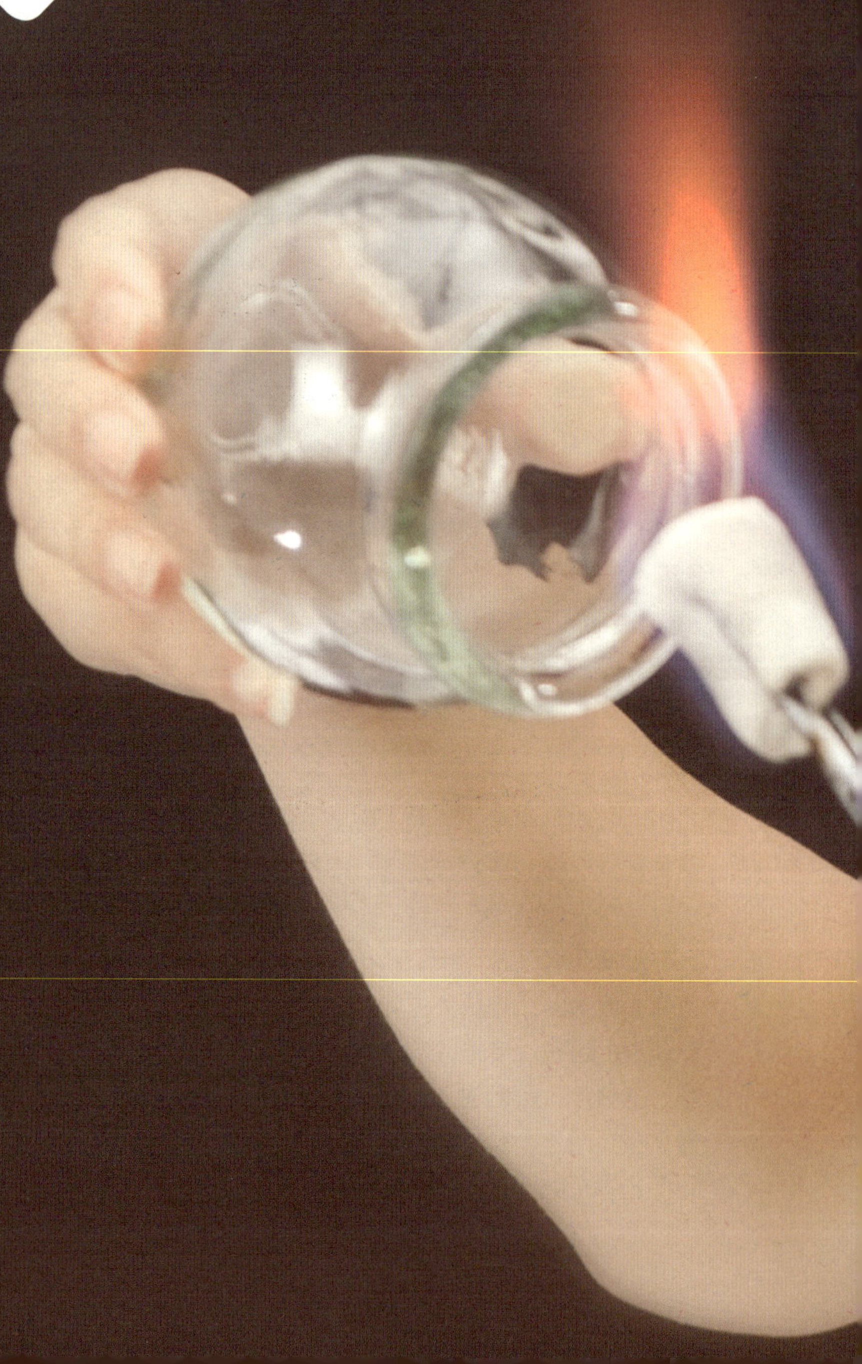

◎感冒 ◎失眠 ◎低血压 ◎消化不良
◎头痛 ◎哮喘 ◎贫血 ◎胆囊炎
◎咳嗽 ◎胃痛 ◎胃下垂 ◎胸胁痛
◎腹泻 ◎冠心病 ◎面瘫 ◎慢性肾炎
◎发热 ◎高脂血症 ◎三叉神经痛 ◎肥胖症
◎便秘 ◎糖尿病 ◎坐骨神经痛 ◎阿尔茨海默病（老年性痴呆症）
◎呃逆 ◎高血压 ◎神经衰弱 ◎甲状腺功能亢进症
◎心悸

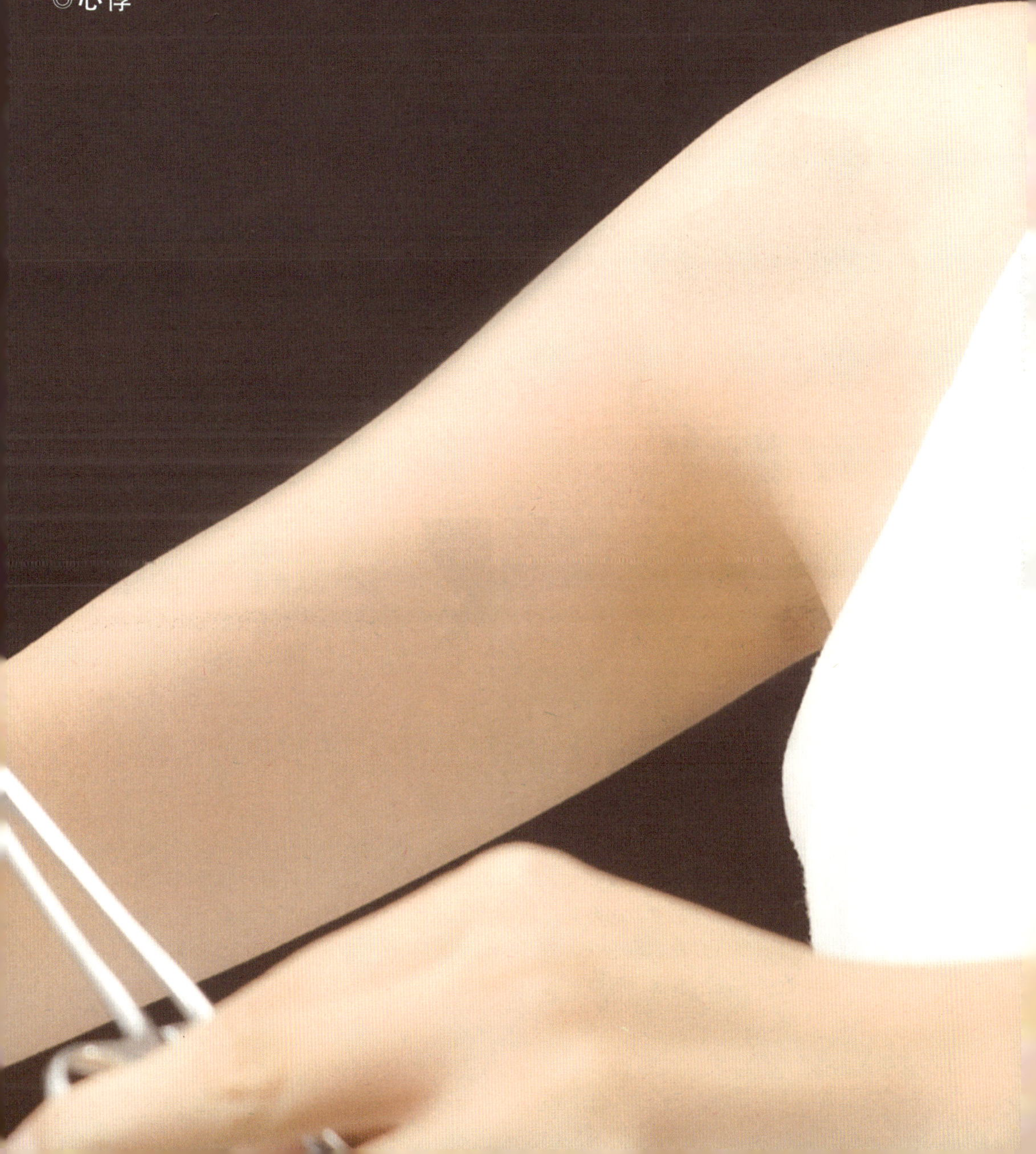

感冒

症状表现

主要以鼻塞、流涕、喷嚏、咳嗽、头痛、恶寒、发热、全身不适、脉浮为特点。

原因

感冒是生活中最常见的疾病，是由感冒病毒引起的，中医认为感冒是感受风邪或时行病毒引起。

方法一：留罐法

大椎穴、风门穴、肺俞穴

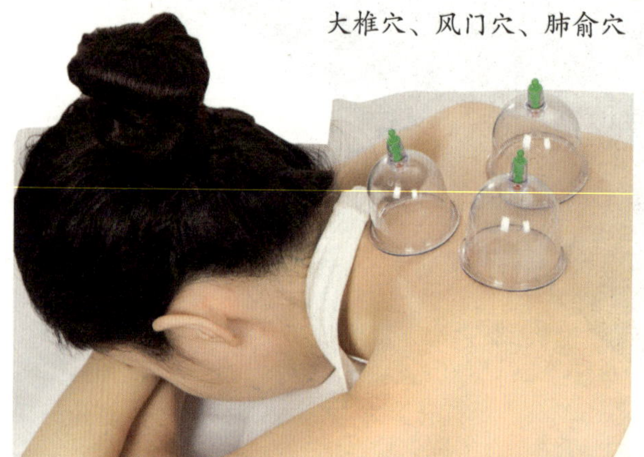

患者取俯伏坐或俯卧位，先在大椎穴、风门穴、肺俞穴行闪罐法至局部皮肤微红后，再将罐留置在穴位上，留罐10～15分钟。每日或隔日1次，3次为1疗程。

大椎穴
在颈项部，第7颈椎棘突下凹陷中。

肺俞穴
在背部，第3胸椎棘突下，旁开1.5寸，左右各一穴。

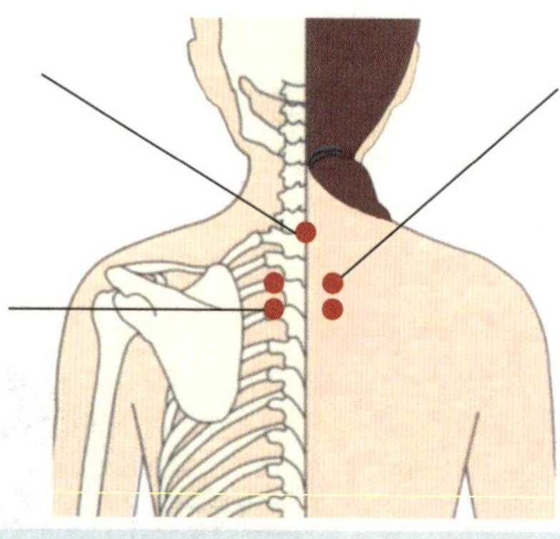

风门穴
在背部，第2胸椎棘突下，旁开1.5寸，左右各一穴。

辨证分型

风寒型：恶寒重，发热轻，鼻塞流清涕，口不渴，苔薄白，脉浮或浮紧。

风热型：发热重，恶寒轻，鼻塞流浊涕，口渴，咽痛，苔薄黄，脉浮数。

暑湿型：发热、微恶风，汗少、汗出热不退，鼻塞流浊涕，头昏重胀痛，口渴黏腻、渴不多饮，苔薄黄腻，脉濡数。

随症加减

1. 暑湿型头痛重者加太阳穴、印堂穴留罐法或刺血拔罐法。

印堂穴

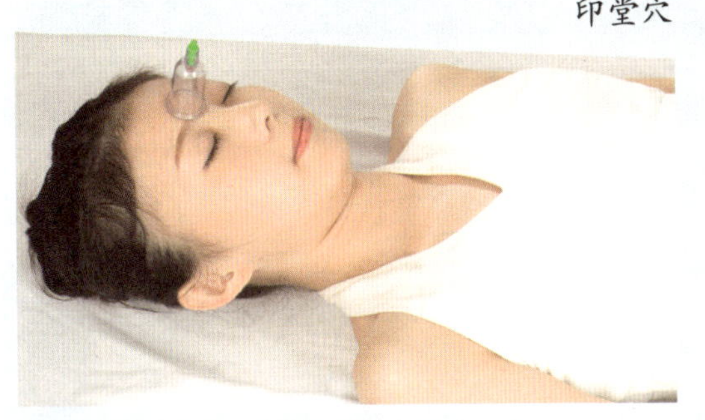

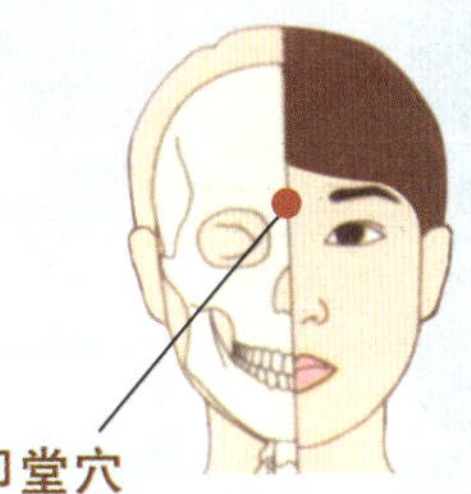

印堂穴

正坐仰靠位或仰卧位。在额部，当两眉头之中间。

太阳穴

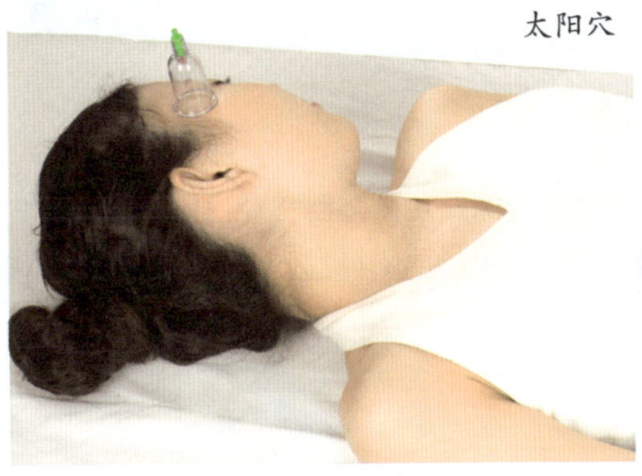

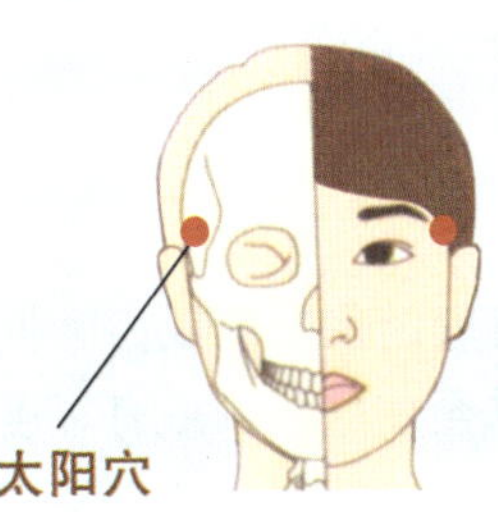

太阳穴

在前额两侧，双眼后方，眉梢与外眼角之间，向后约1横指的凹陷处，左右各一穴。

2. 喉痒干咳重者加天突穴留罐法。

天突穴

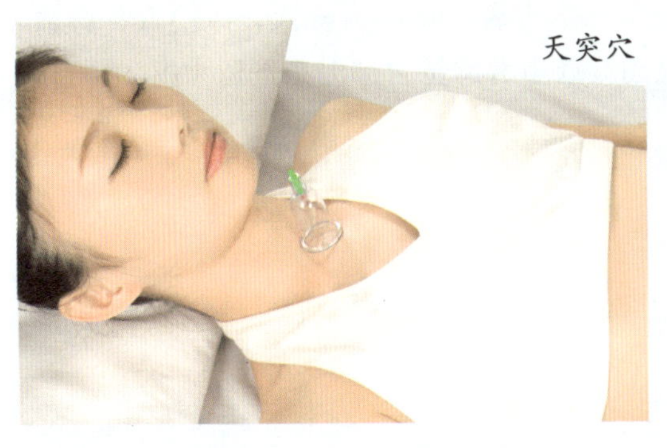

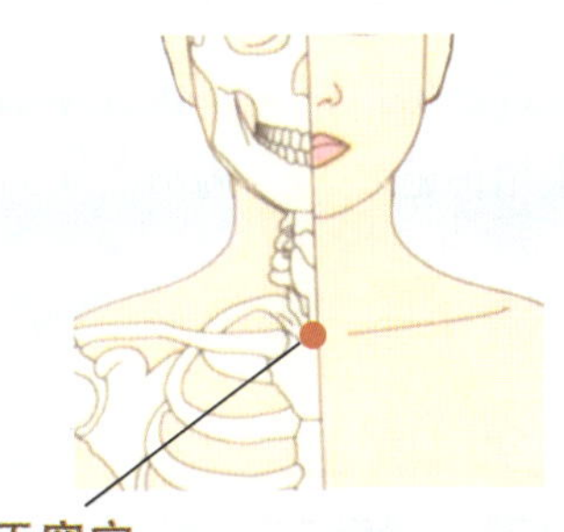

天突穴

在颈部，前正中线上，胸骨上窝正中央。

3. 风热型咽痛重者加少商穴或耳尖点刺放血数滴。

少商穴

在手拇指，拇指桡侧，距指甲角0.1寸，左右各一穴。

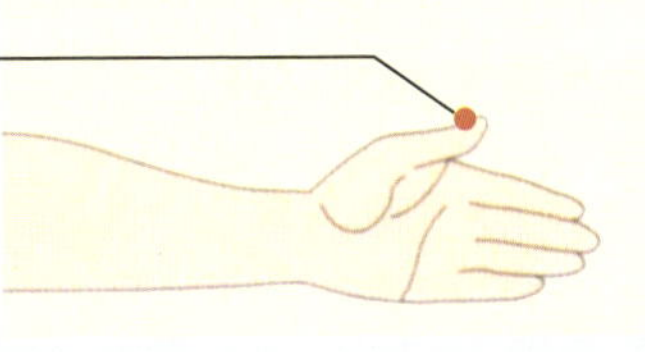

方法二：走罐法

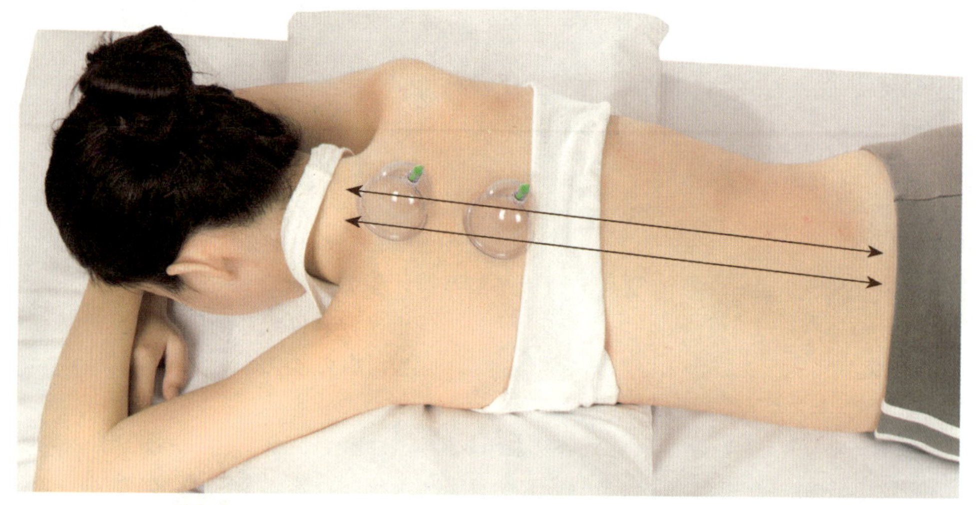

患者取俯伏坐位或俯卧位，在背部督脉及足太阳膀胱经内侧循行线采用走罐法至皮肤潮红或有轻度出痧为度。每日或隔日1次，3次为1疗程。

方法三：闪罐法

对肌肉消瘦或对疼痛反应较敏感的患者，可在大椎穴、风门穴、肺俞穴采用闪罐法，至局部皮肤明显潮红或患者感觉背部温热舒适为度。每日1次，3次为1疗程。

医师提示

◎加强身体锻炼，增强正气卫外能力，养成经常性户外活动习惯。

◎保持室内外环境卫生和个人卫生，使室内空气时常新鲜，并有充足的阳光照射。

◎患感冒时，多饮开水，饮食宜清淡，忌油腻辛辣燥热，保持充足的睡眠。

头痛

症状表现

以头部疼痛为主要表现，可能突然发作，也可能缓慢起病，反复发作、时痛时止，前额、两颞、巅顶、项部或全头部都能成为疼痛部位，疼痛的持续时间可长可短，可数分钟、数小时或数天、数周，甚则长期疼痛不已。

原因

中医认为引起头痛的主要原因有风、寒、湿、热等外邪侵袭，瘀血滞阻脑络，痰浊上蒙脑窍等。

方法一：留罐法

印堂穴

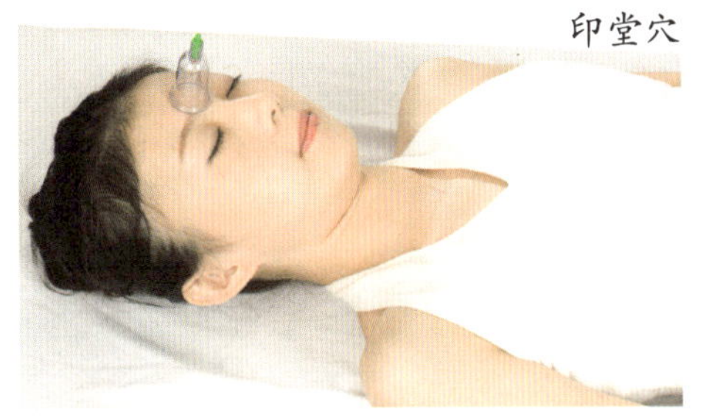

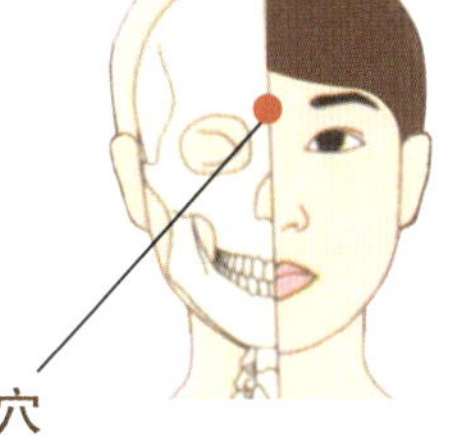

印堂穴

正坐仰靠位或仰卧位。在额部，当两眉头之中间。

太阳穴

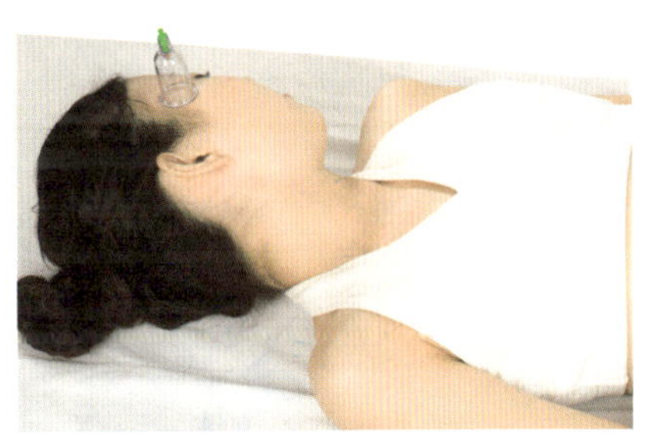

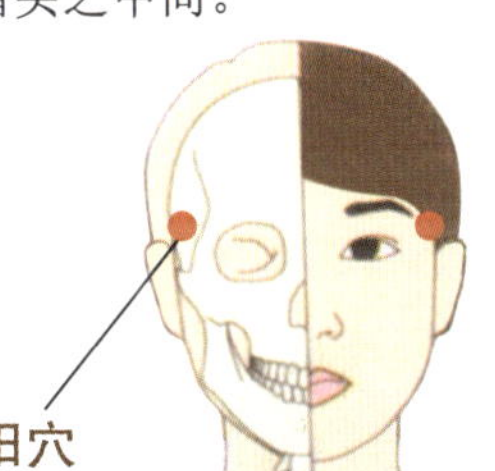

太阳穴

在前额两侧，双眼后方，眉梢与外眼角之间，向后约1横指的凹陷处，左右各一穴。

阳白穴

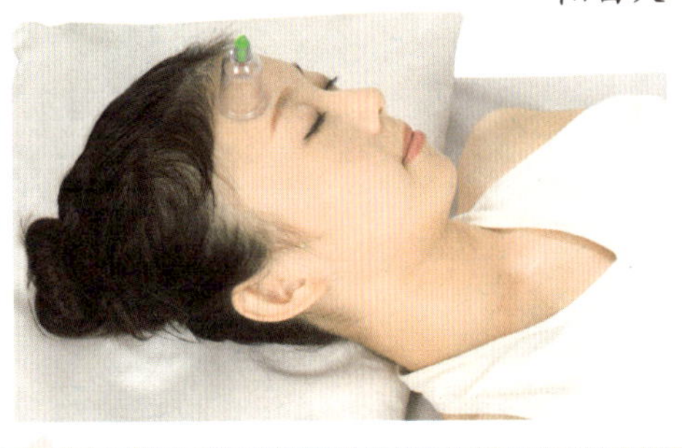

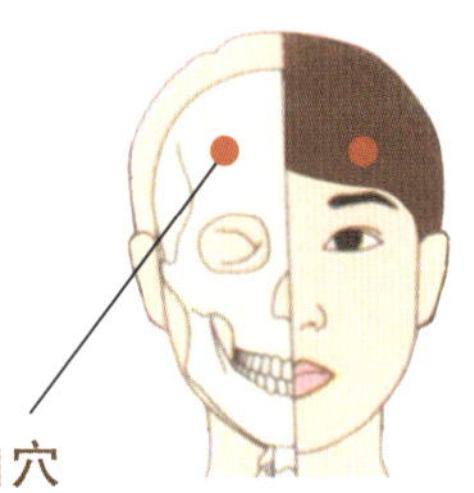

阳白穴

在前额，瞳孔直上，眉上1寸，左右各一穴。

患者先取仰卧位，在印堂穴、太阳穴、阳白穴采用留罐法。留罐10～15分钟。每日或隔日1次，3次为1疗程。

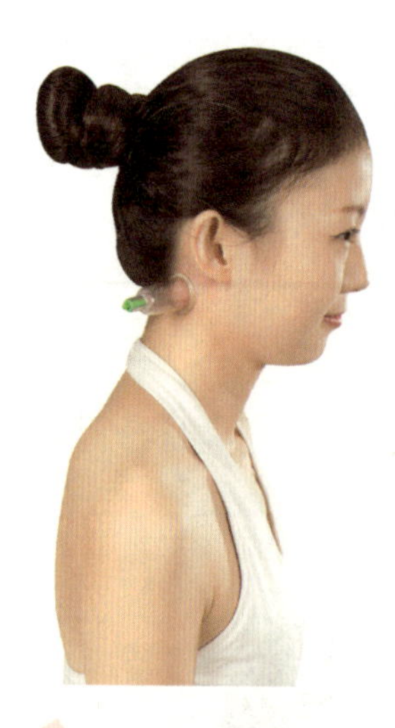

风池穴

在颈项部，当枕骨之下，与风府穴相平，胸锁乳突肌与斜方肌上端之间的凹陷处，左右各一穴。

再取侧卧位，患侧在上，在风池穴采用留罐法，留罐10～15分钟。每日或隔日1次，3次为1疗程。

方法二：走罐法

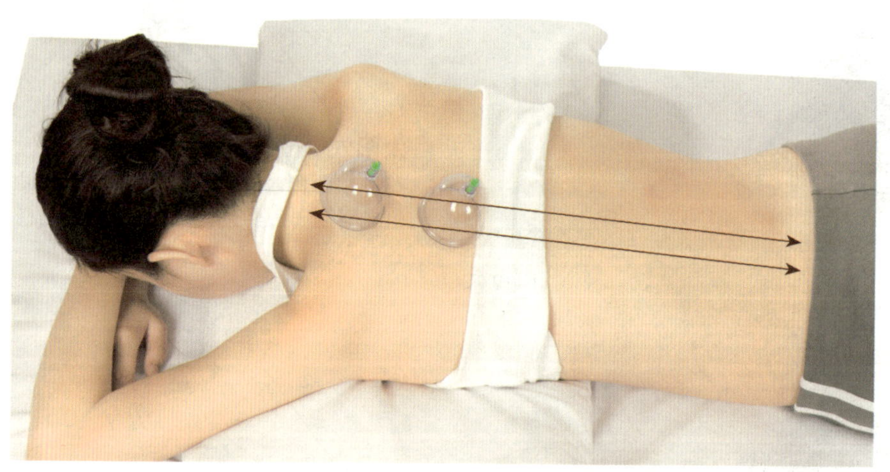

在背部的督脉及足太阳膀胱经的内侧循行线采用走罐法。每日或隔日1次，3次为1疗程。

方法三：刺血拔罐法

印堂穴

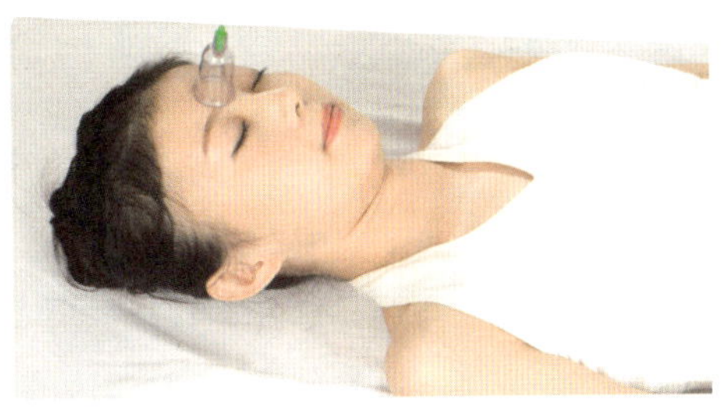

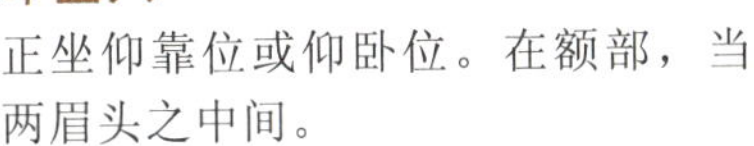

印堂穴

正坐仰靠位或仰卧位。在额部，当两眉头之中间。

太阳穴

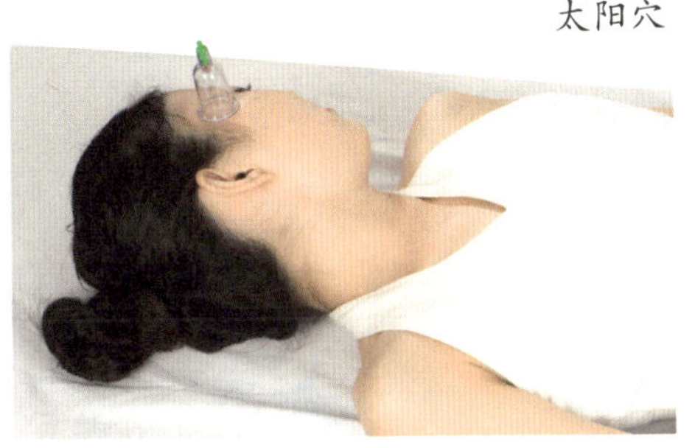

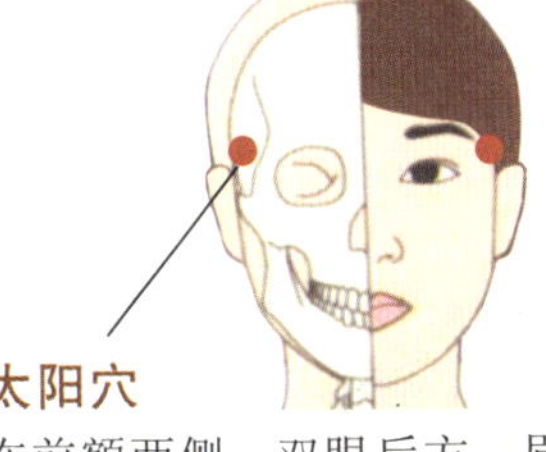

太阳穴

在前额两侧，双眼后方，眉梢与外眼角之间，向后约1横指的凹陷处，左右各一穴。

在印堂穴、太阳穴采用刺血拔罐法。每日或隔日1次，3次为1疗程。

医师提示

◎注意休息，保持环境安静，光线不宜过强。

◎顺应四时变化，寒温适宜，起居定时，参加体育锻炼，以增强体质，抵御外邪侵袭。

◎内伤导致头痛的，宜情绪舒畅，避免精神刺激，注意休息。

◎肝阳上亢头痛患者，禁食肥甘厚腻、辛辣发物，以免生热动风而加重病情。

◎头痛患者均应禁烟戒酒。

咳嗽

症状表现

以咳嗽为主要临床症状，有痰或无痰。中医认为有声无痰为咳，有痰无声为嗽，有痰有声为咳嗽。

原因

咳嗽外因主要是外邪六淫袭肺，内因主要是各脏腑的功能失调，病及于肺。急慢性支气管炎、肺炎等都有咳嗽的症状。

方法一：留罐法

大椎穴、身柱穴、风门穴、肺俞穴、定喘穴

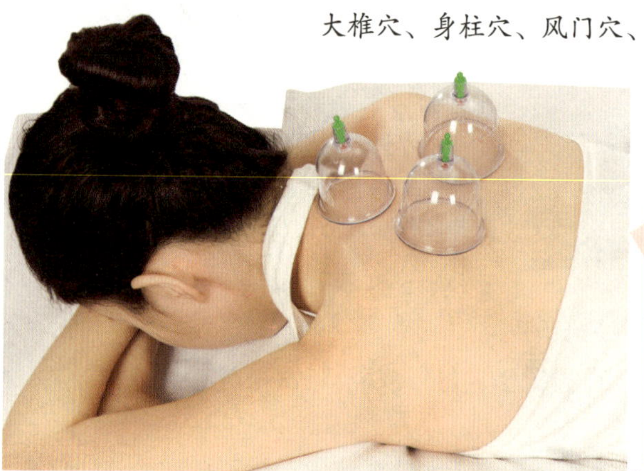

先取俯卧位，在大椎穴、身柱穴、风门穴、肺俞穴、定喘穴拔罐并留罐10～15分钟。

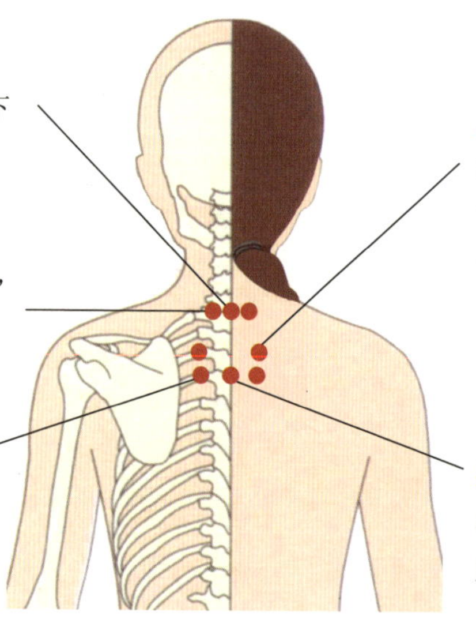

大椎穴
在颈项部，第7颈椎棘突下凹陷中。

定喘穴
在背部，第7颈椎棘突下，旁开0.5寸，左右各一穴。

肺俞穴
在背部，第3胸椎棘突下，旁开1.5寸，左右各一穴。

风门穴
在背部，第2胸椎棘突下，旁开1.5寸，左右各一穴。

身柱穴
在背部，后正中线上，第3胸椎棘突下凹陷中。

中府穴、天突穴、膻中穴

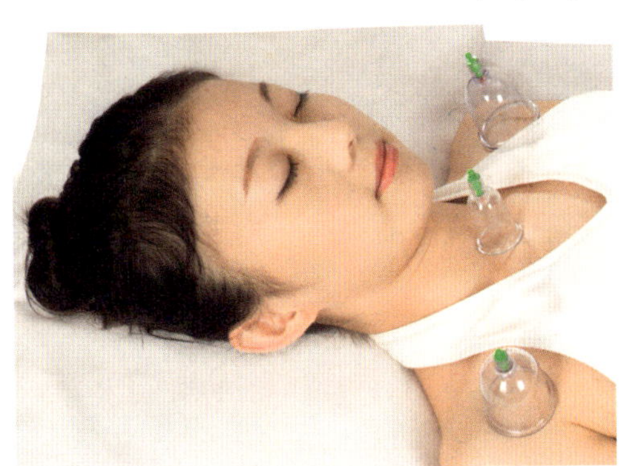

再取仰卧位，在中府穴、天突穴、膻中穴拔罐并留罐10～15分钟。每日或隔日1次，3次为1疗程。

中府穴
在胸部，胸前壁外上方，平第1肋间隙处，正中线旁开6寸，左右各一穴。

天突穴
在颈部，前正中线上，胸骨上窝正中央。

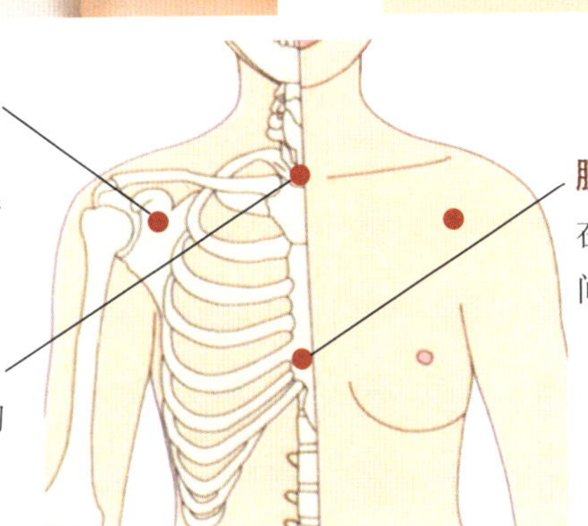

膻中穴
在胸部正中线上，平第4肋间，两乳头连线中点处。

方法二：走罐法

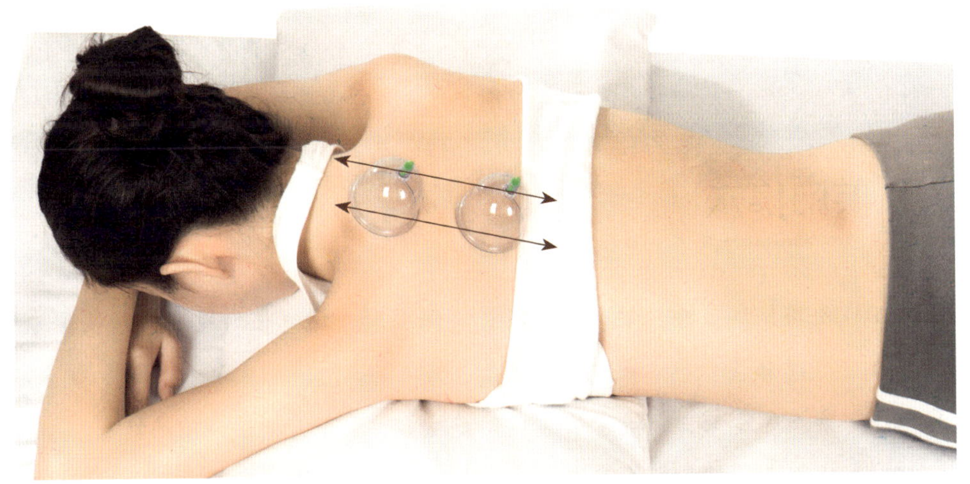

患者取俯伏坐位或俯卧位，首先在督脉的大椎穴至至阳穴及足太阳膀胱经的大杼穴至膈俞穴间行走罐法。

大椎穴、身柱穴、风门穴、肺俞穴、定喘穴

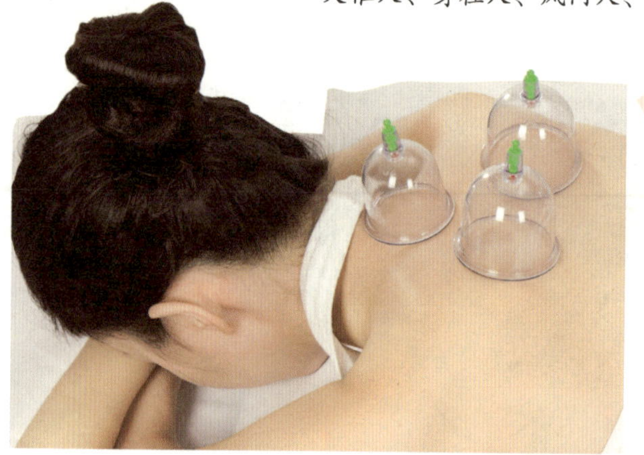

然后在大椎穴、身柱穴、风门穴、肺俞穴、定喘穴采用留罐法。留罐10～15分钟。每日或隔日1次，3次为1疗程。

大椎穴
在颈项部，第7颈椎棘突下凹陷中。

定喘穴
在背部，第7颈椎棘突下，旁开0.5寸，左右各一穴。

肺俞穴
在背部，第3胸椎棘突下，旁开1.5寸，左右各一穴。

风门穴
在背部，第2胸椎棘突下，旁开1.5寸，左右各一穴。

身柱穴
在背部，后正中线上，第3胸椎棘突下凹陷中。

医师提示

◎提高机体卫外功能，增强皮毛腠理适应气候变化的能力；积极预防上呼吸道感染，防止病原体的进一步蔓延。

◎改善环境卫生，消除烟尘和有害气体的危害，加强劳动保护。

◎吸烟者戒烟。锻炼身体，增强体质，提高机体抗病能力。

◎注意起居有节，劳逸结合，保持室内空气清新。

◎忌食辛辣、香燥、肥甘厚味及寒凉之品。

腹泻

症状表现

腹泻是大肠疾病最常见的症状，是指排便次数明显超过平日，粪质稀薄，水分增加，每日排便量较多，或含未消化食物或脓血、黏液。

原因

腹泻的病因主要有感受外邪如寒、暑、湿、热，饮食过量，忧郁恼怒，久病失治，先天不足，命门火衰等。

方法一：留罐法

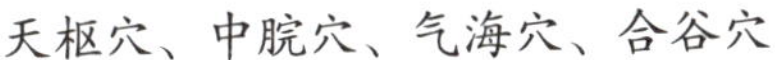

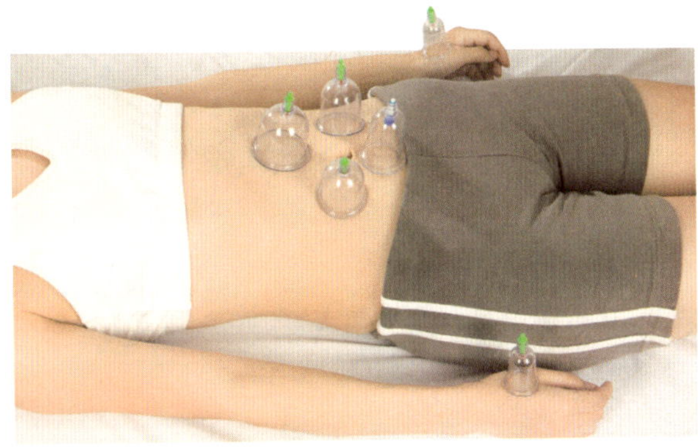

急性腹泻，在天枢穴、中脘穴、气海穴、合谷穴、足三里穴、上巨虚穴、三阴交穴采用留罐法，留罐10～15分钟。每日1～2次，3～5次为1疗程。

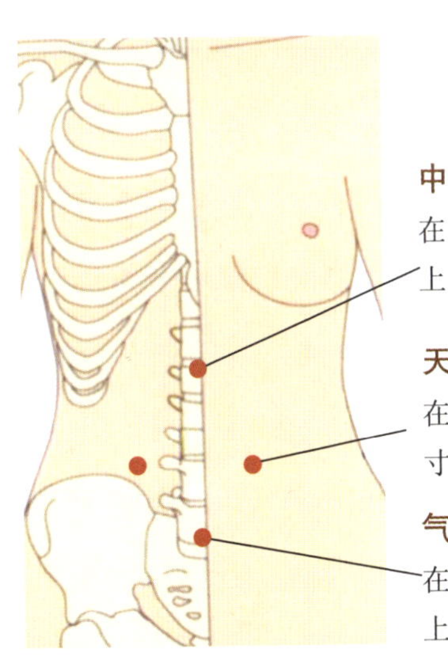

中脘穴

在上腹部，前正中线上，脐中上方4寸。

天枢穴

在中腹部，脐中旁开2寸，左右各一穴。

气海穴

在下腹部，前正中线上，脐中下方1.5寸。

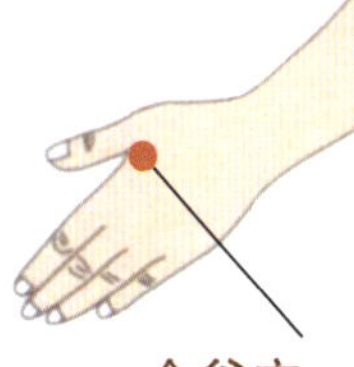

合谷穴

在手背，第1、第2掌骨间，当第2掌骨桡侧的中点处，左右各一穴。

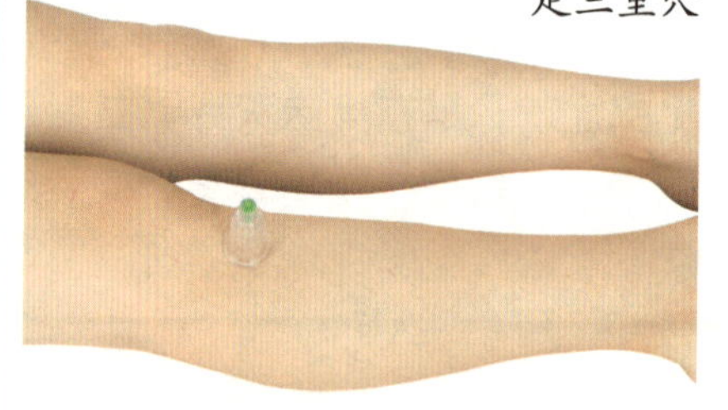

足三里穴

在小腿前外侧，外膝眼（犊鼻穴）下3寸，胫骨前缘外侧约一横指处，左右各一穴。

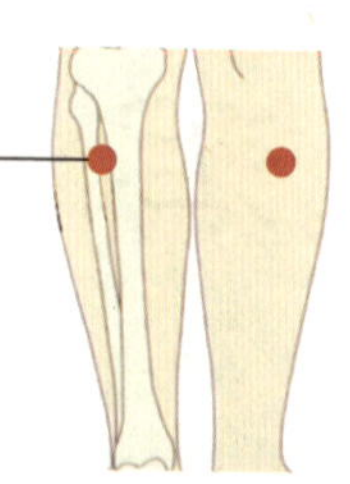

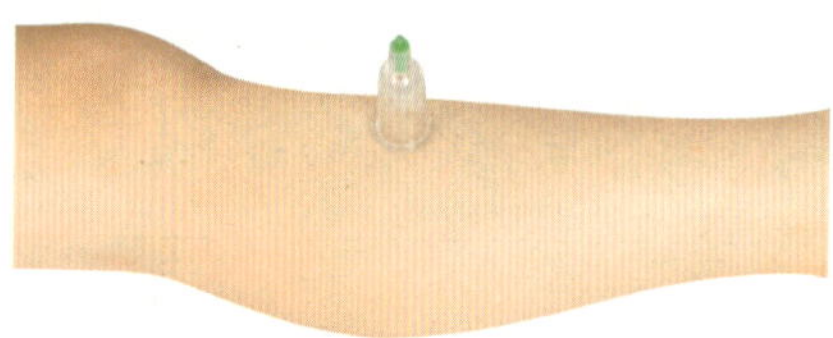

上巨虚穴

在小腿前外侧，在外膝眼（犊鼻穴）下6寸，足三里穴下3寸，左右各一穴。

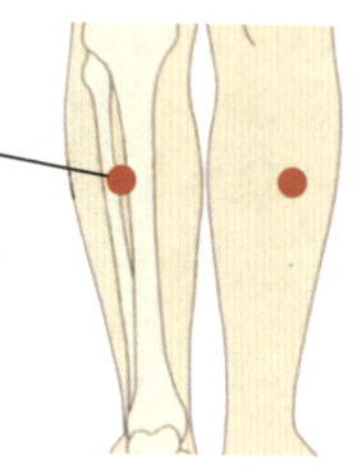

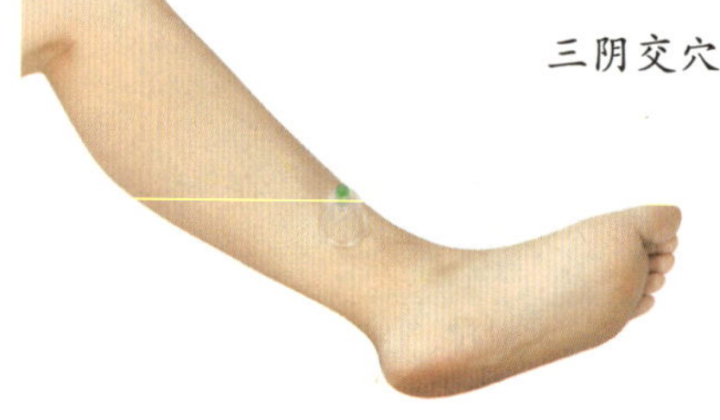

三阴交穴

在小腿内侧，足内踝尖直上3寸，胫骨内侧后缘，左右各一穴。

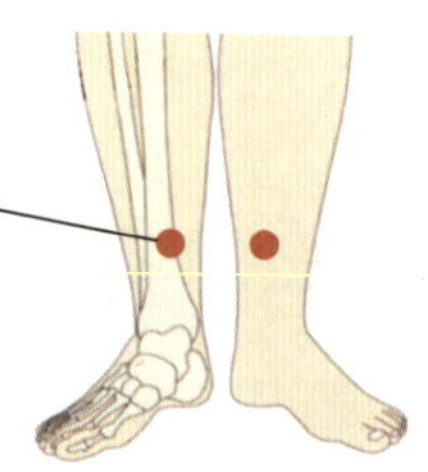

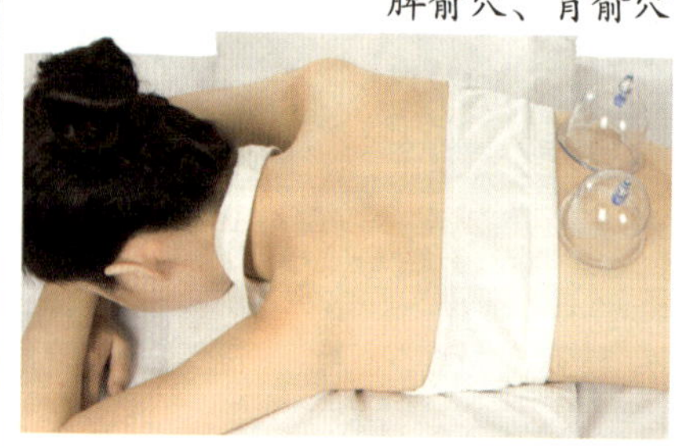

脾俞穴

在背部，第11胸椎棘突下，旁开1.5寸，左右各一穴。

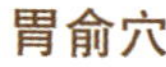

胃俞穴

在背部，第12胸椎棘突下，旁开1.5寸，左右各一穴。

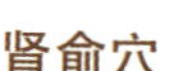

肾俞穴

在腰部，第2腰椎棘突下，旁开1.5寸，左右各一穴。

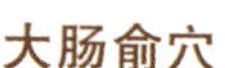

大肠俞穴

在腰部，第4腰椎棘突下，旁开1.5寸，左右各一穴。

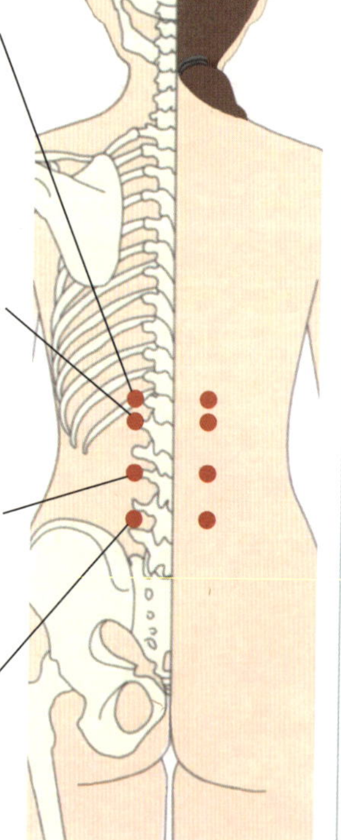

慢性腹泻，再在脾俞穴、胃俞穴、肾俞穴、大肠俞穴采用留罐法，留罐10～15分钟。每周2～3次，10次为1疗程。

方法二：走罐法+留罐法

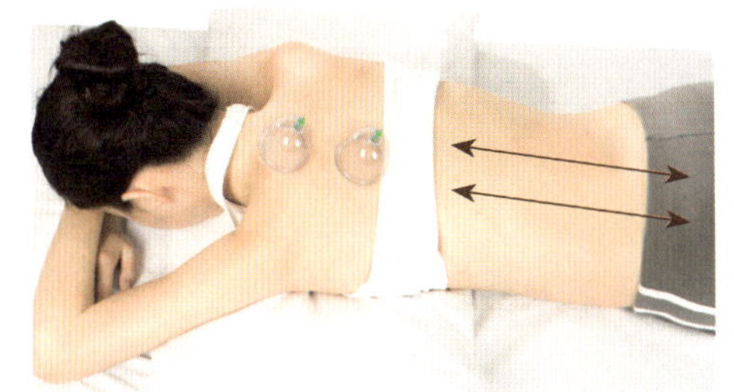

在背部足太阳膀胱经的内侧循行线上采用走罐法。急性腹泻用浅吸快移法，至皮肤明显潮红，每日1次；慢性腹泻用深吸慢移法来回走罐3～5遍。

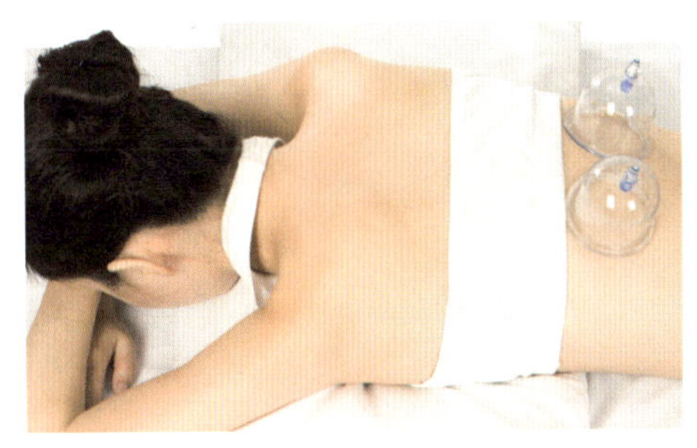

然后在脾俞穴、胃俞穴、肾俞穴采用留罐法，留罐5～10分钟，2～3日1次，10次为1疗程。

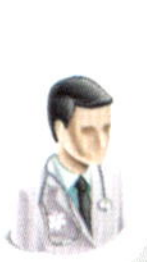

医师提示

◎起居有常，调畅情志，保持乐观情绪，谨防风寒湿邪侵袭。

◎宜清淡、富营养、易消化食物为主，适当进食山药、莲子、山楂、白扁豆、芡实等健脾益气食物。

◎避免进食生冷不洁食物，忌食难消化或清肠润滑食物，以及辛辣、荤腥油腻食物。

◎泄泻耗伤胃气患者可进食盐汤、饭汤、米粥以养胃气；虚寒泄泻患者饮用姜汤，可振奋脾气，调和胃气。

发热

症状表现

发热是指体温超出正常范围，以发热为主要临床表现的病症。

原因

发热可见于外感和内伤，而内伤发热的病因常见久病体虚、饮食劳倦、情志失调。

方法一：走罐法

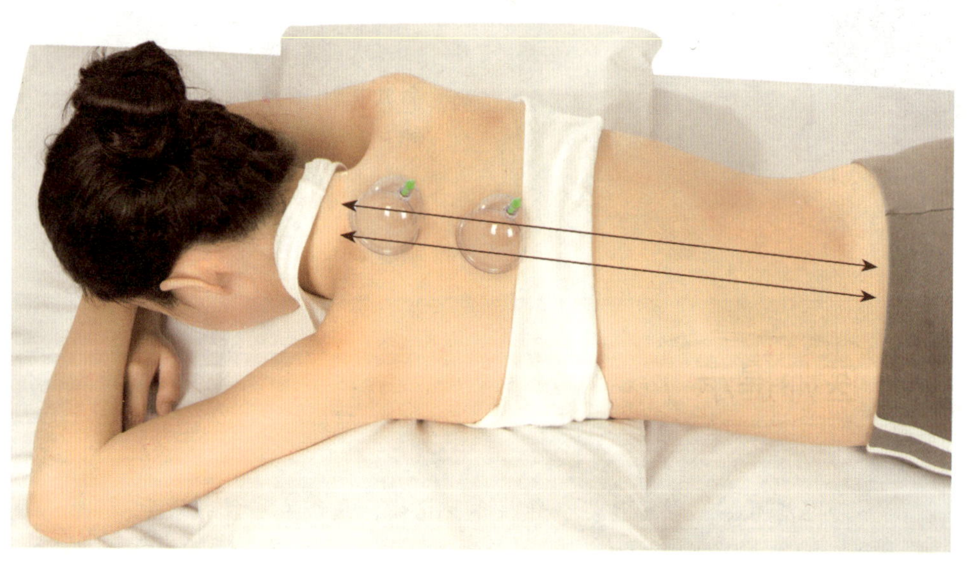

患者取俯卧位，在背部督脉及其两侧的足太阳膀胱经内侧循行线采用走罐法，直至皮肤出现瘀斑。

方法二：留罐法

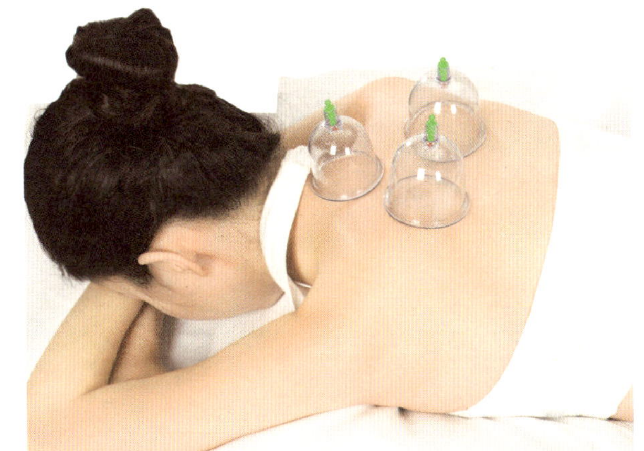

患者取俯卧位，在大椎穴、肺俞穴、肝俞穴采用留罐法，留罐10～15分钟。隔日1次，3次为1疗程。

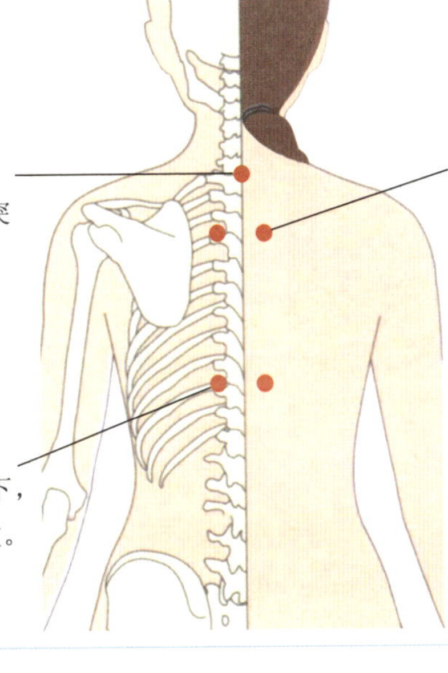

大椎穴
在颈项部，第7颈椎棘突下凹陷中。

肺俞穴
在背部，第3胸椎棘突下，旁开1.5寸，左右各一穴。

肝俞穴
在背部，第9胸椎棘突下，旁开1.5寸，左右各一穴。

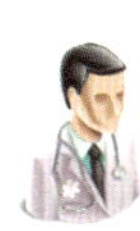

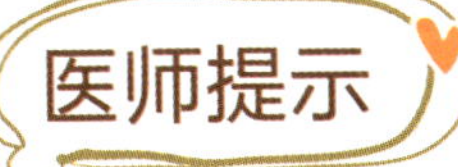

◎长期反复发热，应及时去医院检查。
◎应注意休息，避免疲劳。
◎饮食宜清淡，多饮水。

便秘

症状表现

便秘是消化系统疾病的常见症状之一，是指肠道内容物在肠内运行迟缓，排便次数减少，或粪便坚硬，排便困难。

原因

便秘发病的原因归纳起来有饮食不节、情志失调、外邪犯胃、禀赋不足等。

方法一：留罐法

患者先取仰卧位，在中脘穴、天枢穴、大横穴、支沟穴、曲池穴、足三里穴、上巨虚穴采用留罐法，留罐10～15分钟。

中脘穴、天枢穴、大横穴、支沟穴、曲池穴

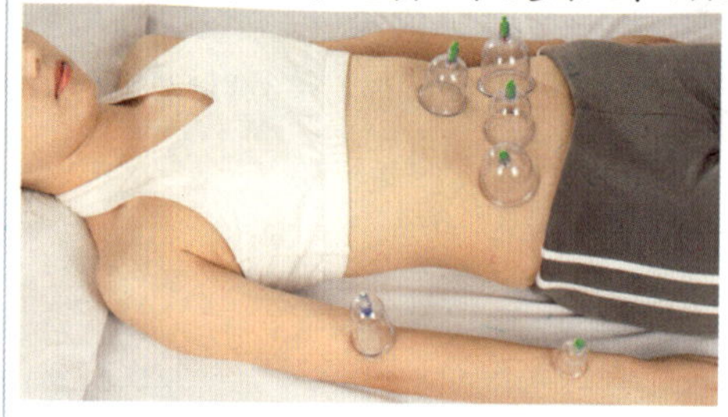

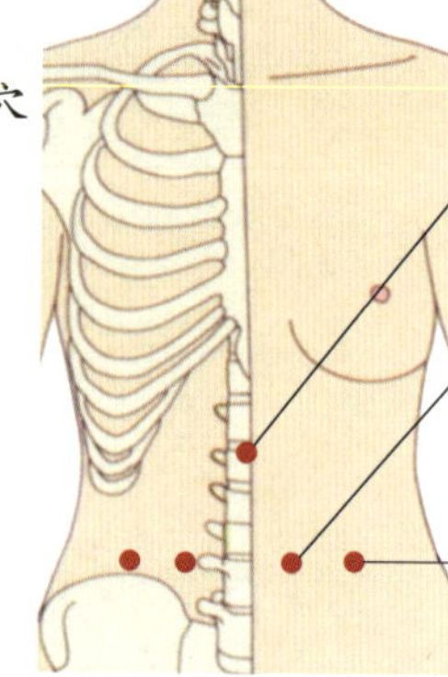

中脘穴
在上腹部，前正中线上，脐中上方4寸。

天枢穴
在中腹部，脐中旁开2寸，左右各一穴。

大横穴
在中腹部，脐中旁开4寸，左右各一穴。

曲池穴
在肘部横纹外侧端，屈肘，当尺泽穴与肱骨外上髁连线中点，左右各一穴。

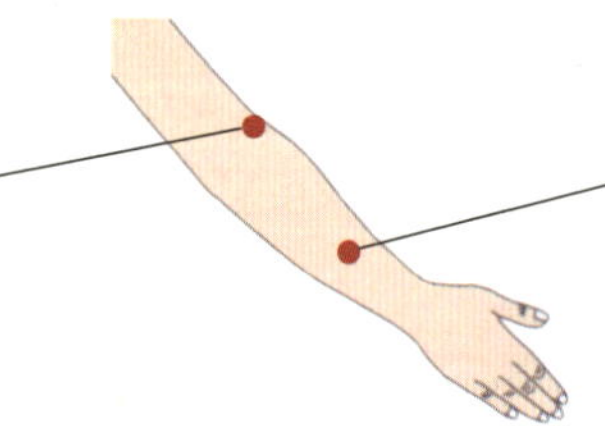

支沟穴
在前臂背侧，当阳池穴与肘尖的连线上，腕背横纹上3寸，左右各一穴。

足三里穴

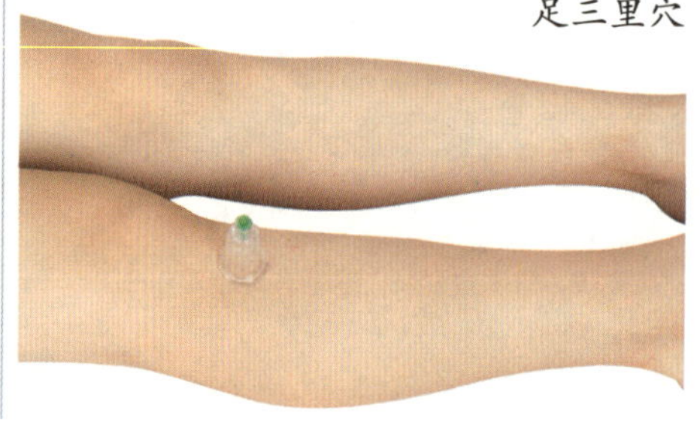

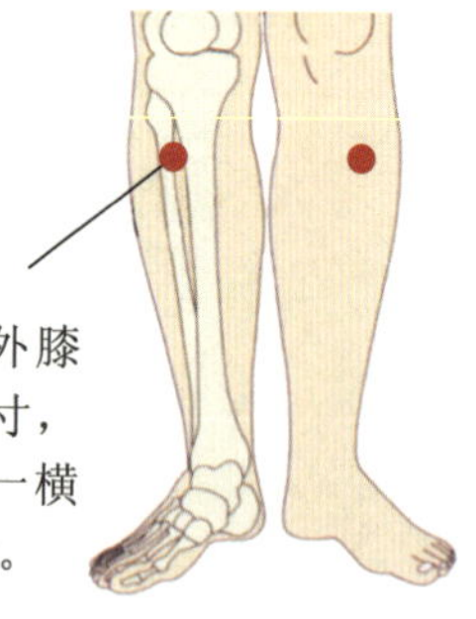

足三里穴
在小腿前外侧，外膝眼（犊鼻穴）下3寸，胫骨前缘外侧约一横指处，左右各一穴。

上巨虚穴

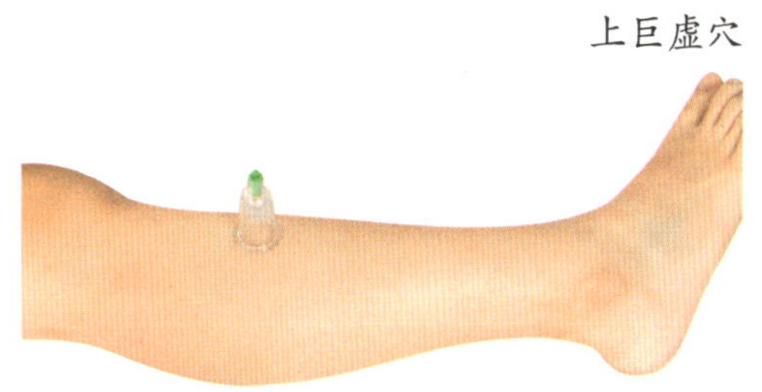

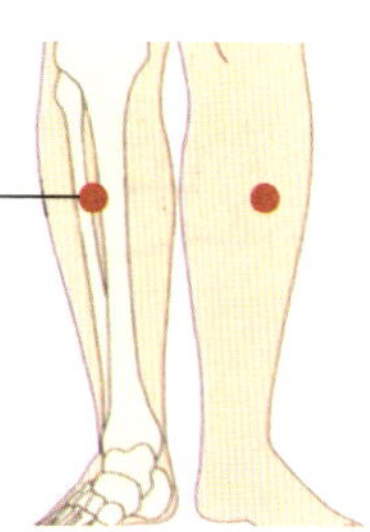

上巨虚穴

在小腿前外侧，在外膝眼（犊鼻穴）下6寸，足三里穴下3寸，左右各一穴。

再取俯卧位，在大肠俞穴、次髎穴采用留罐法，留罐10～15分钟。每周2～3次，10次为1疗程。

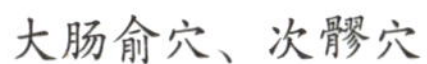

大肠俞穴、次髎穴

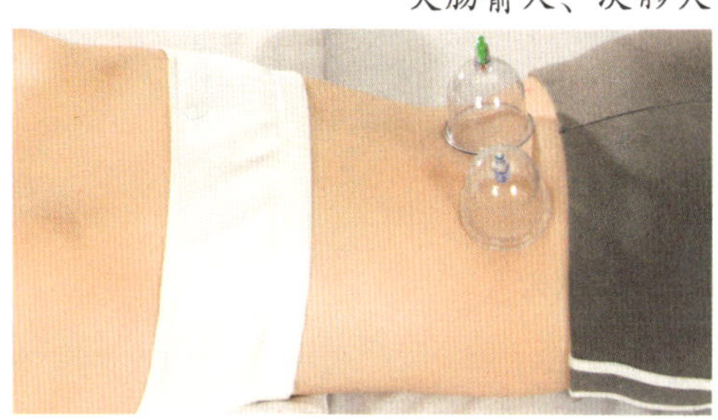

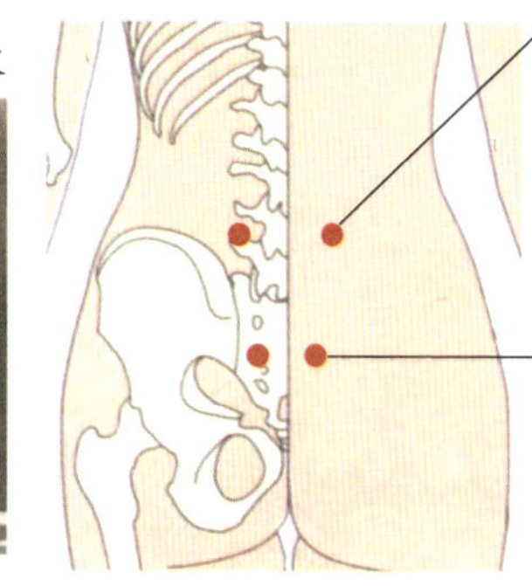

大肠俞穴

在腰部，第4腰椎棘突下，旁开1.5寸，左右各一穴。

次髎穴

在骶部，髂后上棘内下方，适对第2骶后孔处，左右各一穴。

方法二：走罐法

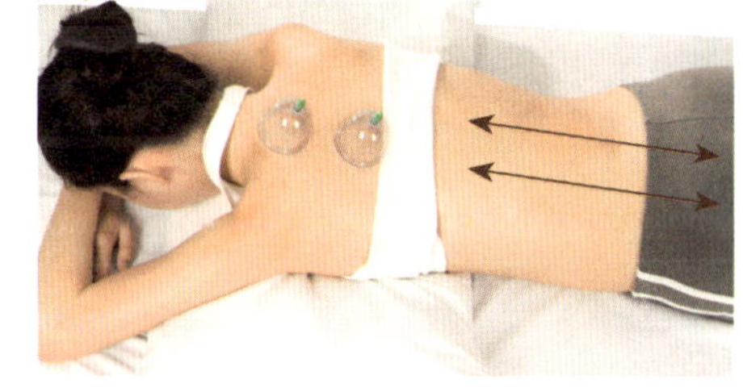

在背部足太阳膀胱经内侧循行线的脾俞穴至白环俞穴之间采用走罐法。每周2～3次，10次为1疗程。

医师提示

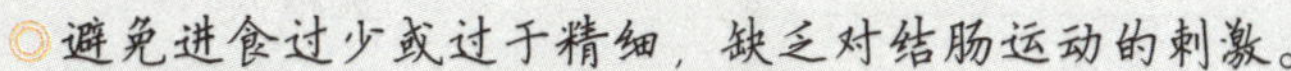

◎避免进食过少或过于精细，缺乏对结肠运动的刺激。

◎避免滥用泻药。

◎合理安排生活和工作，做到劳逸结合。

◎养成良好的排便习惯，每日定时排便，形成条件反射，建立良好的排便规律。

◎建议患者每天至少喝6杯250毫升的水，进行中等强度的锻炼。

呃逆

症状表现

呃逆俗称“打嗝”，是指胃气上逆动膈，气逆上冲，以喉间呃呃连声，声短而频，难以自制为主要临床表现的病症。

原因

呃逆的病因是胃气上逆，引起胃气上逆的原因主要有饮食不当、情志不遂和病后体虚。

方法：留罐法

中脘穴、气海穴、天枢穴

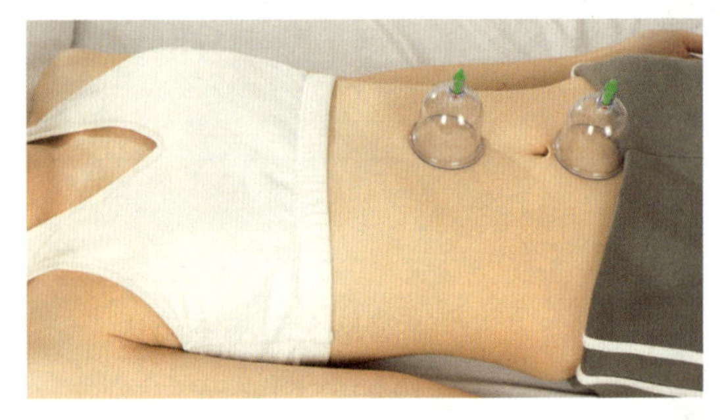

患者先取仰卧位，在中脘穴、气海穴、天枢穴采用留罐法，留罐10～15分钟。

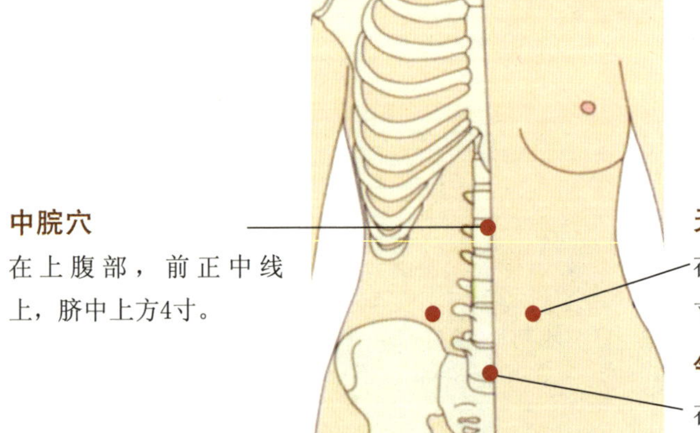

大椎穴、膈俞穴、肝俞穴

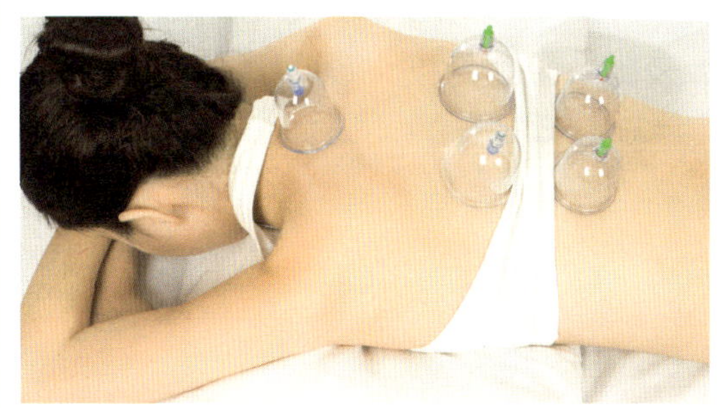

再取俯卧位，在大椎穴、膈俞穴、肝俞穴采用留罐法，留罐10～15分钟。每日1～2次，3次为1疗程。

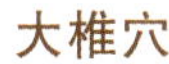

大椎穴

在颈项部，第7颈椎棘突下凹陷中。

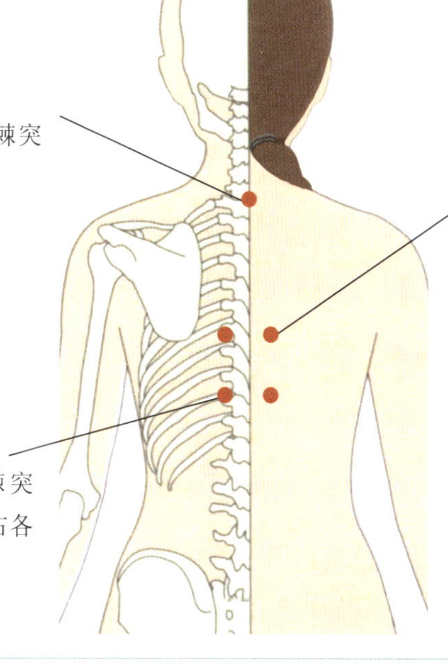

膈俞穴

在背部，第7胸椎棘突下，旁开1.5寸，左右各一穴。

肝俞穴

在背部，第9胸椎棘突下，旁开1.5寸，左右各一穴。

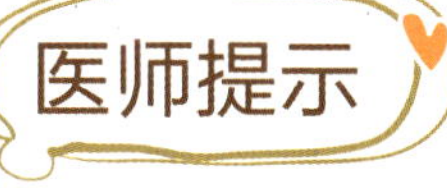

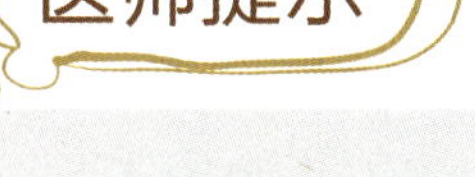

医师提示

◎精神调摄：保持精神舒畅，避免情志过激。

◎适寒温，慎避外邪。

◎饮食宜清淡易消化，忌生冷、辛辣、肥腻之品，避免饥饱无常。

心悸

症状表现

心悸是病人自觉心中悸动，惊惕不安，甚则不能自主的一种病症。临床一般多呈反复发作，每因情志波动或劳累而发作，且常伴胸闷、气短、失眠、健忘、眩晕、耳鸣等。

原因

中医认为本病的主要原因有体虚劳倦，七情所伤，感受外邪和药食不当，种种原因导致心失所养，心神不安而发病。

方法：留罐法

患者先取仰卧位，在关元穴、膻中穴、足三里穴、内关穴采用留罐法，留罐10～15分钟。

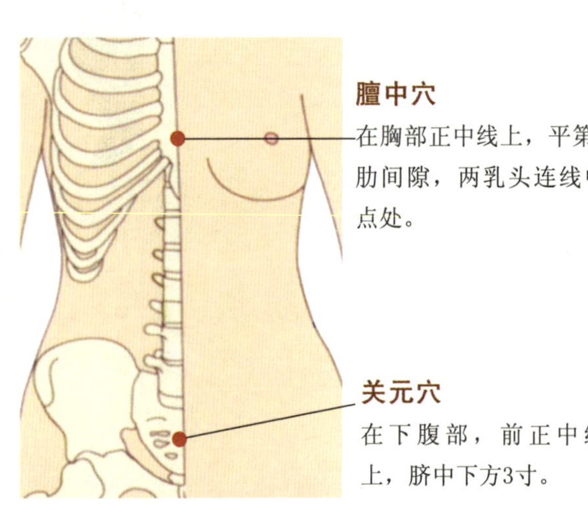

膻中穴

在胸部正中线上，平第4肋间隙，两乳头连线中点处。

关元穴

在下腹部，前正中线上，脐中下方3寸。

足三里穴

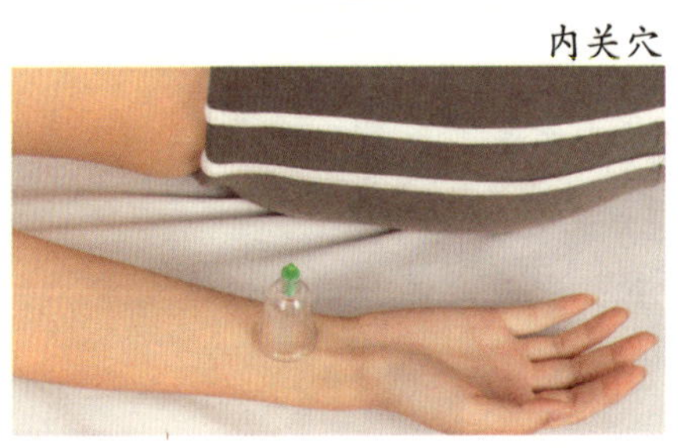

内关穴

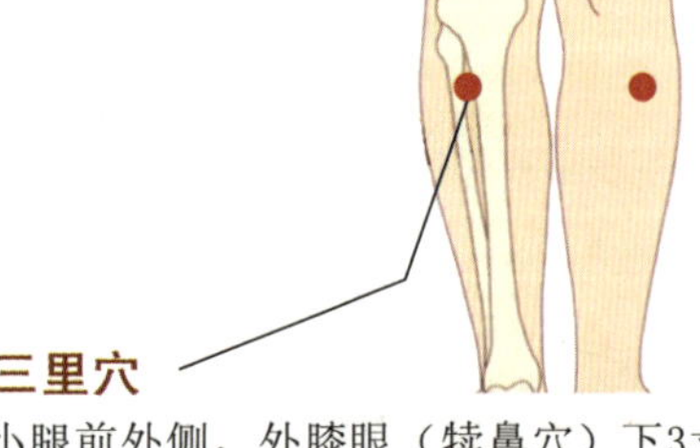

足三里穴

在小腿前外侧，外膝眼（犊鼻穴）下3寸，胫骨前缘外侧约一横指处，左右各一穴。

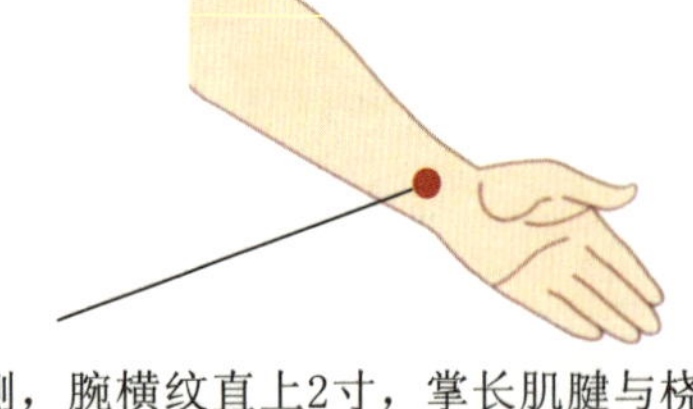

内关穴

在小臂掌侧，腕横纹直上2寸，掌长肌腱与桡侧腕屈肌腱之间，左右各一穴。

心俞穴、厥阴俞穴、肾俞穴、小肠俞穴

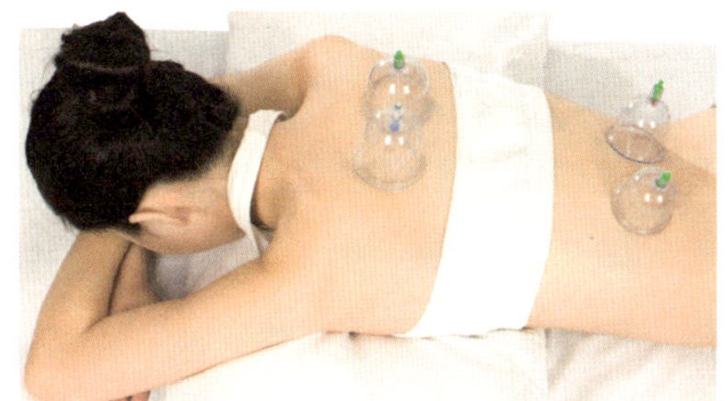

再取俯卧位，在心俞穴、厥阴俞穴、肾俞穴、小肠俞穴采用留罐法，留罐10～15分钟。每日1～2次，3次为1疗程。

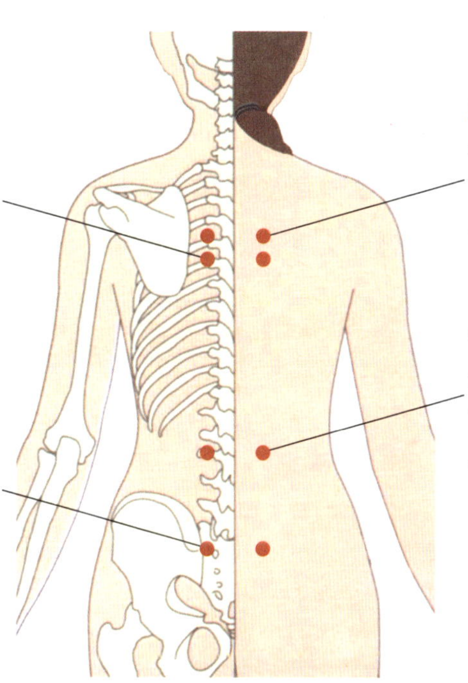

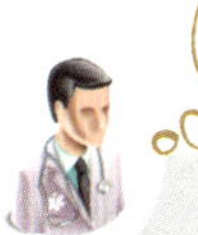

医师提示

- 保持心情愉快，精神乐观，情绪稳定，避免精神刺激。
- 饮食宜营养丰富而易消化、低脂、低盐。
- 生活规律，注意寒温交错、劳逸结合，避免剧烈活动及体力劳动。
- 应坚持长期治疗，配合食补、药膳疗法等，以增强机体抗病能力。

失眠

》症状表现

失眠是一种常见的睡眠障碍，表现为一种渴求睡眠但又难于入睡的生理、心理性失眠状态。

原因

各种原因都可以导致失眠，中医认为本病多因思虑劳伤或痰火上扰所致。

》方法一：留罐法

患者先取仰卧位，在印堂穴、太阳穴、中脘穴、气海穴、关元穴、内关穴、足三里穴、三阴交穴、太冲穴采用留罐法，留罐10～15分钟。

印堂穴

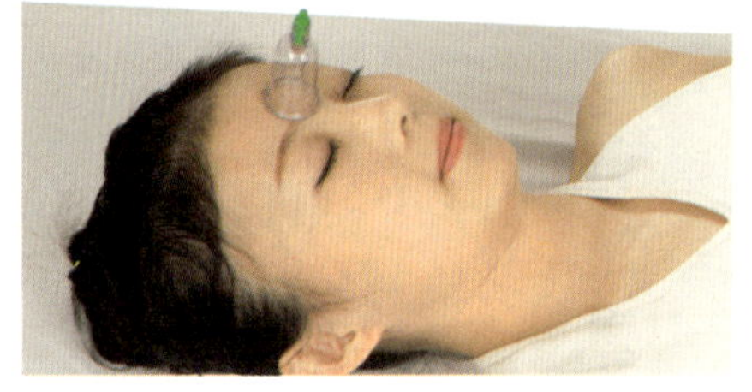

印堂穴

正坐仰靠位或仰卧位。在额部，当两眉头之中间。

太阳穴

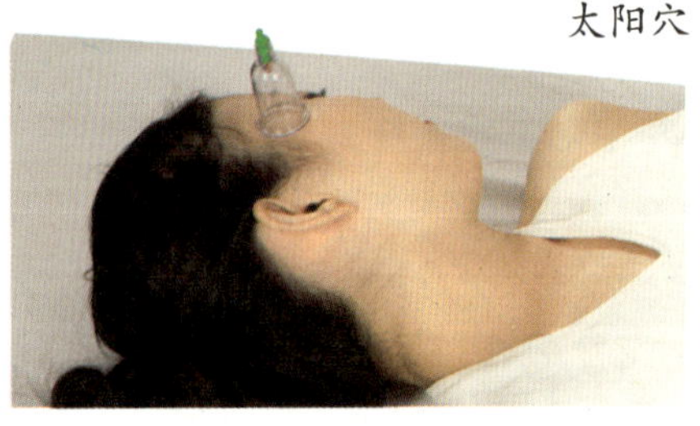

太阳穴

在前额两侧，双眼后方，眉梢与外眼角之间，向后约1横指的凹陷处，左右各一穴。

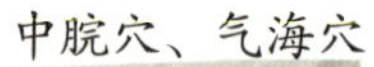

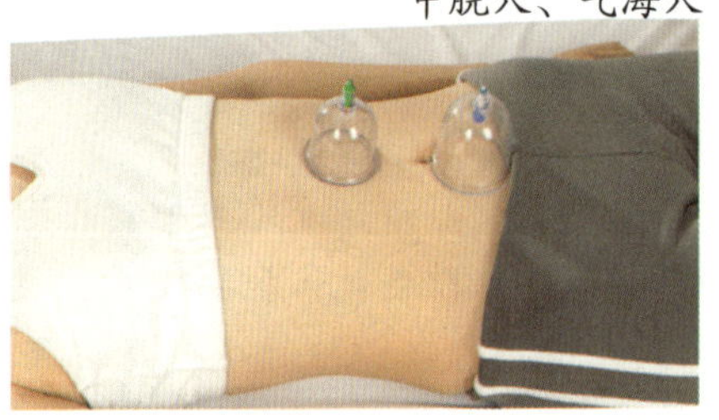

中脘穴

在上腹部，前正中线上，脐中上方4寸。

气海穴

在下腹部，前正中线上，脐中下方1.5寸。

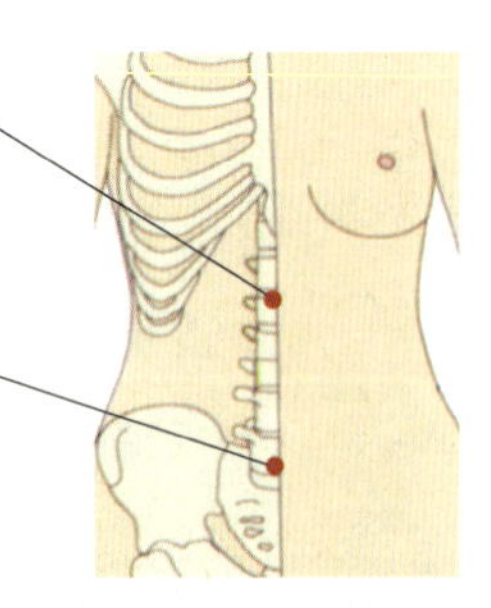

内关穴

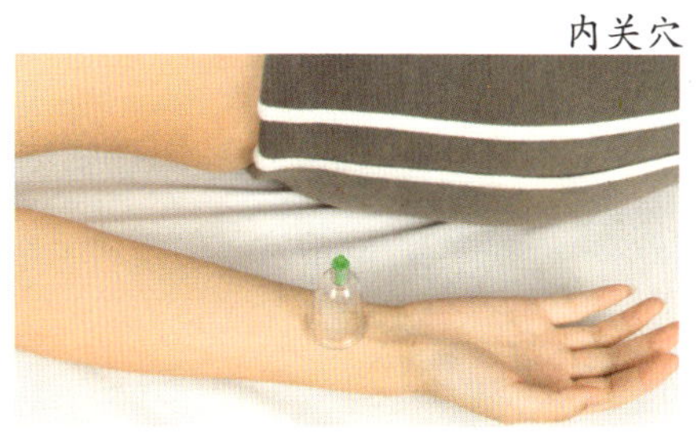

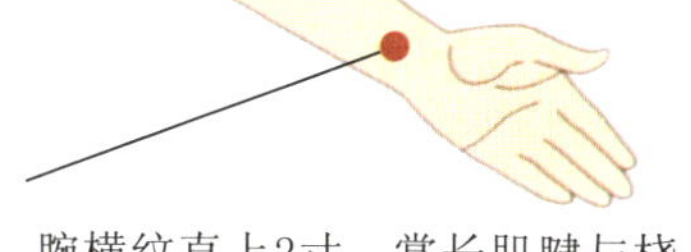

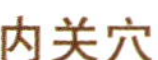

内关穴

在小臂掌侧，腕横纹直上2寸，掌长肌腱与桡侧腕屈肌腱之间，左右各一穴。

足三里穴

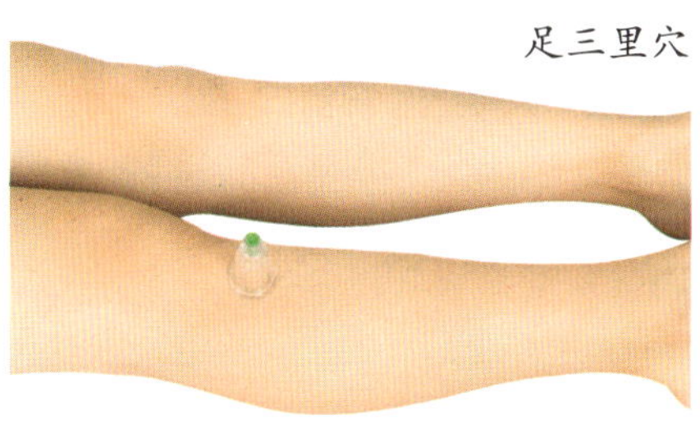

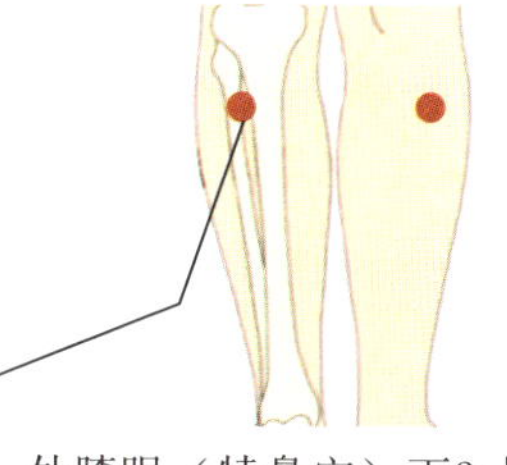

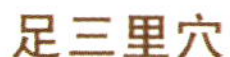

足三里穴

在小腿前外侧，外膝眼（犊鼻穴）下3寸，胫骨前缘外侧约一横指处，左右各一穴。

三阴交穴

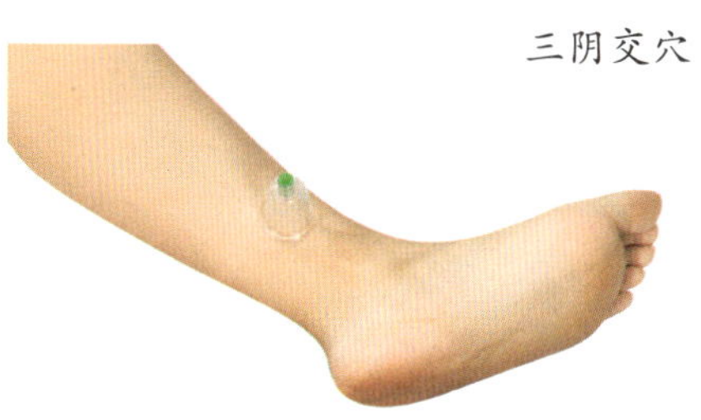

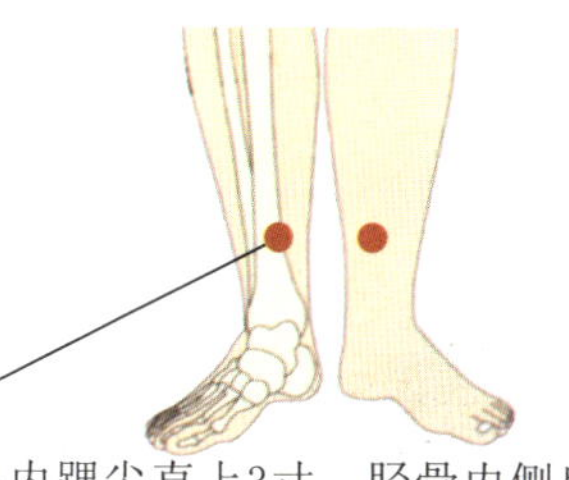

三阴交穴

在小腿内侧，足内踝尖直上3寸，胫骨内侧后缘，左右各一穴。

太冲穴

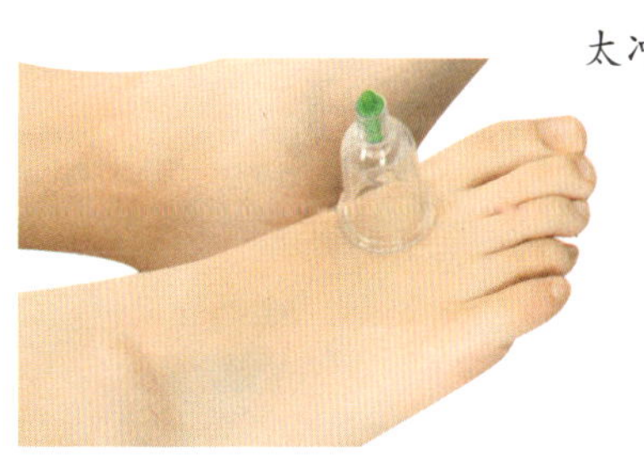

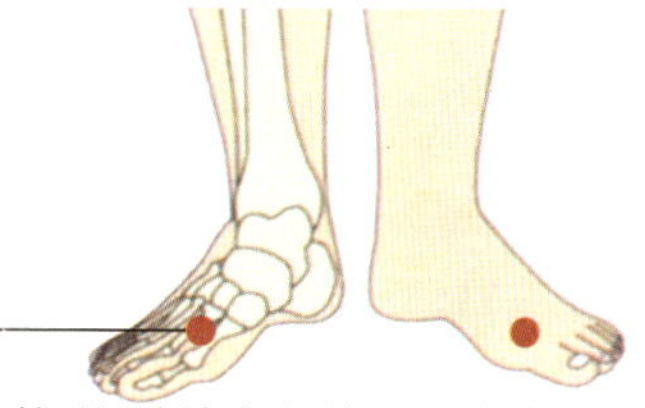

太冲穴

在足背，第1、第2跖骨结合部前方凹陷中，左右各一穴。

心俞穴、肝俞穴、脾俞穴、肾俞穴、命门穴

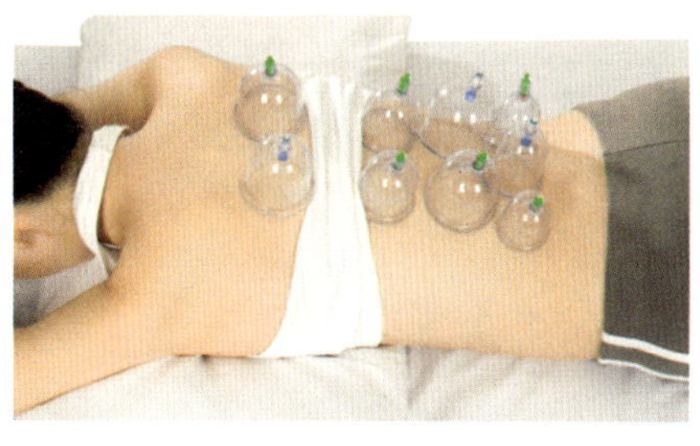

再取俯卧位，在心俞穴、肝俞穴、脾俞穴、肾俞穴、命门穴采用留罐法，留罐10～15分钟。每周2～3次，10次为1疗程。

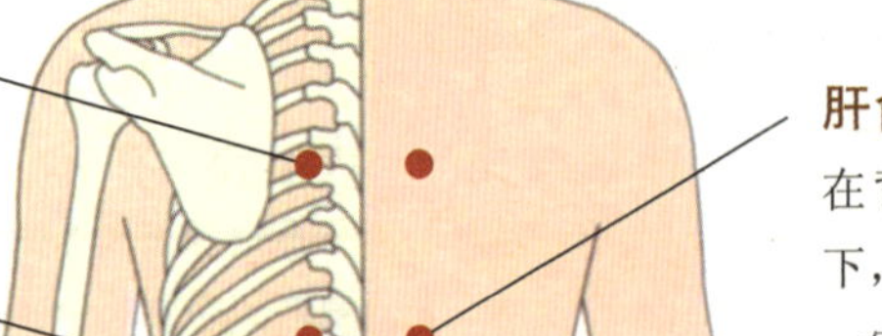

心俞穴

在背部，第5胸椎棘突下，旁开1.5寸，左右各一穴。

脾俞穴

在背部，第11胸椎棘突下，旁开1.5寸，左右各一穴。

命门穴

在腰部，后正中线上，第2腰椎棘突下凹陷中。

肝俞穴

在背部，第9胸椎棘突下，旁开1.5寸，左右各一穴。

肾俞穴

在腰部，第2腰椎棘突下，旁开1.5寸，左右各一穴。

方法二：走罐法

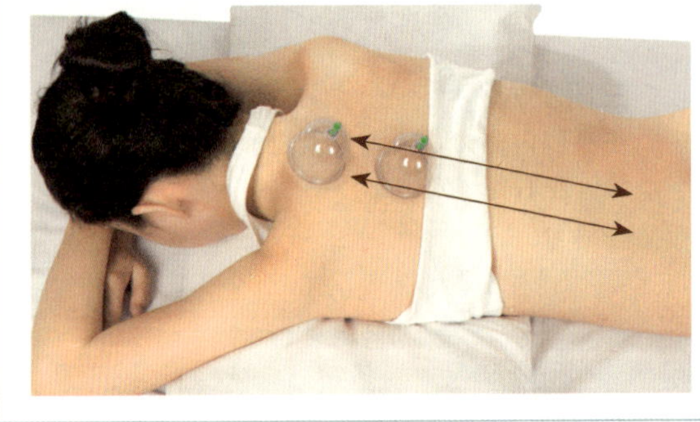

在背部督脉及其两侧的足太阳膀胱经内侧循行线采用走罐法。每周2～3次，10次为1疗程。

医师提示

◎积极进行心理调适，克服各种不良情绪，尽量以放松的、顺其自然的心态对待失眠。

◎从事适当的体力活动或体育锻炼，增强体质，持之以恒，促进身心健康。

◎晚餐要清淡，不宜过饱，更忌浓茶、咖啡。

◎注意睡眠环境宜安宁，床铺要舒适，卧室光线要柔和，并减少噪声，祛除各种影响睡眠的外在因素。

哮喘

症状表现

哮喘是以呼吸急促，喉中痰鸣有声，甚至张口抬肩，难以平卧为特征的一类疾病。

原因

本病多因身体虚弱、痰浊内盛和感受风寒、风热之邪，以致痰阻气道，气机升降出纳失常而发生。

方法一：留罐法

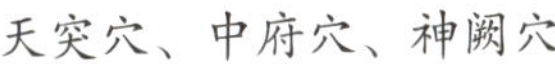

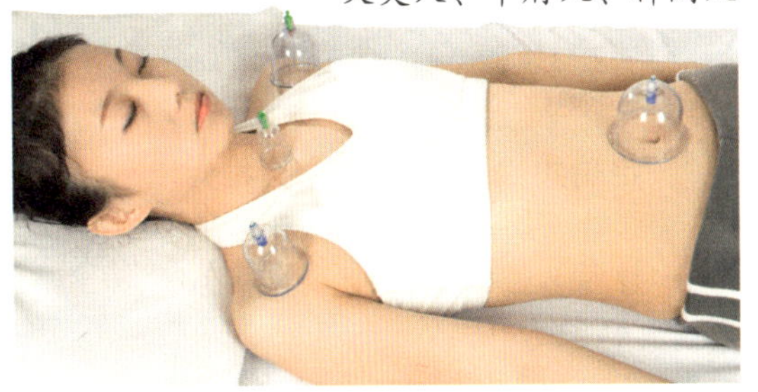

患者先取仰卧位，在天突穴、中府穴、膻中穴、神阙穴、丰隆穴、足三里穴采用留罐法，留罐10～15分钟。

天突穴

在颈部，前正中线上，胸骨上窝正中央。

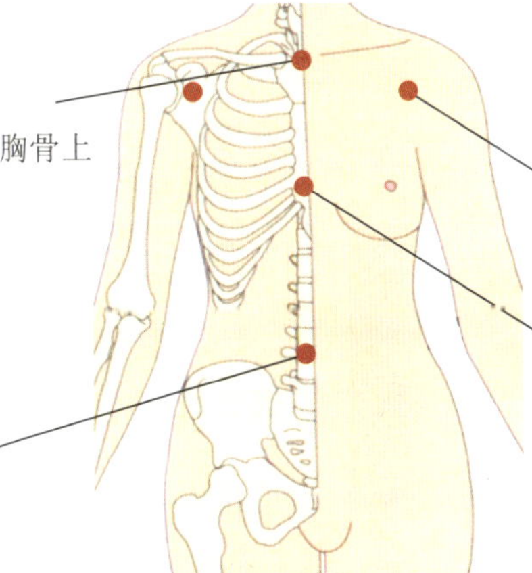

中府穴

在胸部，胸前壁外上方，平第1肋间隙处，前正中线旁开6寸，左右各一穴。

膻中穴

在胸部正中线上，平第4肋间隙，两乳头连线中点处。

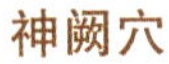

在腹部，脐中央。

丰隆穴

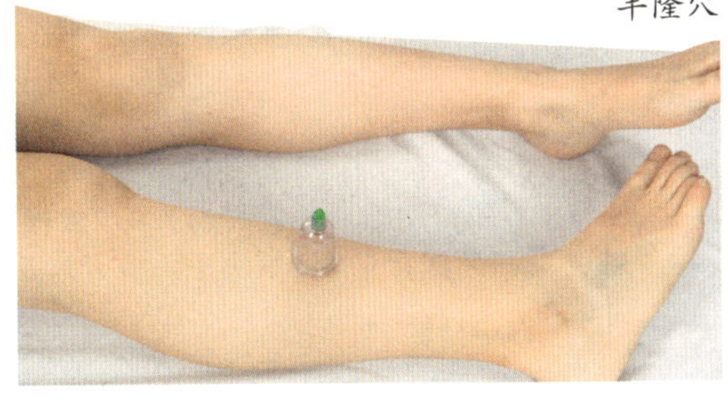

丰隆穴

在小腿前外侧，外踝尖上8寸，条口穴外1寸，距胫骨前缘二横指处，左右各一穴。

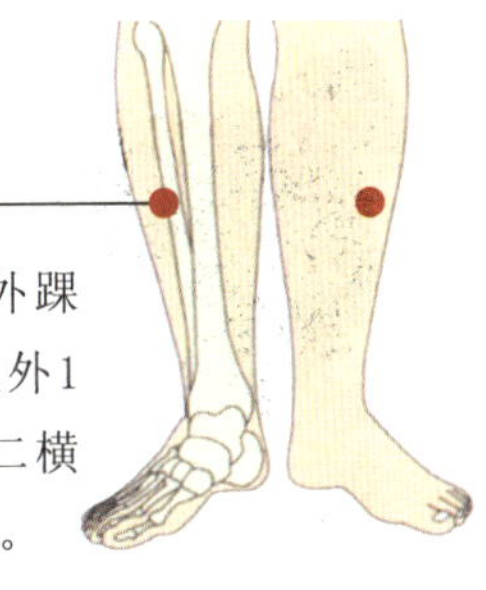

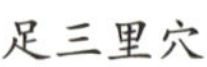

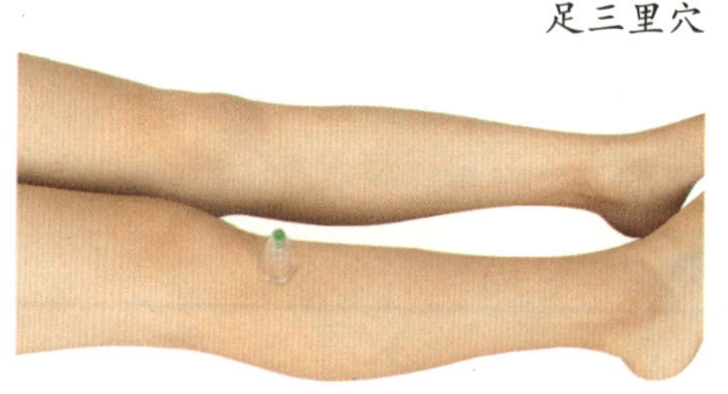

足三里穴

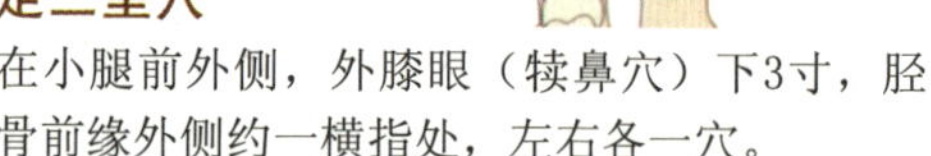

在小腿前外侧，外膝眼（犊鼻穴）下3寸，胫骨前缘外侧约一横指处，左右各一穴。

再取俯卧位，在大椎穴、定喘穴、肺俞穴、膏肓穴、脾俞穴、肾俞穴采用留罐法，留罐10～15分钟。2～3日1次，5次为1疗程。

大椎穴、定喘穴、肺俞穴

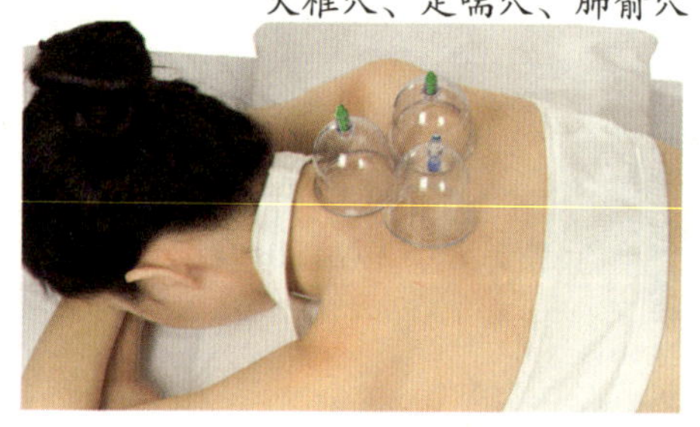

定喘穴

在背部，第7颈椎棘突下，旁开0.5寸，左右各一穴。

大椎穴

在颈项部，第7颈椎棘突下凹陷中。

脾俞穴、肾俞穴

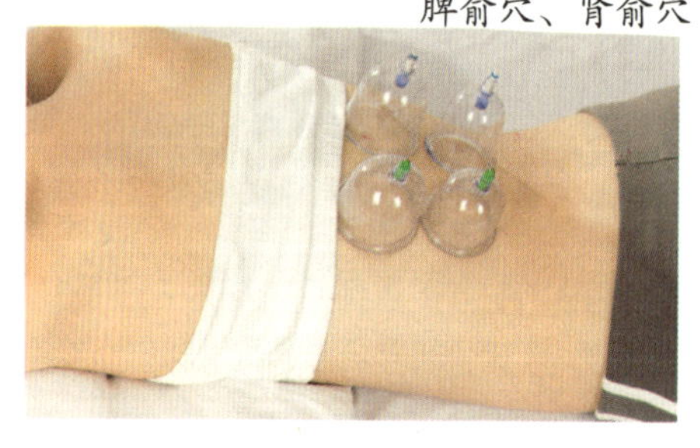

肺俞穴

在背部，第3胸椎棘突下，旁开1.5寸，左右各一穴。

膏肓穴

在背部，当第4胸椎棘突下，旁开3寸，左右各一穴。

膏肓穴

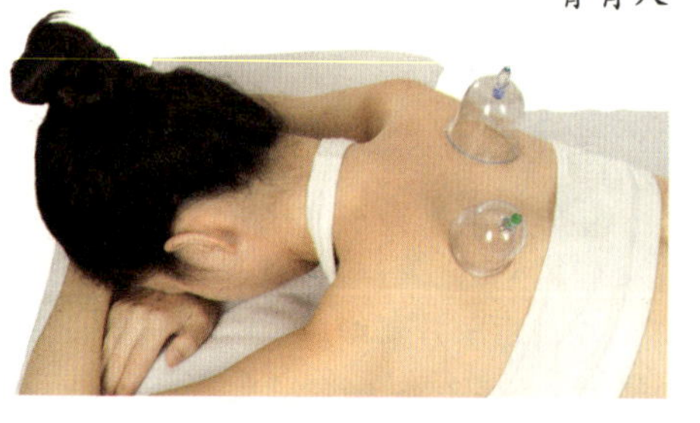

脾俞穴

在背部，第11胸椎棘突下，旁开1.5寸，左右各一穴。

肾俞穴

在腰部，第2腰椎棘突下，旁开1.5寸，左右各一穴。

方法二：走罐法

在任脉的天突穴至膻中穴、督脉的大椎穴至至阳穴及足太阳膀胱经的内侧循行线上行走罐法。

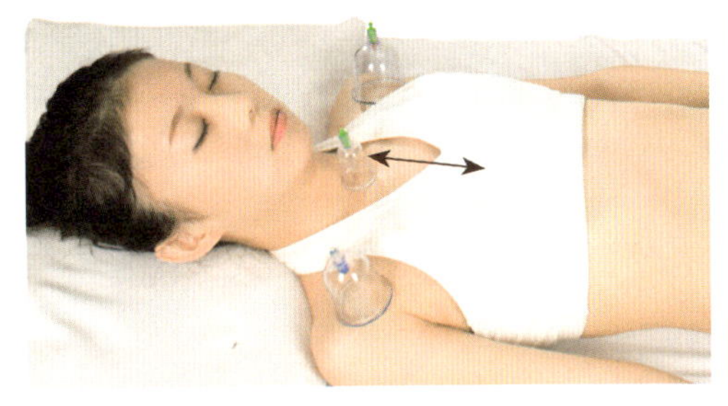

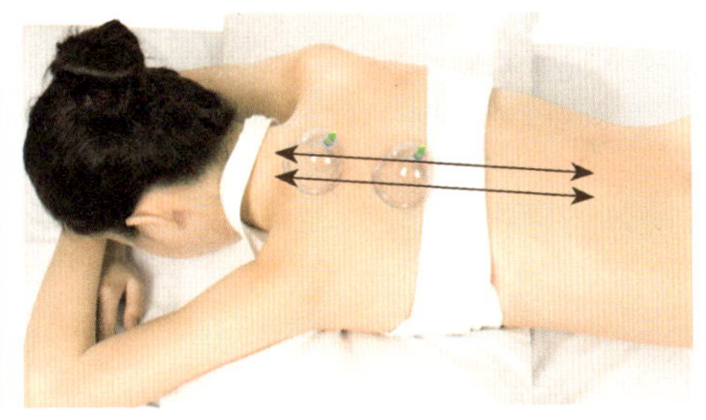

方法三：刺血拔罐法

大椎穴、定喘穴、肺俞穴

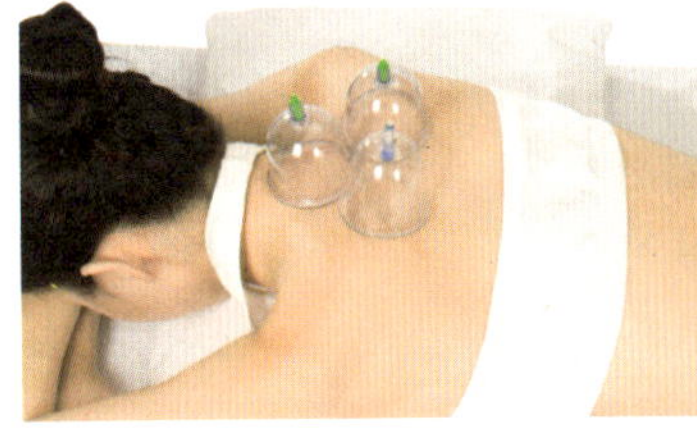

在大椎穴、定喘穴、肺俞穴等穴位上行刺血罐法，在膏肓穴、脾俞穴、肾俞穴采用留罐法，留罐10～15分钟。2～3日1次，5次为1疗程。

膏肓穴

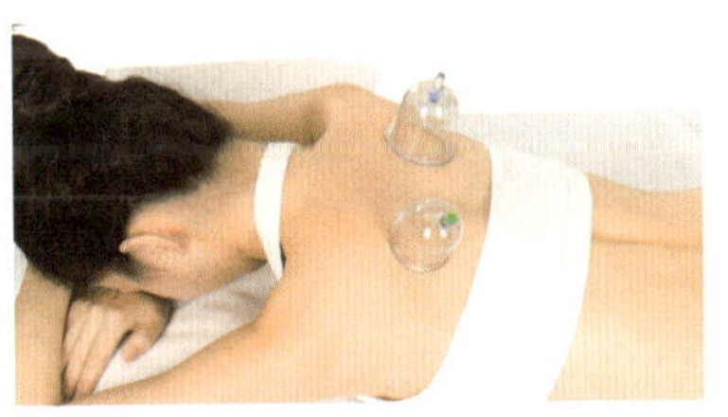

脾俞穴、肾俞穴

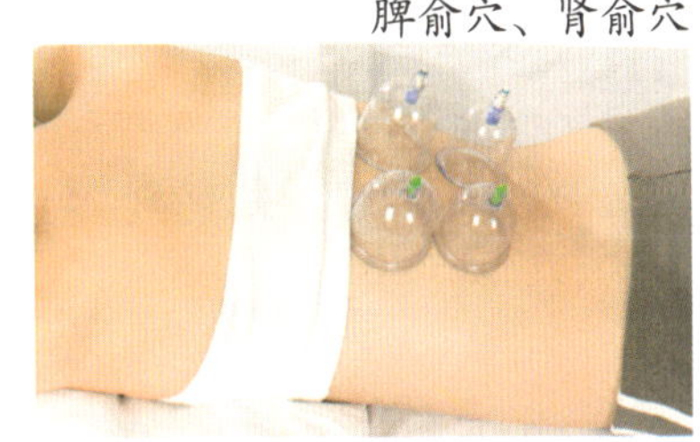

医师提示

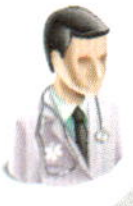

◎注意保暖，防治感冒，避免因冷空气的刺激而诱发。
◎进行适当的体育锻炼，以逐步增强体质，提高机体抗病能力。
◎饮食宜清淡，忌肥甘油腻、辛辣甘甜，防止生痰生火，避免海鲜发物。
◎避免烟尘异味；保持心情舒畅，避免不良情绪的影响。
◎劳逸适当，防止过度疲劳。

胃痛

症状表现

胃痛又称胃脘痛，是以胃痛为主要症状，多伴有上腹部胀满、嗳气吞酸、饮食不适等表现。

原因

中医学认为或因嗔怒伤肝，肝郁化火，灼伤胃络而痛；或因烦劳过度，脏腑之气损伤；或因触冒风寒，饮食不慎；或因情志恼思而诱发本病。

方法一：留罐法

患者先取仰卧位，在上脘穴、中脘穴、内关穴、梁丘穴、足三里穴采用留罐法，留罐10～15分钟。

上脘穴、中脘穴、内关穴

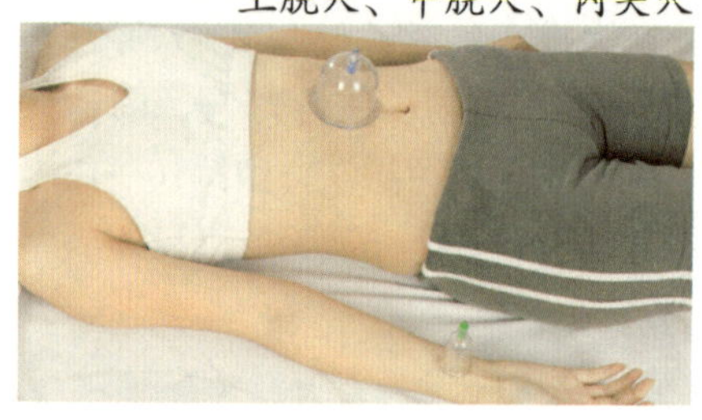

梁丘穴

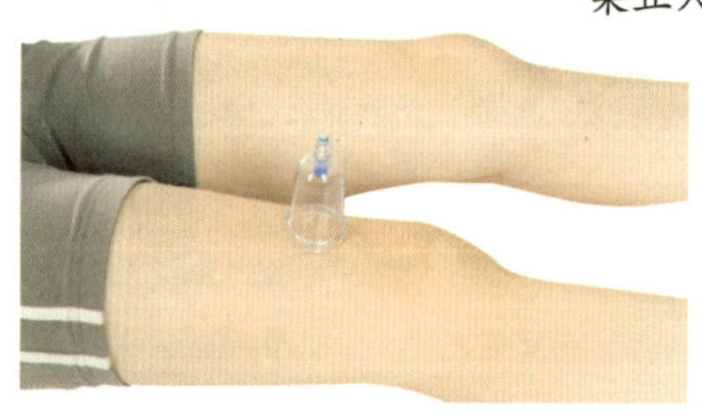

足三里穴

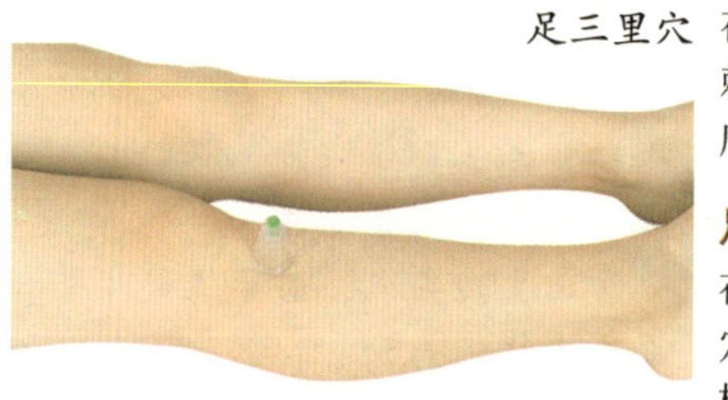

上脘穴

在上腹部，前正中线上，脐中上方5寸。

中脘穴

在上腹部，前正中线上，脐中上方4寸。

内关穴

在小臂掌侧，腕横纹直上2寸，掌长肌腱与桡侧腕屈肌腱之间，左右各一穴。

梁丘穴

在大腿前侧，屈膝，当髂前上棘与髌底外侧端的连线上，髌底上2寸，左右各一穴。

足三里穴

在小腿前外侧，外膝眼（犊鼻穴）下3寸，胫骨前缘外侧约一横指处，左右各一穴。

膈俞穴、肝俞穴、脾俞穴、胃俞穴

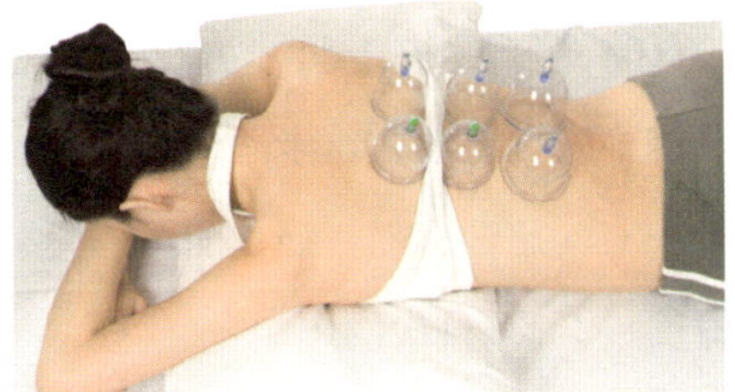

再取俯卧位，在膈俞穴、肝俞穴、脾俞穴、胃俞穴采用留罐法，留罐10～15分钟。急性胃痛，痛止即可；慢性胃痛，2～3日1次，10次为1疗程。

膈俞穴
在背部，第7胸椎棘突下，旁开1.5寸，左右各一穴。

肝俞穴
在背部，第9胸椎棘突下，旁开1.5寸，左右各一穴。

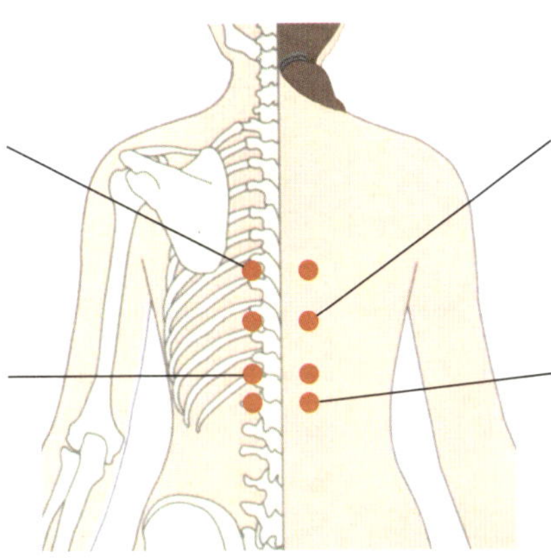

脾俞穴
在背部，第11胸椎棘突下，旁开1.5寸，左右各一穴。

胃俞穴
在背部，第12胸椎棘突下，旁开1.5寸，左右各一穴。

方法二：走罐法

在背部督脉及足太阳膀胱经的内侧循行线上走罐数次。

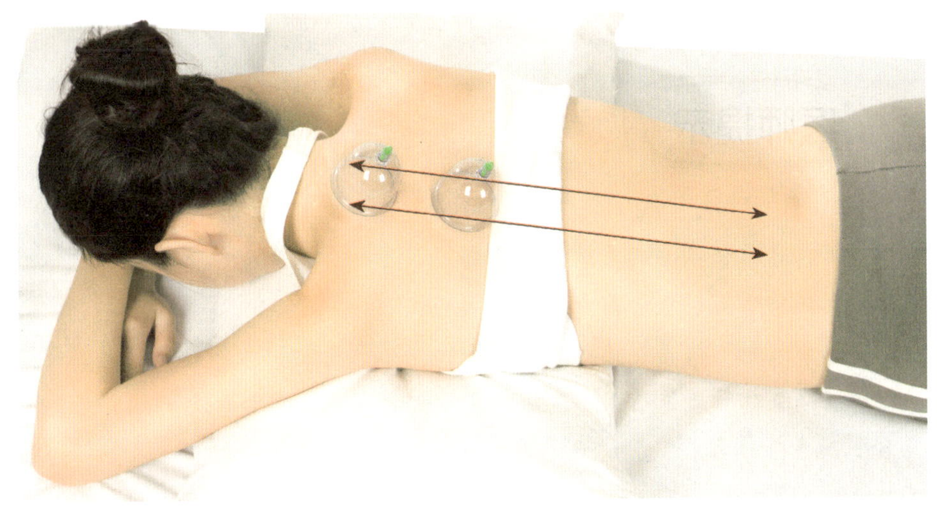

膈俞穴、肝俞穴、脾俞穴、肾俞穴

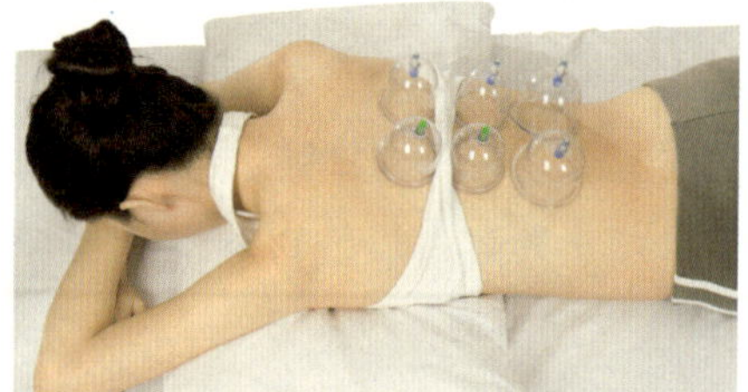

再将罐子吸拔于膈俞穴、肝俞穴、脾俞穴、肾俞穴，走罐留罐法10分钟左右。急性胃痛，痛止即可；慢性胃痛，2～3日1次，10次为1疗程。

膈俞穴
在背部，第7胸椎棘突下，旁开1.5寸，左右各一穴。

肝俞穴
在背部，第9胸椎棘突下，旁开1.5寸，左右各一穴。

脾俞穴
在背部，第11胸椎棘突下，旁开1.5寸，左右各一穴。

肾俞穴
在腰部，第2腰椎棘突下，旁开1.5寸，左右各一穴。

医师提示

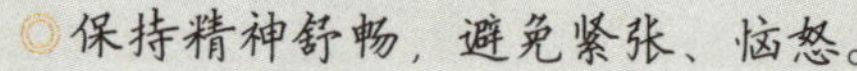

◎保持精神舒畅，避免紧张、恼怒。

◎慎用对胃有刺激的药物。

◎养成良好的饮食规律，忌暴饮暴食，饥饱无常。

◎胃痛发作时进流质或半流质饮食，少食多餐，宜食清淡、易消化食物，忌食粗糙多纤维食物，尽量避免进食浓茶、咖啡和辛辣食物。

冠心病

症状表现

冠心病是冠状动脉粥样硬化性心脏病的简称，属于中医“胸痹”范畴，是指供给心脏营养物质的冠状动脉发生严重粥样硬化或痉挛，使冠状动脉狭窄或阻塞，以及血栓形成造成管腔闭塞，导致心肌缺血、缺氧或梗死的一种心脏病，亦称缺血性心脏病。冠心病是危害中老年人健康的常见病，典型的症状为劳力型心绞痛，在活动或情绪激动时出现心前区压榨性疼痛。

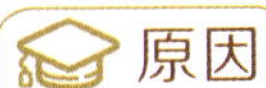

原因

中医认为本病发生多与寒邪内侵、饮食失调、劳倦内伤、年迈体虚等因素有关。

方法一：留罐法

膻中穴、巨阙穴、曲泽穴、内关穴

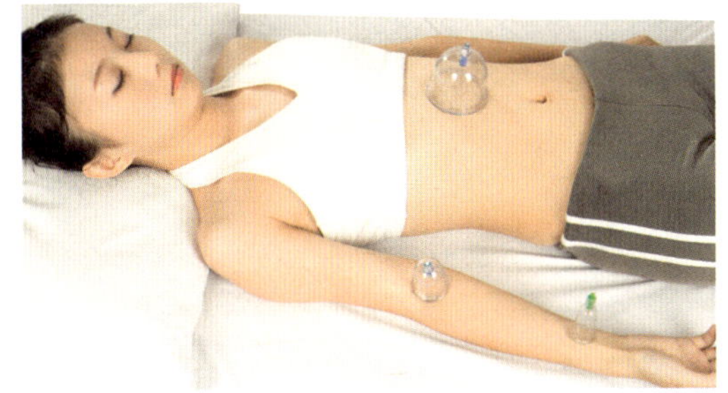

患者先取仰卧位，在膻中穴、巨阙穴、曲泽穴、内关穴采用留罐法，留罐10～15分钟。

膻中穴
在胸部正中线上，平第4肋间隙，两乳头连线中点处。

巨阙穴
在上腹部，前正中线上，肚脐中间上方6寸处。

内关穴
在小臂掌侧，腕横纹直上2寸，掌长肌腱与桡侧腕屈肌腱之间，左右各一穴。

曲泽穴
在肘横纹中，肱二头肌腱尺侧缘处，左右各一穴。

灵台穴、至阳穴、心俞穴、厥阴俞穴

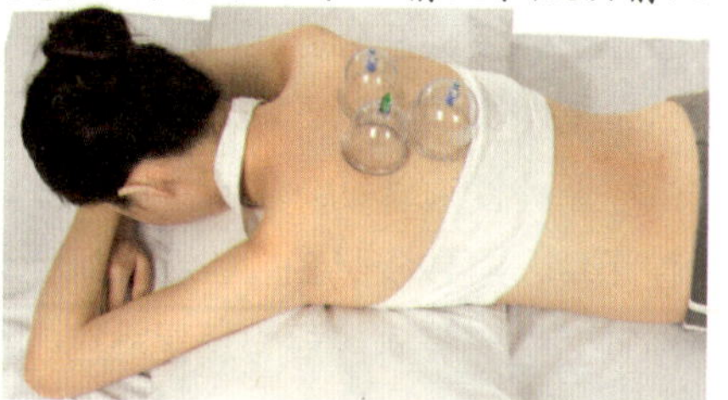

然后再取俯卧位，在灵台穴、至阳穴、心俞穴、厥阴俞穴采用留罐法，留罐10～15分钟。2～3日1次，10次为1疗程。

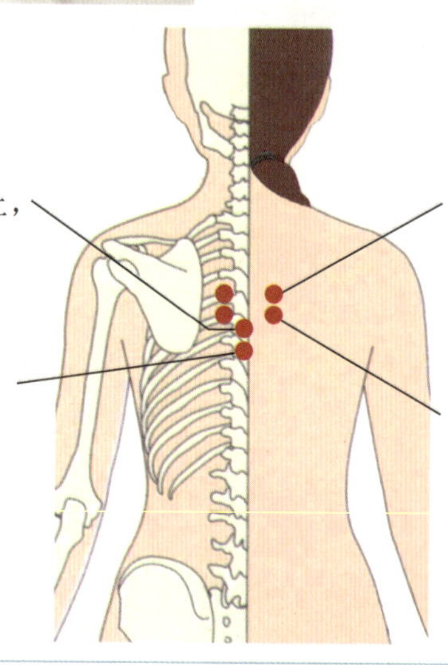

灵台穴

在背部，当后正中线上，第6胸椎棘突下凹陷中。

至阳穴

在背部，后正中线上，第7胸椎棘突下凹陷中，约与肩胛骨下角相平。

厥阴俞穴

在背部，第4胸椎棘突下，旁开1.5寸，左右各一穴。

心俞穴

在背部，第5胸椎棘突下，旁开1.5寸，左右各一穴。

方法二：走罐法

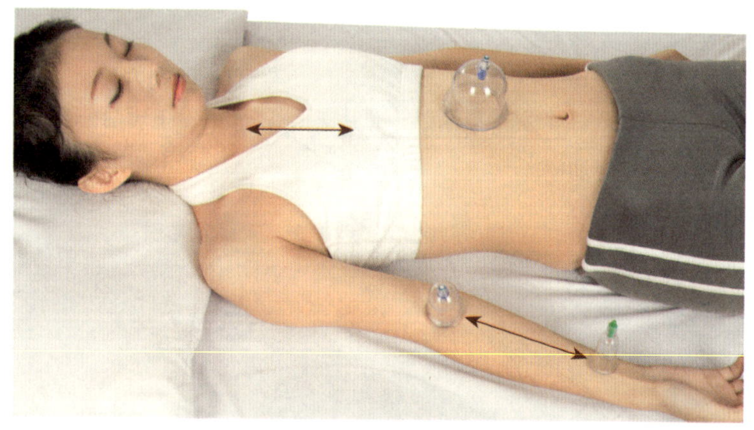

患者先取仰卧位，沿任脉的天突穴至巨阙穴及手厥阴心包经的曲泽穴至内关穴走罐。

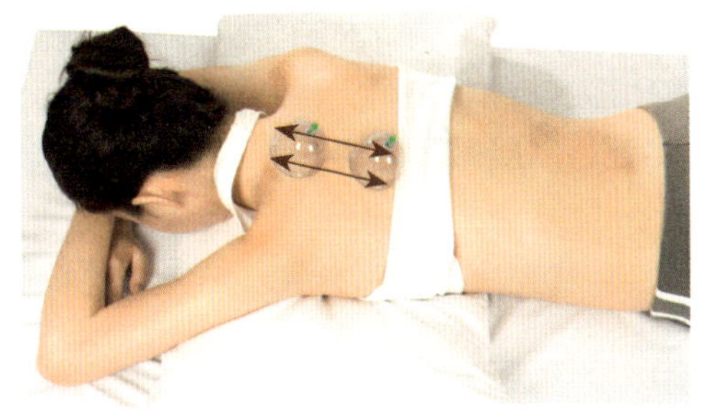

大杼穴

在背部，当第1胸椎棘突下，后正中线旁开1.5寸，左右各一穴。

膈俞穴

在背部，第7胸椎棘突下，旁开1.5寸，左右各一穴。

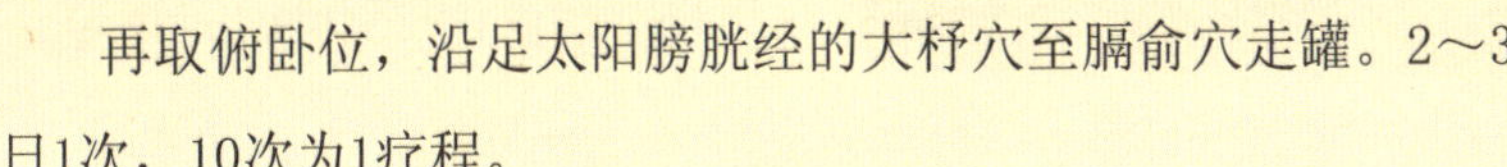

再取俯卧位，沿足太阳膀胱经的大杼穴至膈俞穴走罐。2～3日1次，10次为1疗程。

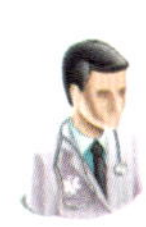

医师提示

◎注意生活起居，寒温适宜、劳逸结合，坚持适当活动。

◎平日加强护理与监护。

◎饮食宜清淡低盐，食勿过饱，保持大便通畅，忌烟酒刺激。

◎注意精神调适，避免情绪波动。

高脂血症

症状表现

高脂血症，是指血中的脂类，如游离胆固醇、胆固醇脂、甘油三酯的浓度升高，其中90%以上是高脂蛋白血症。本病属中医的“痰证”“痰瘀”范畴。

原因

中医认为本病多由于先天禀赋因素以及后天饮食不节，过食肥甘厚味，或劳逸失调所致。

方法：留罐法

天枢穴、大横穴、气海穴、关元穴

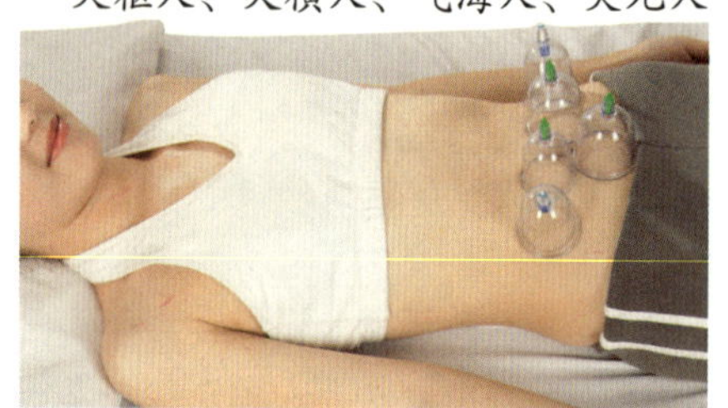

患者取仰卧位，在天枢穴、大横穴、气海穴、关元穴、梁丘穴、足三里穴、丰隆穴、三阴交穴、公孙穴采用留罐法，留罐10～15分钟。隔日1次，10次为1疗程。

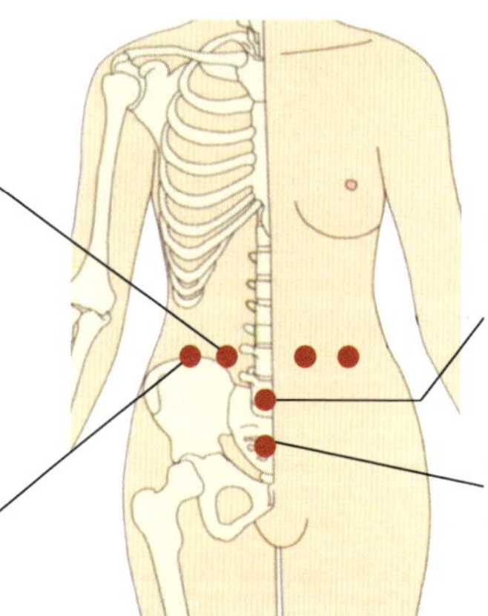

天枢穴
在中腹部，脐中旁开2寸，左右各一穴。

大横穴
在中腹部，脐中旁开4寸，左右各一穴。

气海穴
在下腹部，前正中线上，脐中下方1.5寸。

关元穴
在下腹部，前正中线上，脐中下方3寸。

梁丘穴

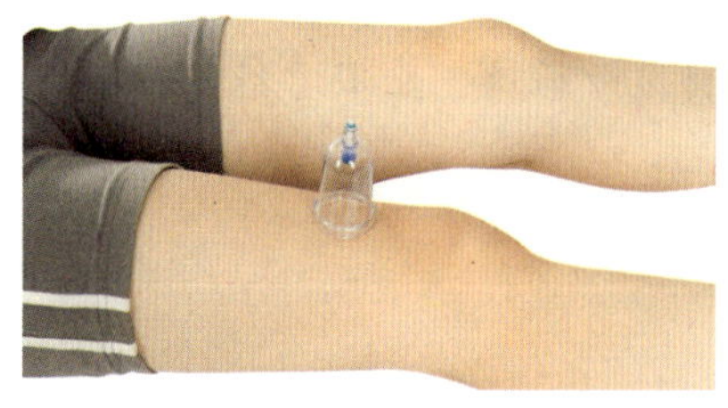

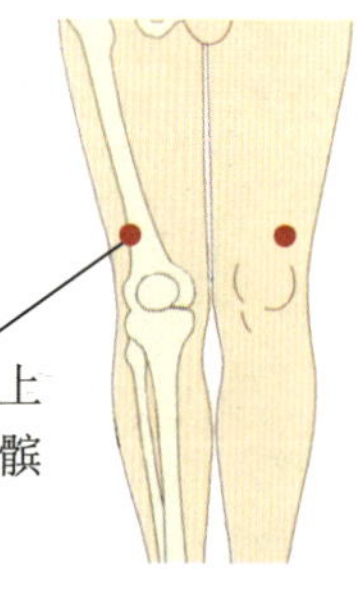

梁丘穴
在大腿前侧，屈膝，当髂前上棘与髌底外侧端的连线上，髌底上2寸，左右各一穴。

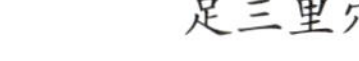

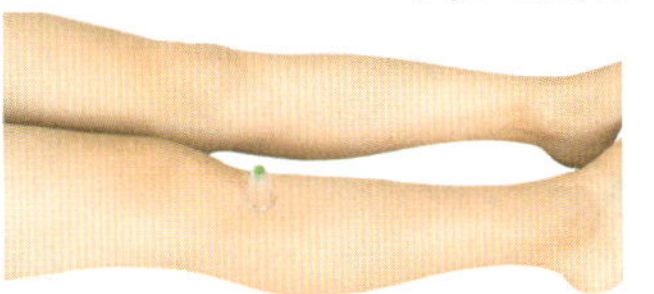

丰隆穴

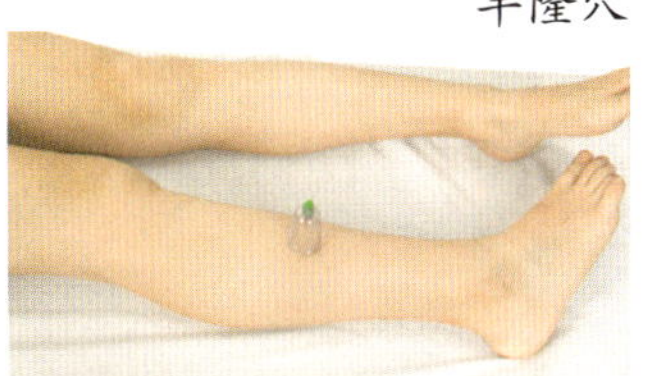

三阴交穴

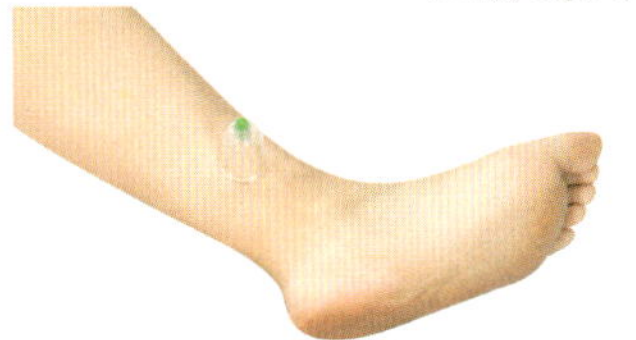

公孙穴

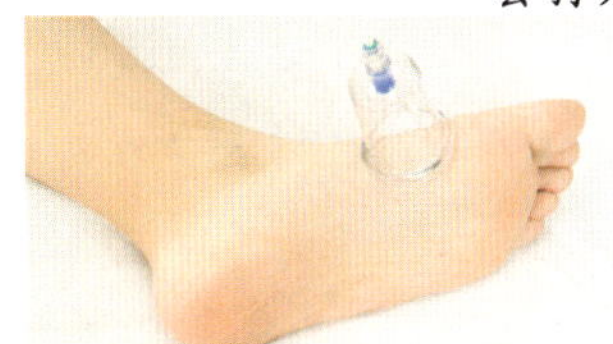

阴陵泉穴

在小腿内侧，胫骨内侧髁后下方凹陷处，左右各一穴。

足三里穴

在小腿前外侧，外膝眼（犊鼻穴）下3寸，胫骨前缘外侧约一横指处，左右各一穴。

丰隆穴

在小腿前外侧，外踝尖上8寸，条口穴外1寸，距胫骨前缘二横指处，左右各一穴。

公孙穴

在足内侧缘，当第1跖骨基底部的前下方，左右各一穴。

三阴交穴

在小腿内侧，足内踝尖直上3寸，胫骨内侧后缘，左右各一穴。

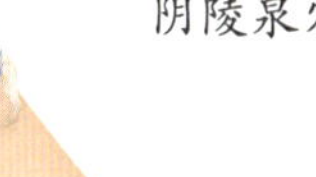

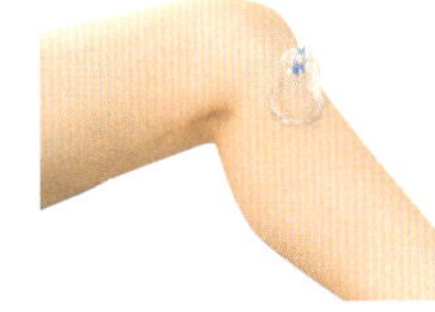

后期加阴陵泉穴，采用留罐法。

医师提示

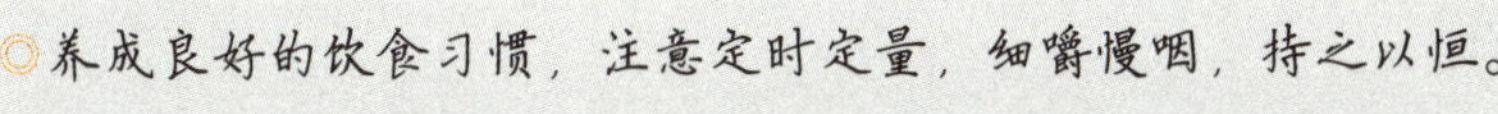

◎养成良好的饮食习惯，注意定时定量，细嚼慢咽，持之以恒。

◎生活中注意劳逸结合。

糖尿病

》症状表现

糖尿病是以多饮、多尿、多食、消瘦或尿中有甜味为临床表现，属于中医的消渴病范畴。

原因

中医认为，糖尿病是由于先天禀赋不足，复因情志失调、饮食不节等原因所导致。

》方法一：留罐法

肺俞穴、脾俞穴、三焦俞穴、肾俞穴

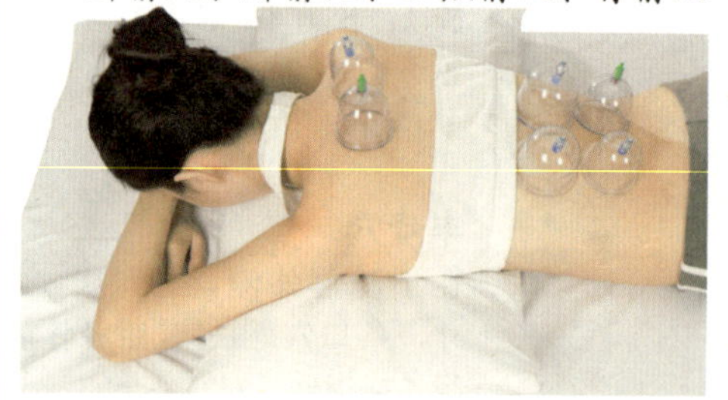

患者先取俯卧位，在肺俞穴、脾俞穴、三焦俞穴、肾俞穴采用留罐法，留罐10～15分钟。

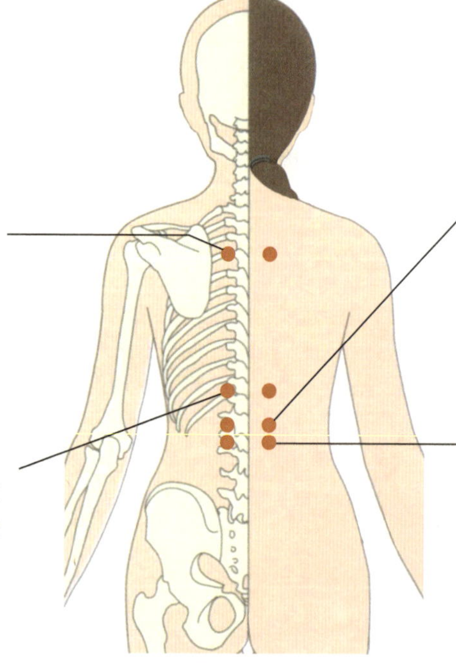

再取仰卧位，在中脘穴、梁门穴、气海穴、关元穴、足三里穴、三阴交穴、太溪穴采用留罐法，留罐10～15分钟。每周2～3次，10次为1疗程。

中脘穴、梁门穴、气海穴

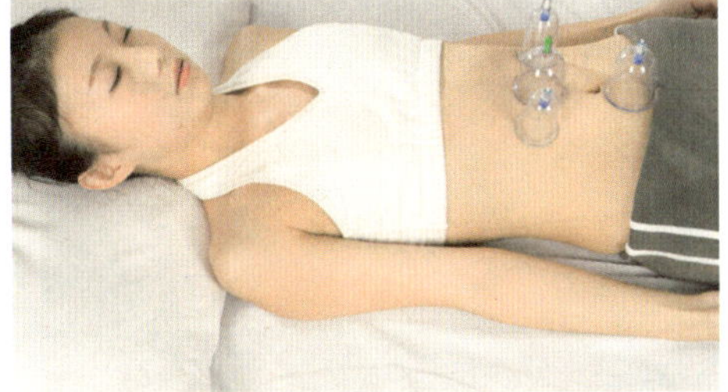

足三里穴

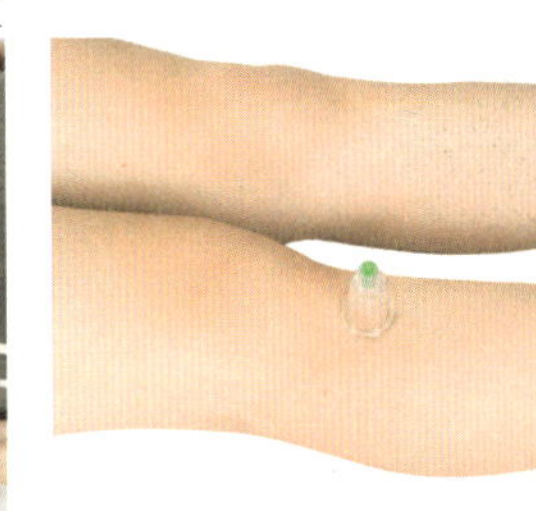

三阴交穴

太溪穴

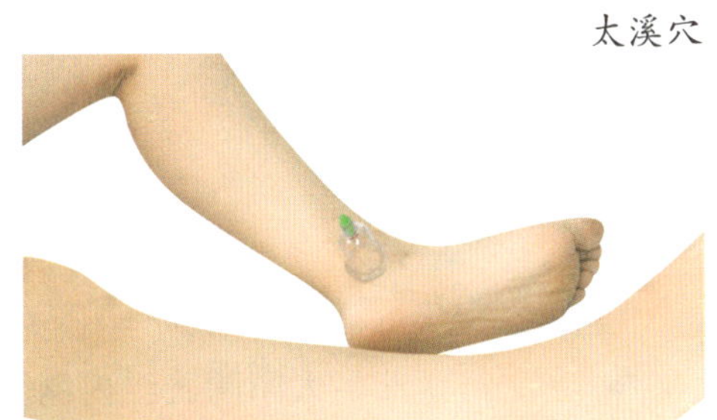

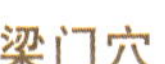

梁门穴

在上腹部，脐中上方4寸，前正中线旁开2寸，左右各一穴。

中脘穴

在上腹部，前正中线上，脐中上方4寸。

气海穴

在下腹部，前正中线上，脐中下方1.5寸。

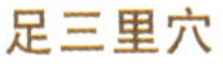

足三里穴

在小腿前外侧，外膝眼（犊鼻穴）下3寸，胫骨前缘外侧约一横指处，左右各一穴。

关元穴

在下腹部，前正中线上，脐中下方3寸。

太溪穴

在足内侧，内踝后方，内踝尖与跟腱之间的凹陷处，左右各一穴。

三阴交穴

在小腿内侧，足内踝尖直上3寸，胫骨内侧后缘，左右各一穴。

方法二：走罐法

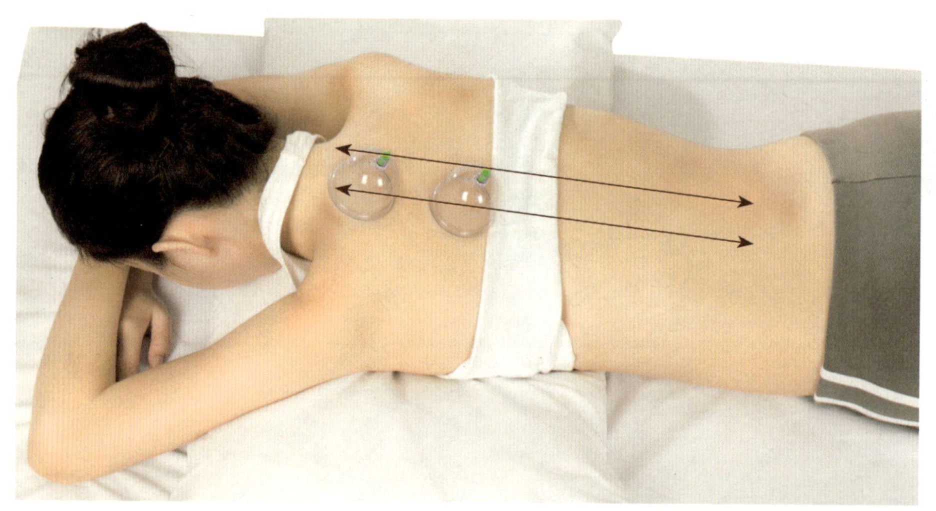

沿背部足太阳膀胱经内侧循行线采用走罐法。每周2～3次，10次为1疗程。

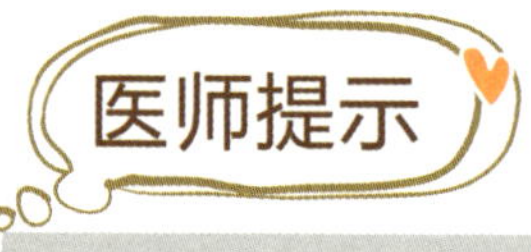

◎忌食糖类，限制主食、油脂的摄入，饮食宜以适量米、麦、杂粮，配以蔬菜、豆类、瘦肉、鸡蛋等，定时定量进餐。

◎戒烟酒、浓茶及咖啡等。

◎保持情绪平和，制定并实施有规律的生活起居制度。

高血压

症状表现

高血压是指患者收缩压和（或）舒张压超过正常范围（收缩压≥140mmHg，舒张压≥90mmHg），主要表现为头痛并伴有恶心、呕吐、眩晕、耳鸣、心悸气短、失眠、肢体麻木等症状。

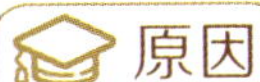

原因

中医认为本病的病因主要有情志、饮食、体虚年高等方面。

方法一：留罐法

患者先取仰卧位，在太阳穴、印堂穴、曲池穴、足三里穴、三阴交穴采用留罐法，留罐10～15分钟。

太阳穴

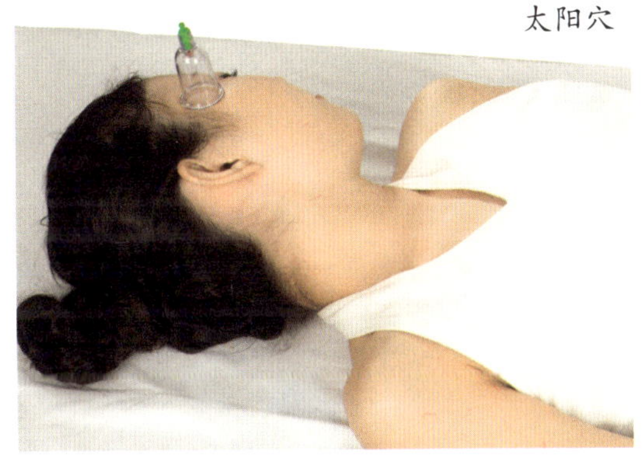

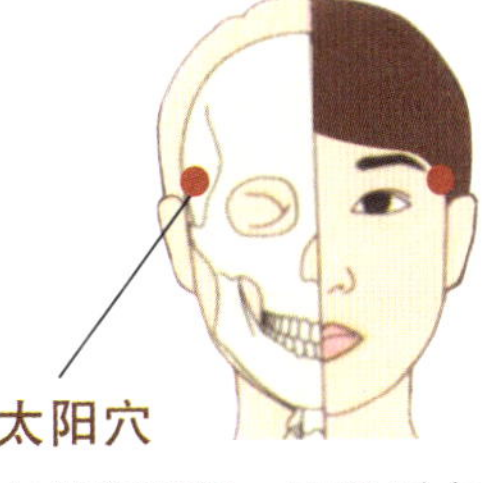

太阳穴

在前额两侧，双眼后方，眉梢与外眼角之间，向后约1横指的凹陷处，左右各一穴。

印堂穴

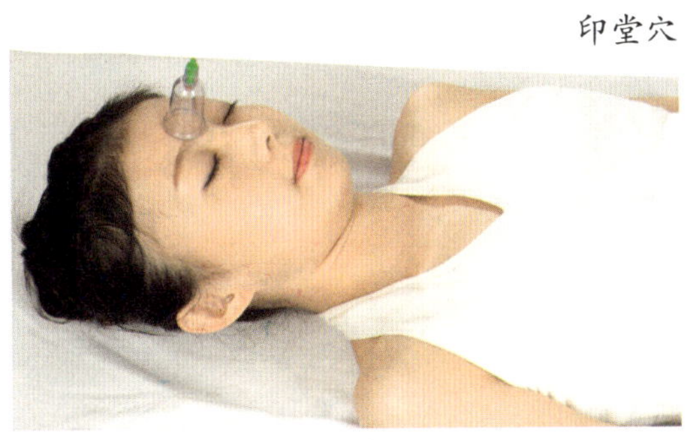

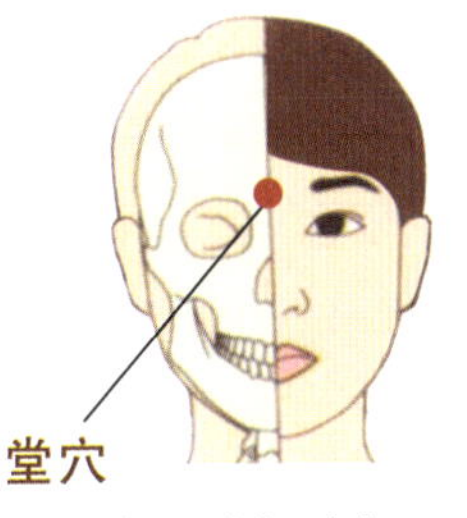

印堂穴

正坐仰靠位或仰卧位。在额部，当两眉头之中间。

曲池穴

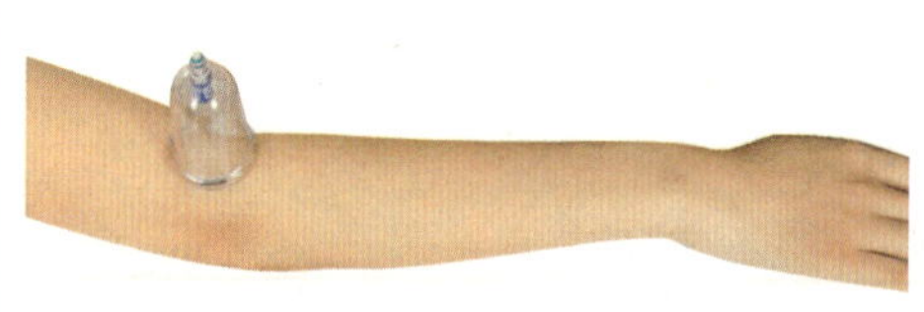

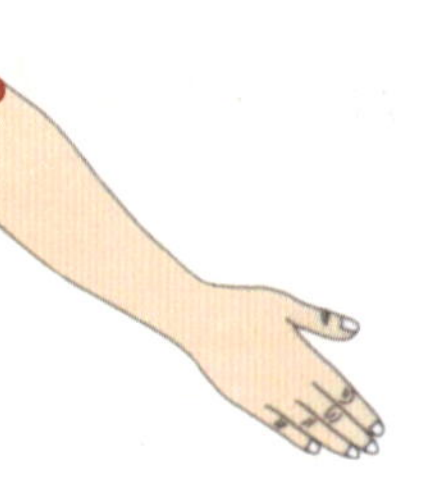

曲池穴

在肘部横纹外侧端，屈肘，当尺泽穴与肱骨外上髁连线中点，左右各一穴。

足三里穴

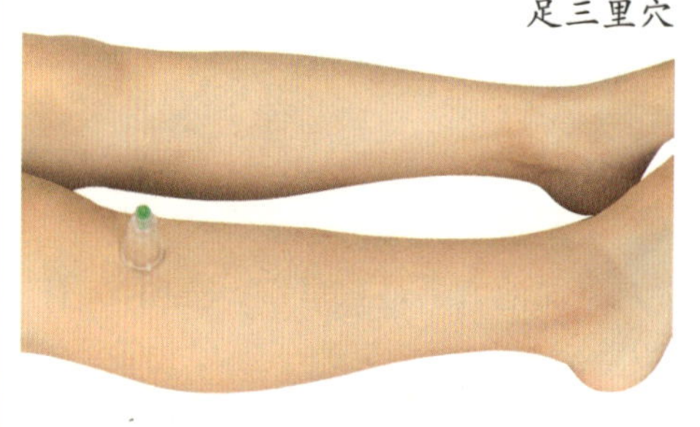

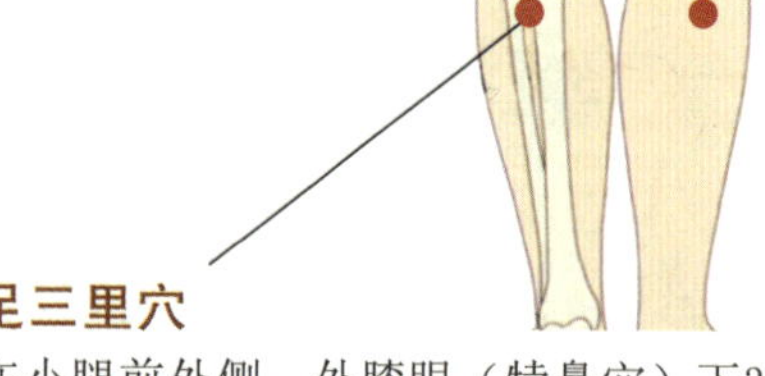

足三里穴

在小腿前外侧，外膝眼（犊鼻穴）下3寸，胫骨前缘外侧约一横指处，左右各一穴。

三阴交穴

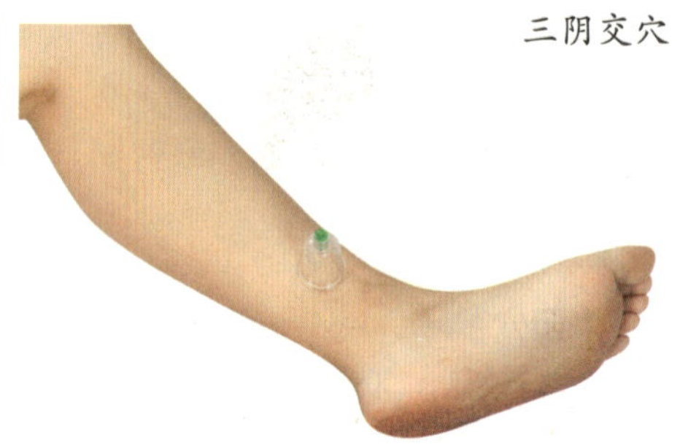

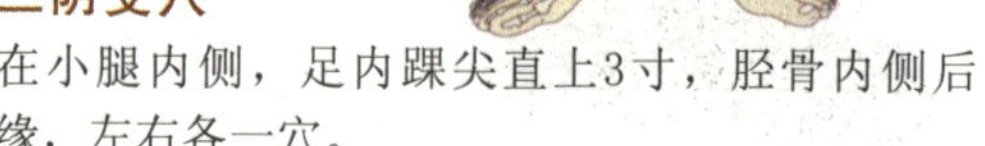

三阴交穴

在小腿内侧，足内踝尖直上3寸，胫骨内侧后缘，左右各一穴。

大椎穴、心俞穴、肝俞穴、肾俞穴

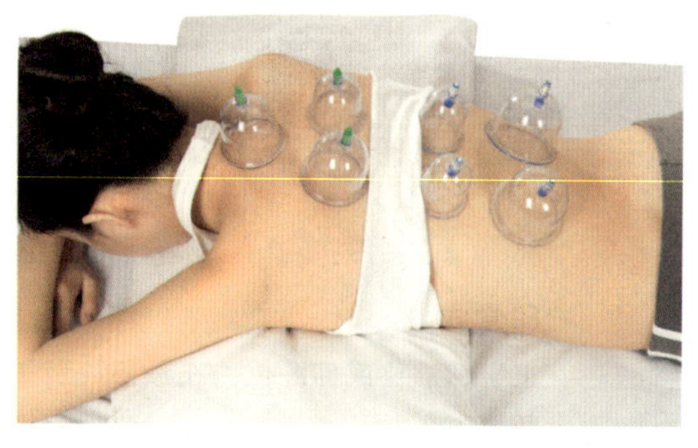

再取俯卧位，在大椎穴、心俞穴、肝俞穴、肾俞穴采用留罐法，留罐10～15分钟。2～3日1次，10次为1疗程。

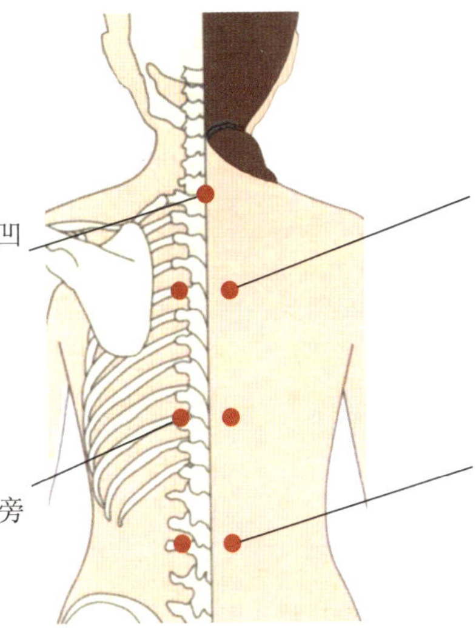

方法二：走罐法

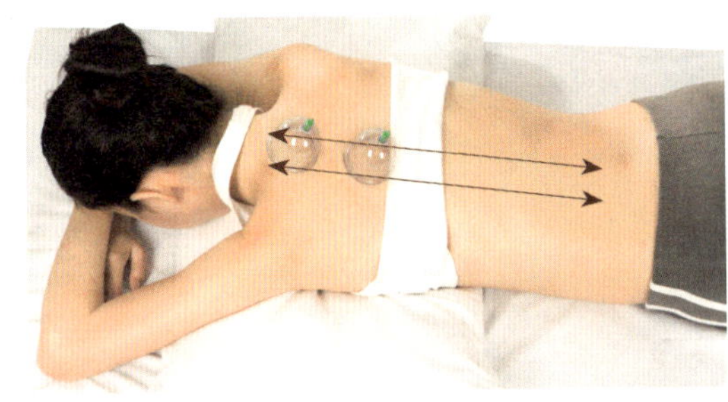

采用背部足太阳膀胱经内侧循行线走罐的方法治疗，以起到调整全身气血运行的作用。2～3日1次，10次为1疗程。

医师提示

◎钠盐可显著升高血压以及增加高血压的发病风险，所以应减少钠盐的摄入，每日摄入量不超过6克。

◎适当减轻体重，减少体内脂肪含量，有利于降低血压。

◎吸烟可导致血管内皮受损，显著增加高血压患者发生动脉粥样硬化性疾病的风险。

◎长期大量饮酒可导致血压升高，限制饮酒量可以降低高血压的发病风险。

◎定期的体育锻炼可降低血压、改善糖代谢等。

低血压

症状表现

一般认为成年人上肢动脉血压低于12/8 kPa（90/60mmHg）即为低血压。轻者可无任何症状，重者出现精神疲惫、头晕、头痛，甚至昏厥。

原因

中医认为本病多因为先天禀赋不足，后天失养所致。

方法一：留罐法

患者先取仰卧位，在膻中穴、中脘穴、气海穴、关元穴、足三里穴、三阴交穴采用留罐法，留罐10～15分钟。

中脘穴、气海穴

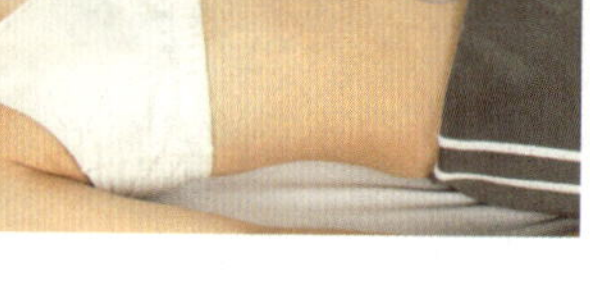

足三里穴

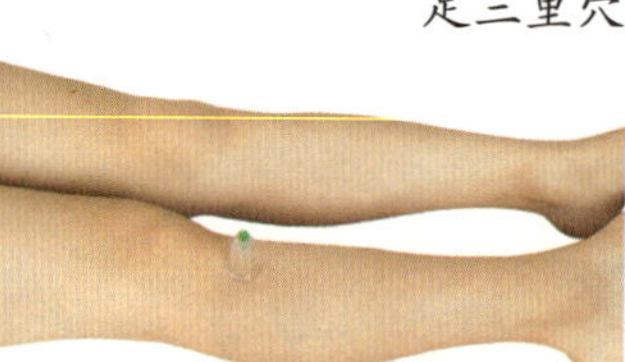

三阴交穴

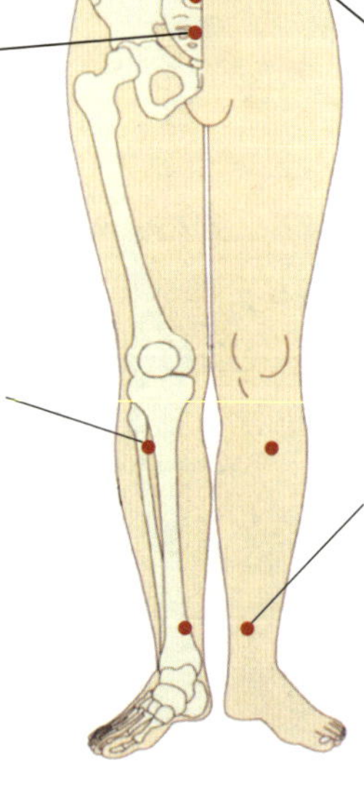

厥阴俞穴、膈俞穴、脾俞穴、肾俞穴

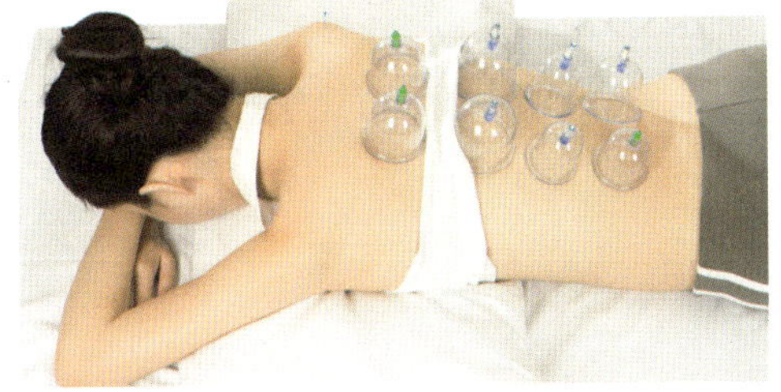

然后再取俯卧位，在厥阴俞穴、膈俞穴、脾俞穴、肾俞穴采用留罐法，留罐10～15分钟。2～3日1次，10次为1疗程。

厥阴俞穴

在背部，第4胸椎棘突下，旁开1.5寸，左右各一穴。

膈俞穴

在背部，第7胸椎棘突下，旁开1.5寸，左右各一穴。

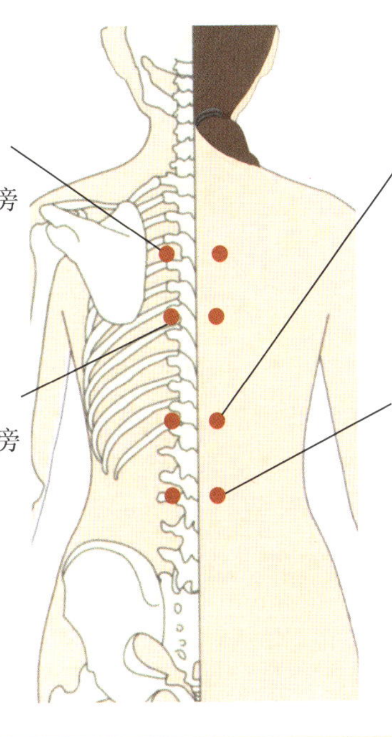

脾俞穴

在背部，第11胸椎棘突下，旁开1.5寸，左右各一穴。

肾俞穴

在腰部，第2腰椎棘突下，旁开1.5寸，左右各一穴。

加足底涌泉穴留罐10～15分钟。

涌泉穴

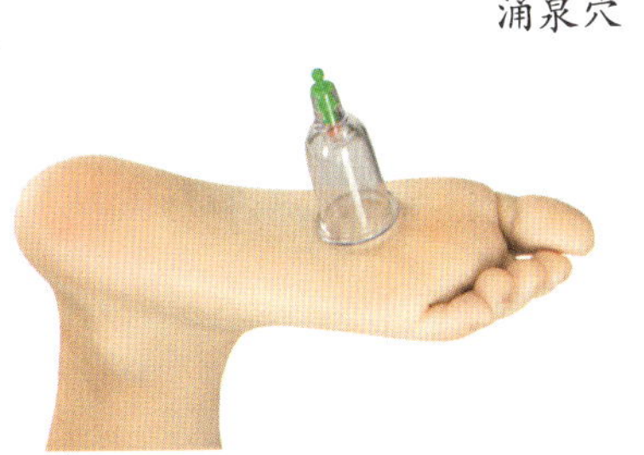

涌泉穴

在足底，足底第2、第3趾趾缝纹头端与足跟连线的前1/3处。即卷足时，足心前1/3的凹陷中，左右各一穴。

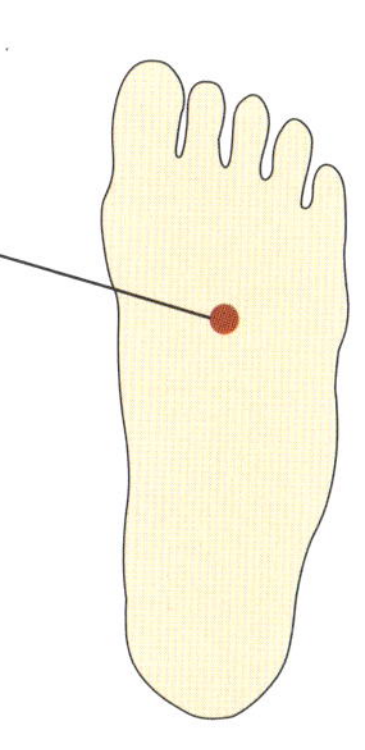

方法二：走罐法

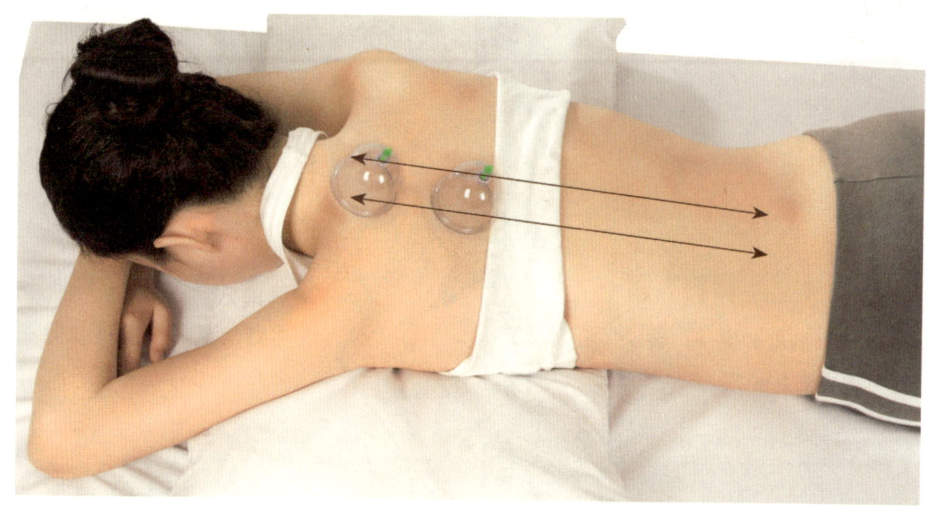

采用背部足太阳膀胱经内侧循行线走罐的方法治疗，以起到调整全身气血运行的作用。2～3日1次，10次为1疗程。

医师提示

◎生活要有规律，防止过度疲劳，因为极度疲劳会使血压降得更低。

◎要保持良好的精神状态，适当加强锻炼，提高身体素质。

◎低血压的老人每日清晨可饮些淡盐开水，或吃稍咸的饮食以增加饮水量，较多的水分进入血液可增加血容量，从而提高血压。

贫血

》症状表现

贫血是指人体外周血红细胞容量减少，低于正常范围的下限，主要表现为头昏、耳鸣、头痛、失眠、多梦、记忆力减退、注意力不集中、皮肤黏膜苍白、头发干枯、指甲变薄变脆、心悸、气短、体力下降、消化功能降低等。

原因

造成贫血的原因很多，本部分内容主要是关于缺铁性贫血的治疗方案。

》方法：留罐法

患者先取仰卧位，在合谷穴、曲池穴、足三里穴、悬钟穴、阴陵泉穴、血海穴采用留罐法，留罐10～15分钟。

合谷穴

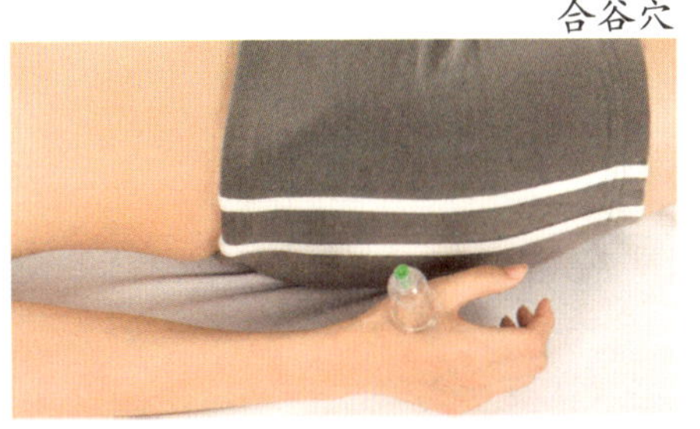

曲池穴

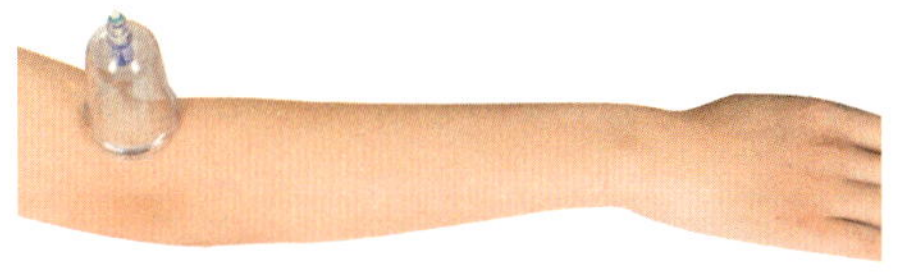

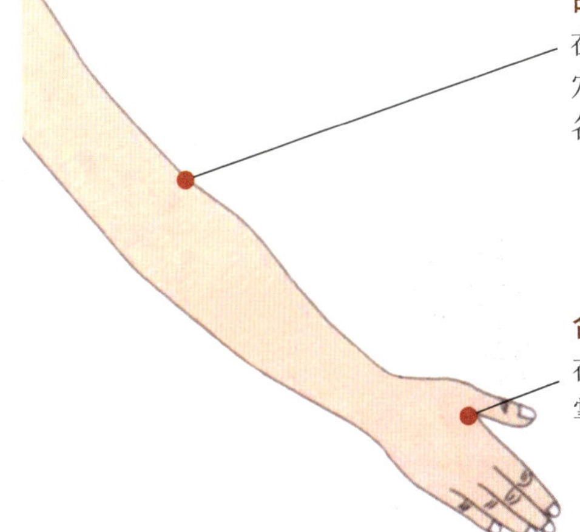

曲池穴

在肘部横纹外侧端，屈肘，当尺泽穴与肱骨外上髁连线中点处，左右各一穴。

合谷穴

在手背，第1、第2掌骨间，当第2掌骨桡侧的中点处，左右各一穴。

足三里穴

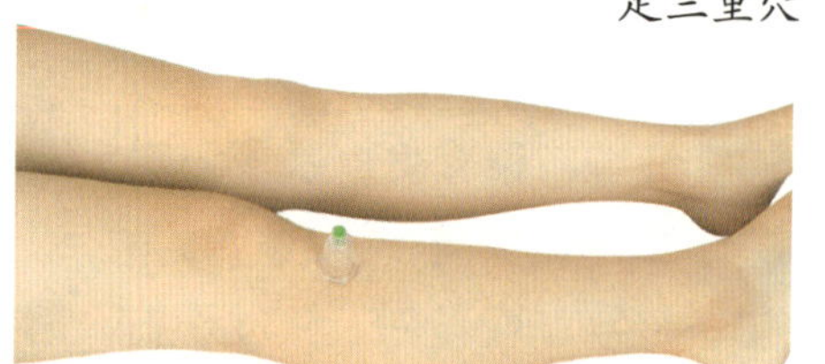

悬钟穴

阴陵泉穴

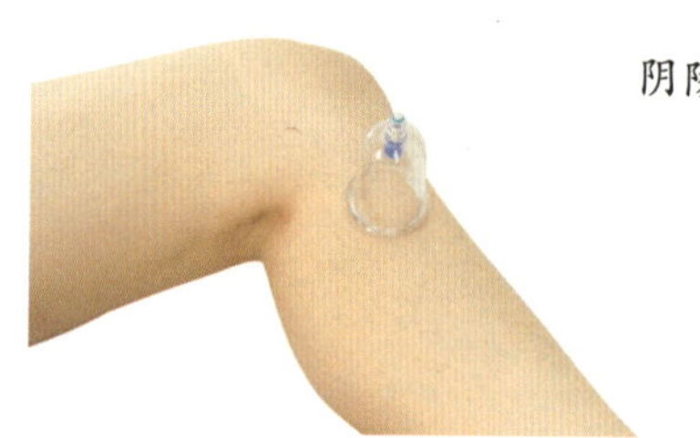

血海穴

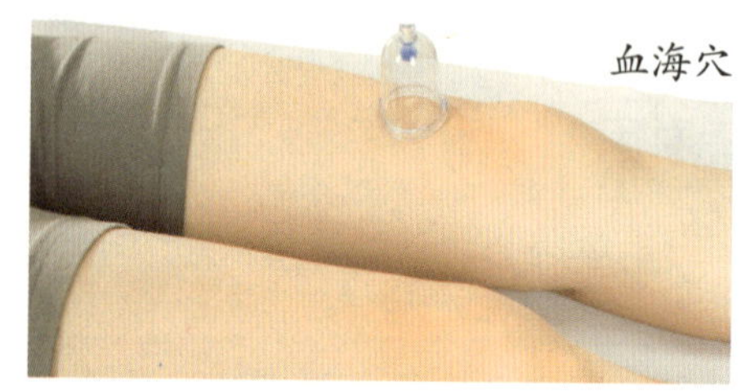

阴陵泉穴

在小腿内侧，胫骨内侧髁后下方凹陷处，左右各一穴。

足三里穴

在小腿前外侧，外膝眼（犊鼻穴）下3寸，胫骨前缘外侧约一横指处，左右各一穴。

血海穴

在大腿内侧，髌底内侧端上2寸，股四头肌内侧头隆起处，左右各一穴。

悬钟穴

在小腿外侧，足外踝尖直上3寸，腓骨前缘，左右各一穴。

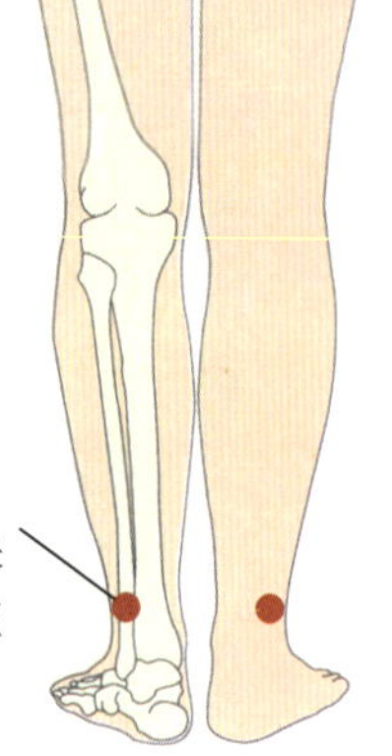

然后再取俯卧位，在大椎穴、风门穴、膏肓穴、肾俞穴、膈俞穴、肝俞穴、脾俞穴采用留罐法，留罐10～15分钟。2～3日1次，10次为1疗程。

大椎穴、风门穴

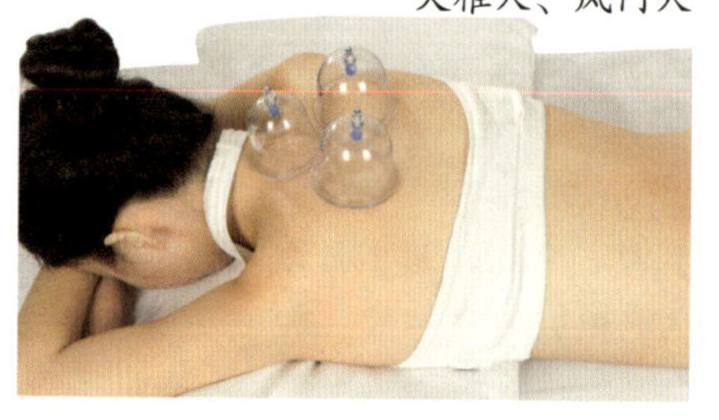

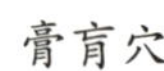

膏肓穴

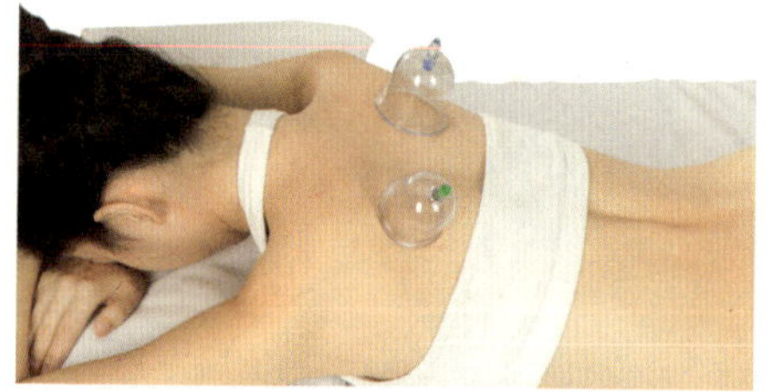

肾俞穴、膈俞穴、肝俞穴、脾俞穴

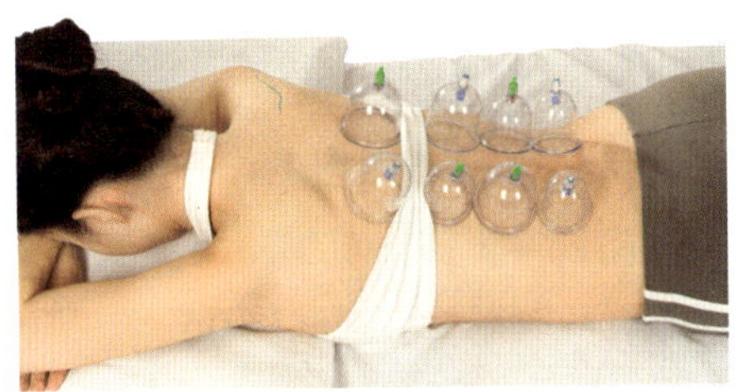

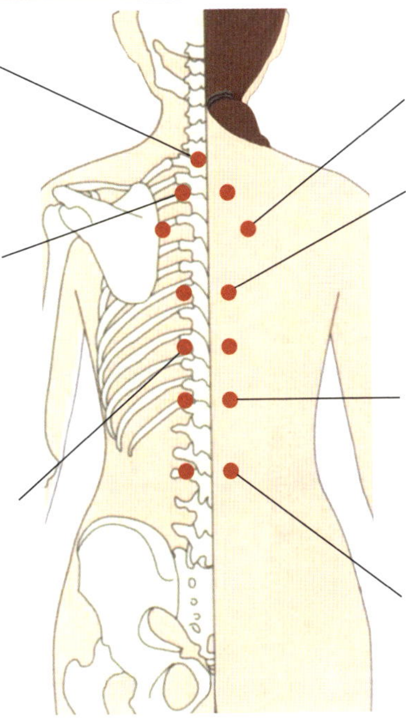

大椎穴
在颈项部，第7颈椎棘突下凹陷中。

风门穴
在背部，第2胸椎棘突下，旁开1.5寸，左右各一穴。

肝俞穴
在背部，第9胸椎棘突下，旁开1.5寸，左右各一穴。

膏肓穴
在背部，当第4胸椎棘突下，旁开3寸，左右各一穴。

膈俞穴
在背部，第7胸椎棘突下，旁开1.5寸，左右各一穴。

脾俞穴
在背部，第11胸椎棘突下，旁开1.5寸，左右各一穴。

肾俞穴
在腰部，第2腰椎棘突下，旁开1.5寸，左右各一穴。

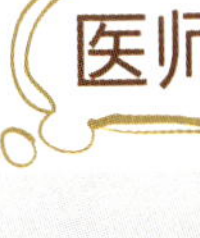

医师提示

◎饮食要高营养、易消化，食材搭配合理，不可过于油腻和辛辣。

◎心慌、头晕、头昏时要少活动。

◎日常起居要有规律，适当活动勿劳累。

◎烟酒均有抑制机体造血的作用，所以贫血患者不宜吸烟饮酒，也不宜喝浓茶。

胃下垂

症状表现

轻度胃下垂一般无症状，下垂明显者感觉腹部有胀满感、沉重感、压迫感，腹痛多为持续性隐痛，常于餐后发生，与食量有关。进食量愈大，疼痛时间愈长，且疼痛亦较重。

原因

中医认为本病的病因为中气不足，气虚下陷所致。

方法：留罐法

中脘穴、天枢穴、气海穴、梁门穴

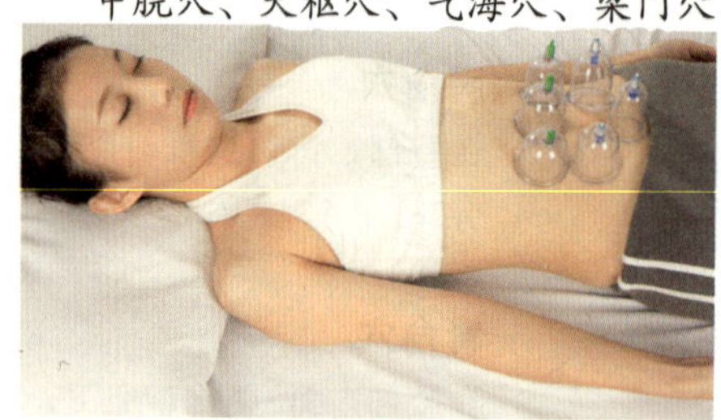

患者先取仰卧位，在中脘穴、天枢穴、气海穴、梁门穴采用留罐法，留罐10～15分钟。

梁门穴

在上腹部，脐中上方4寸，前正中线旁开2寸，左右各一穴。

中脘穴

在上腹部，前正中线上，脐中上方4寸。

天枢穴

在中腹部，脐中旁开2寸，左右各一穴。

气海穴

在下腹部，前正中线上，脐中下方1.5寸。

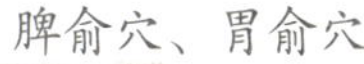

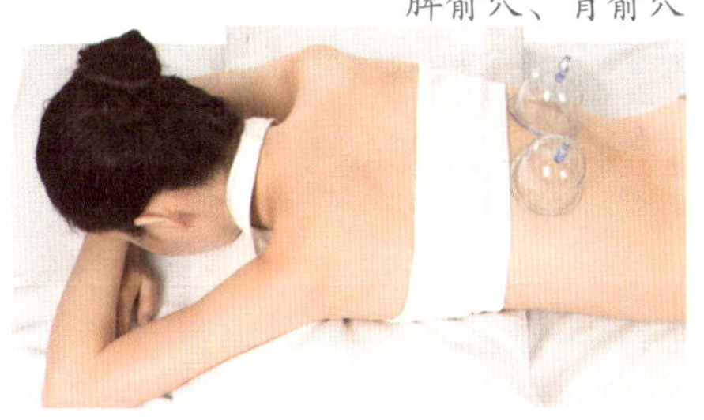

然后再取俯卧位，在脾俞穴、胃俞穴采用留罐法，留罐10～15分钟。2～3日1次，10次为1疗程。

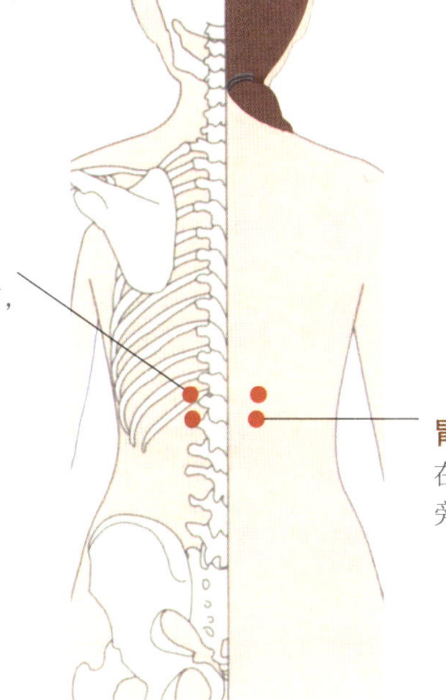

脾俞穴
在背部，第11胸椎棘突下，旁开1.5寸，左右各一穴。

胃俞穴
在背部，第12胸椎棘突下，旁开1.5寸，左右各一穴。

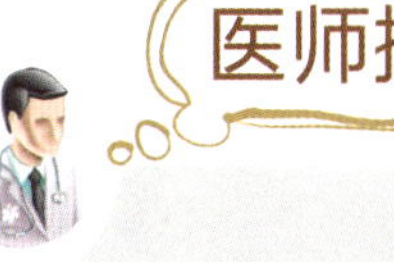

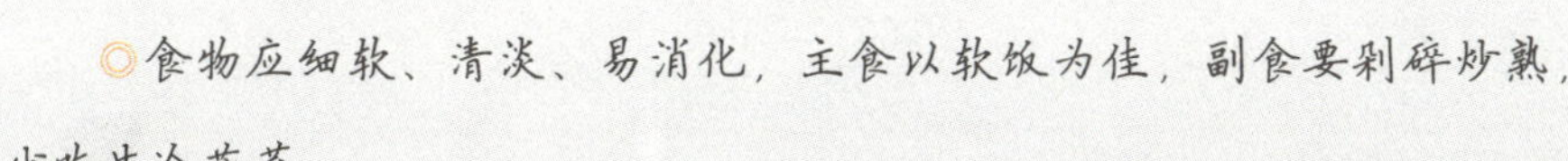

◎食物应细软、清淡、易消化，主食以软饭为佳，副食要剁碎炒熟，少吃生冷蔬菜。

◎膳食营养宜均衡，糖、脂肪、蛋白质三大营养物质比例应适宜。

◎避免刺激性强的食物如辣椒、姜、过量酒精、咖啡、可乐及浓茶。

◎每次用餐量宜少，但次数可以增加，每日4～6餐为合适。

面瘫

症状表现

面瘫又称面神经麻痹，主要表现为患侧面部表情肌瘫痪，额纹消失，鼻唇沟变浅，眼裂扩大，口角下垂，或伴有流泪，耳后疼痛等。

原因

中医认为本病是劳作过度，正气不足，脉络空虚，卫外不固，风寒或风热乘虚入中面部经络，致气血痹阻而发病。

方法：刺血拔罐法

翳风穴

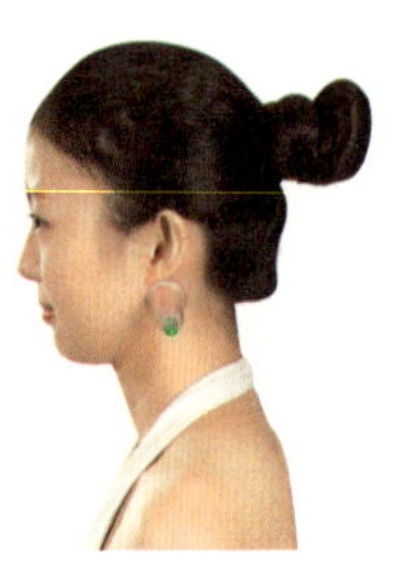

翳风穴

在耳垂后方，当乳突与下颌角之间的凹陷处，左右各一穴。

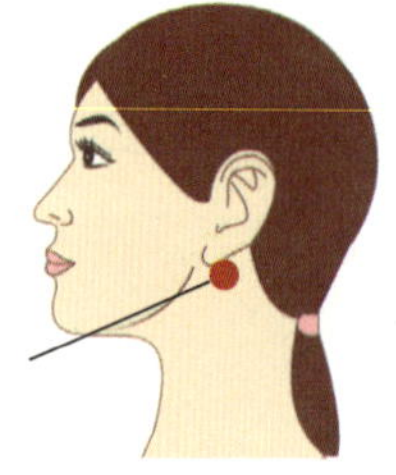

颊车穴

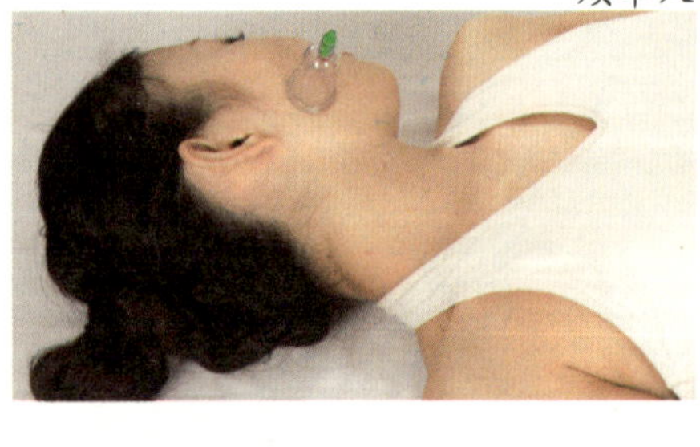

颊车穴

在面部，下颌角前上方约一横指（中指），当牙齿咬紧时，在咬肌隆起的最高点，按之凹陷处，左右各一穴。

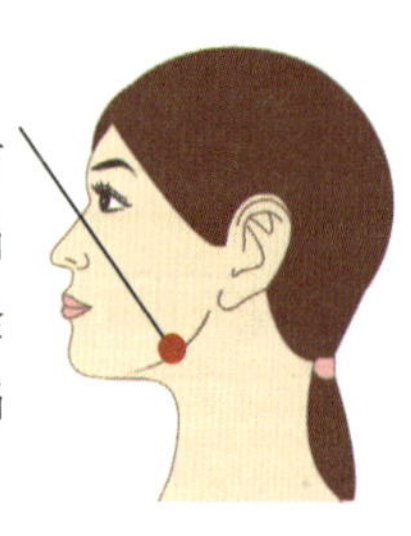

阳白穴

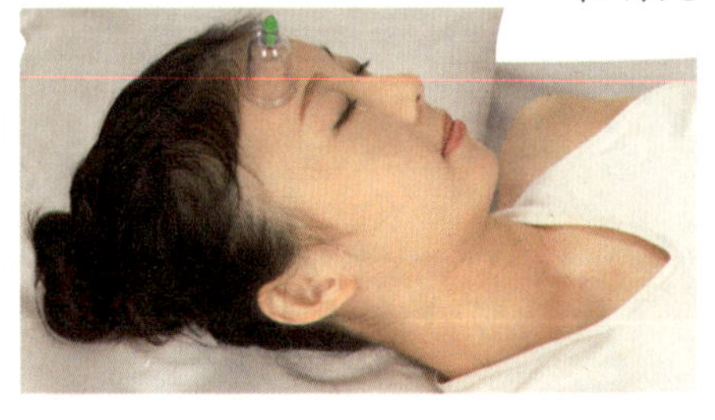

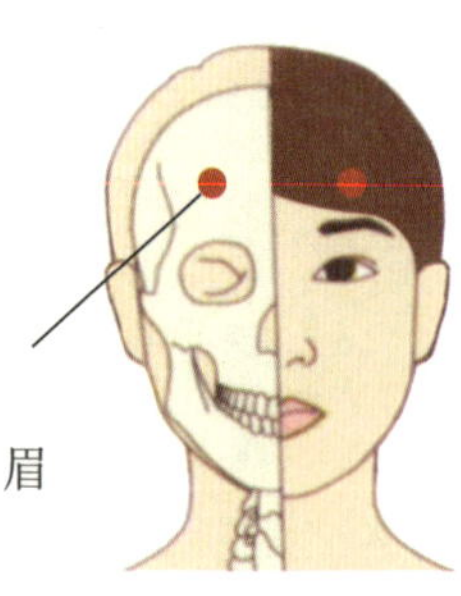

阳白穴

在前额，瞳孔直上，眉上1寸，左右各一穴。

四白穴

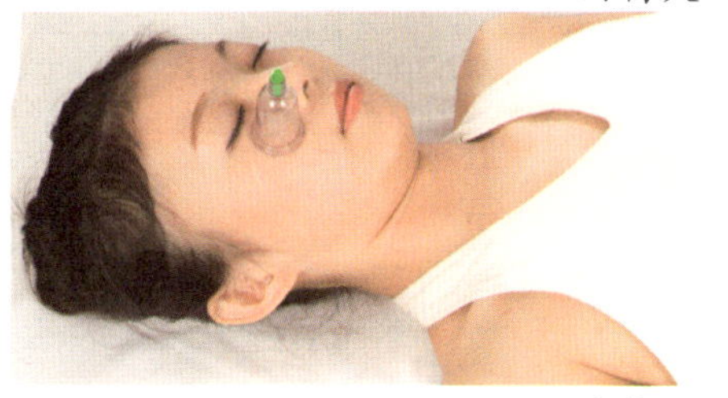

太阳穴

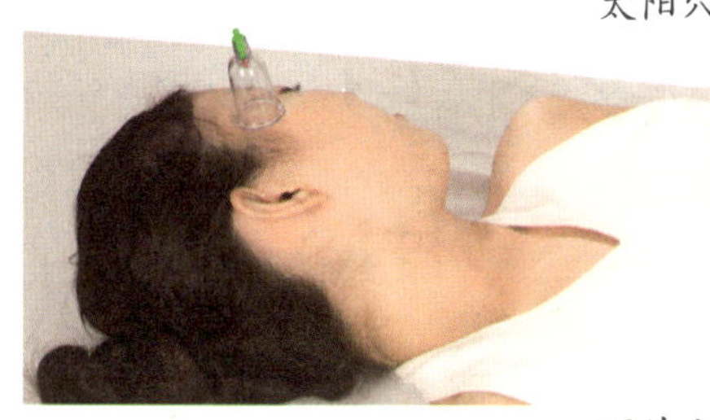

地仓穴

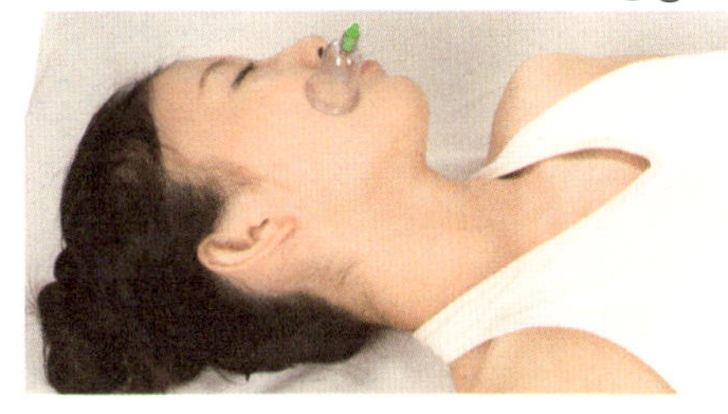

下关穴

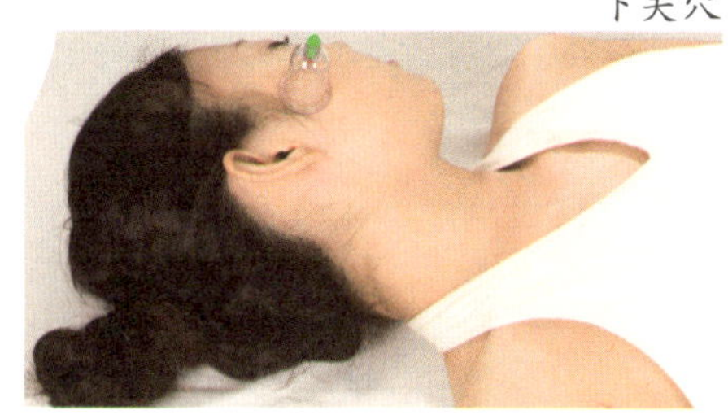

患者仰卧位，每次取上述2～3个穴位，局部常规消毒后，用三棱针点刺，留罐10～15分钟。每日1次，连续5次为1疗程。

下关穴

在面部耳前，闭口时，颧弓与下颌切迹所形成的凹陷中，左右各一穴（合口有空，张口即闭）。

地仓穴

在面部，口角旁开0.4寸处，上直对瞳孔，左右各一穴。

四白穴

在面部，双眼平视时，瞳孔正中央下约2厘米处，左右各一穴。

太阳穴

在前额两侧，双眼后方，眉梢与外眼角之间，向后约1横指的凹陷处，左右各一穴。

医师提示

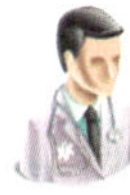

◎冬春交替季节，要注意不能疲劳过度，开空调以及坐汽车时切忌直接吹风。

◎夏季避免空调、电扇直吹身体，如果面部出现麻木等不适，要及早到医院诊治。

◎患病期间适当活动，加强身体锻炼，常听轻快音乐，同时保持情绪乐观和足够的睡眠时间。

◎多食新鲜蔬菜、粗粮，忌食生冷油腻及刺激性食物。

◎减少如电视、电脑、紫外线等光源刺激。

三叉神经痛

症状表现

面部疼痛突然发作，呈闪电样、刀割样、针刺样、火灼样剧烈疼痛，伴面部潮红、流泪、流涎、流涕、面部肌肉抽搐，持续数秒到数分钟。

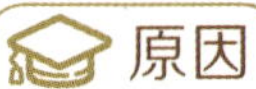

原因

中医认为本病多与外感风邪、情志不调、外伤等因素有关。

方法：刺血拔罐法

太阳穴

太阳穴
在前额两侧，双眼后方，眉梢与外眼角之间，向后约1横指的凹陷处，左右各一穴。

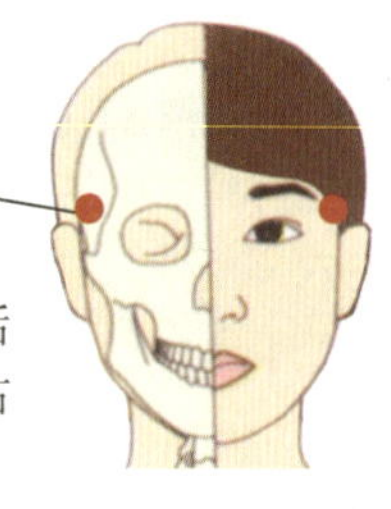

四白穴

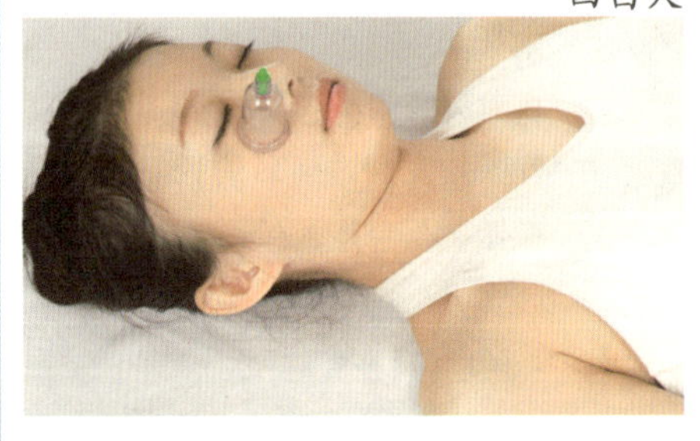

四白穴
在面部，双眼平视时，瞳孔正中央下约2厘米处，左右各一穴。

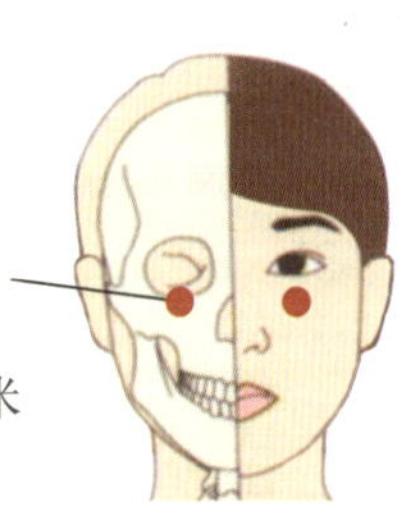

下关穴

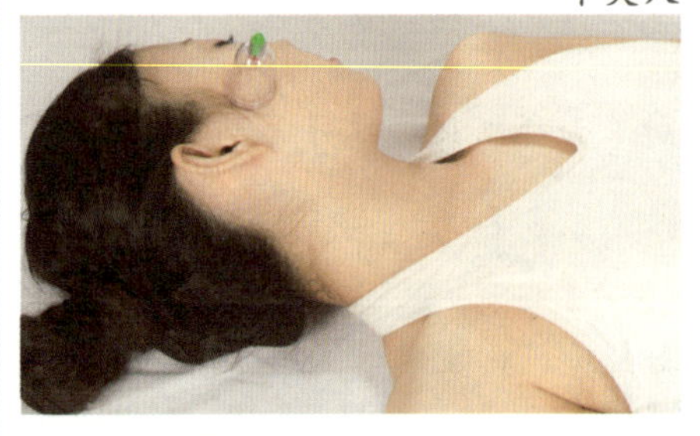

下关穴
在面部耳前，闭口时，颧弓与下颌切迹所形成的凹陷中，左右各一穴（合口有空，张口即闭）。

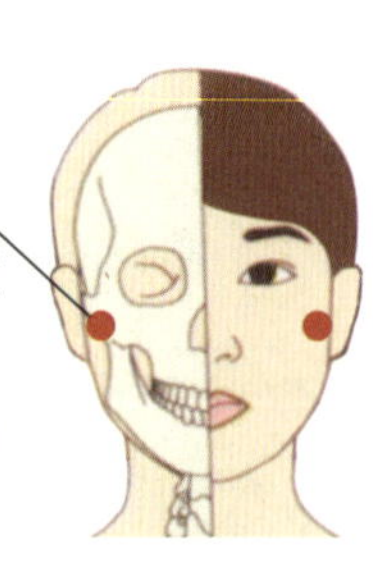

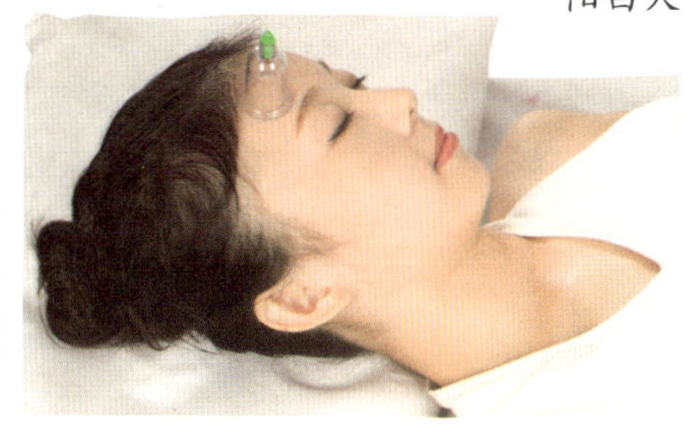

阳白穴

在前额，瞳孔直上，眉上1寸，左右各一穴。

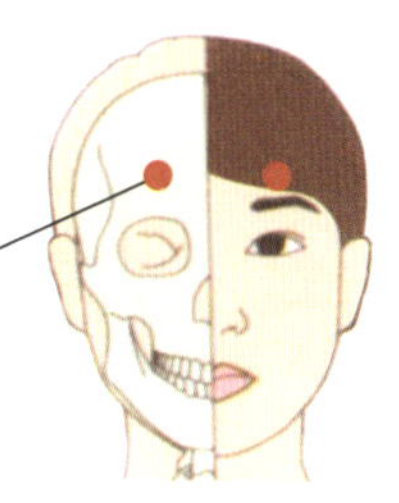

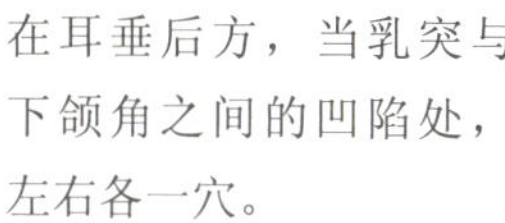

翳风穴

在耳垂后方，当乳突与下颌角之间的凹陷处，左右各一穴。

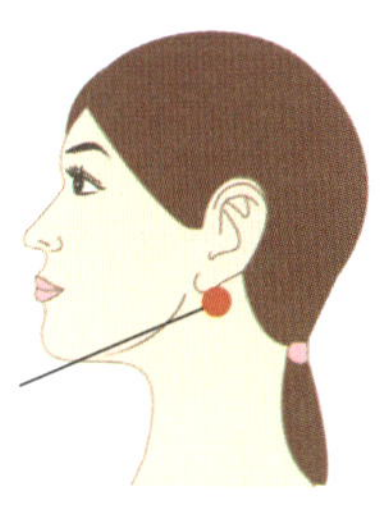

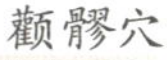

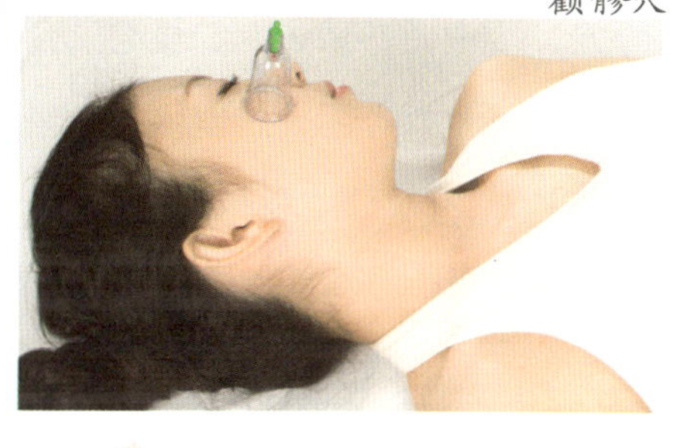

颧髎穴

在面部，当目外眦直下，颧骨下缘凹陷处，左右各一穴。

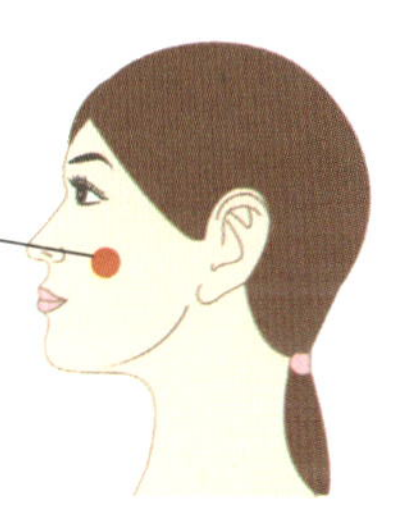

患者仰卧位，每次取上述2～3个穴位，局部常规消毒后，用三棱针点刺，留罐10～15分钟。每日1次，连续5次为1疗程。

医师提示

◎饮食要有规律，选择质软、易嚼食物，油炸、过酸、过甜等食物要避免食用。

◎吃饭、漱口、说话、刷牙、洗脸等动作要轻柔，以免引发疼痛。

◎保持情绪稳定，不宜激动，常听柔和音乐，保持心情平和，保持充足睡眠。

◎室内环境应保持安静、整洁、空气流通。

坐骨神经痛

症状表现

疼痛往往先从一侧腰或臀部开始，继而出现放射性下肢疼痛，沿坐骨神经，自腰部或臀部经大腿后部、腘窝、小腿后外侧向足跟或足背放射。疼痛呈烧灼样或刀割样，呈持续性或阵发性加剧。

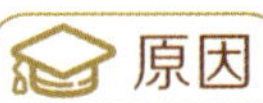

原因

中医认为本病多因外感风寒湿，或不慎伤及经脉所致。

方法一：留罐法

肾俞穴、膈俞穴、关元俞穴、委中穴、承山穴

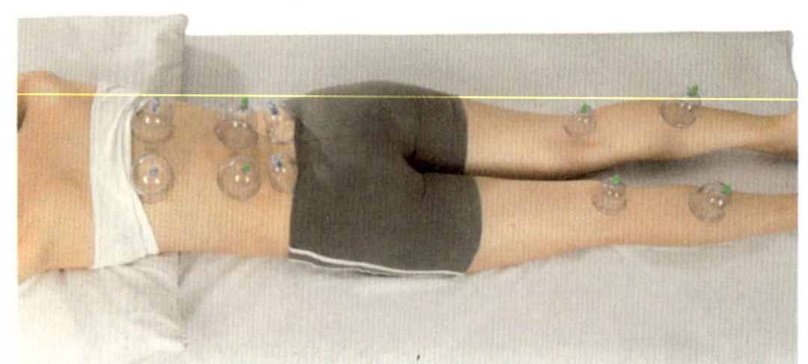

用闪火法将中等大小的罐吸拔在肾俞穴、膈俞穴、关元俞穴、环跳穴、秩边穴、委中穴、承山穴、昆仑穴、风市穴、阳陵泉穴，留罐10～15分钟。每日1次，10次1疗程。

膈俞穴

在背部，第7胸椎棘突下，旁开1.5寸，左右各一穴。

肾俞穴

在腰部，第2腰椎棘突下，旁开1.5寸，左右各一穴。

委中穴

在腿部，膝关节后侧腘窝横纹中点，当股二头肌腱与半腱肌肌腱的中间，左右各一穴。

关元俞穴

在腰部，第5腰椎棘突下，旁开1.5寸，左右各一穴。

承山穴

在小腿后侧正中，当伸直小腿或足跟上提时，腓肠肌肌腹下出现尖角凹陷处，左右各一穴。

风市穴

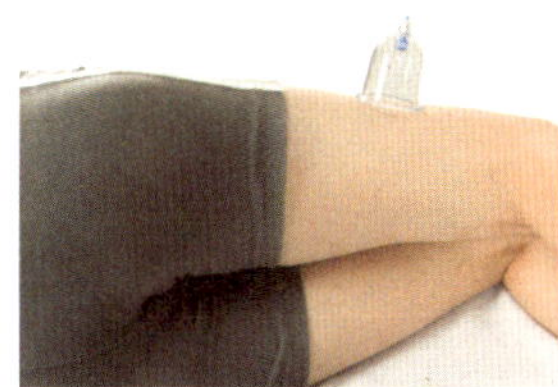

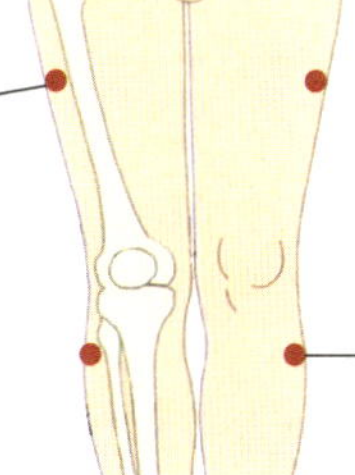

风市穴

在大腿外侧的中线上，腘横纹上7寸处。或直立垂手时，中指尖处，左右各一穴。

阳陵泉穴

在小腿外侧，屈膝，腓骨头前下方凹陷处，左右各一穴。

阳陵泉穴

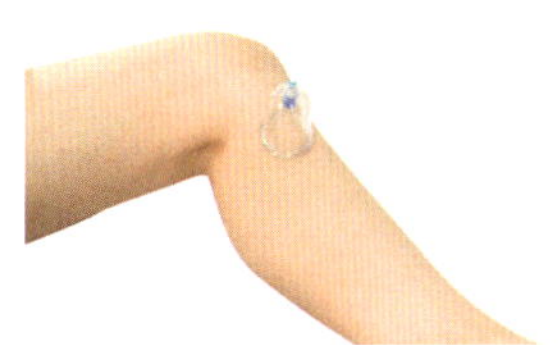

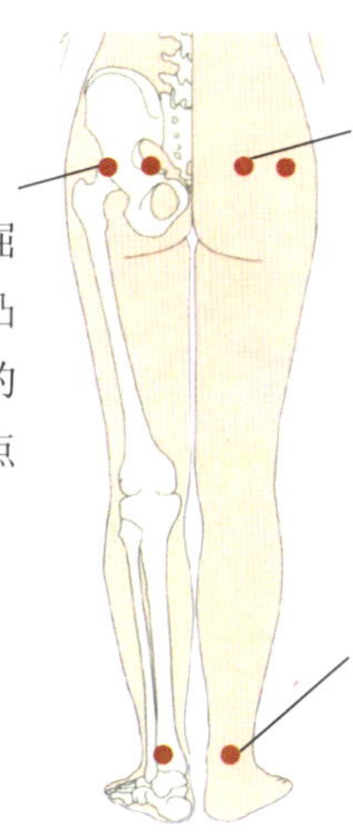

秩边穴

在臀部，平第4骶后孔，骶正中嵴旁开3寸，左右各一穴。

环跳穴

在臀部外侧，侧卧屈股，股骨大转子最凸点与骶管裂孔连线的外1/3与中1/3交点处，左右各一穴。

昆仑穴

昆仑穴

在足外踝后方，外踝尖与跟腱之间的凹陷处，左右各一穴。

方法二：刺血拔罐法

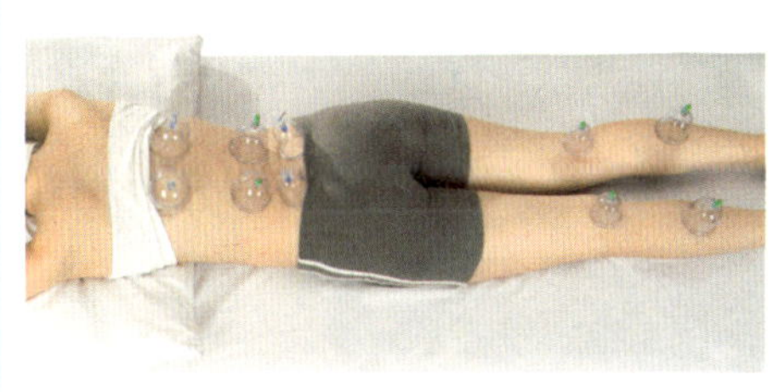

在第2到第5夹脊穴、委中穴采用刺血拔罐法。先用三棱针点刺出血，然后将火罐吸拔在点刺部位，留罐10～15分钟。隔日1次，5次为1疗程。

医师提示

- 注意锻炼身体，运动后要注意保护腰部和患肢，内衣汗湿后要及时更换。
- 饮食有节，起居有常，戒烟限酒，增强体质。
- 在急性疼痛期，不宜推举重物。
- 疼痛期应积极卧床休息。
- 在确诊疼痛原因前，不应乱服止痛药。

神经衰弱

》症状表现

神经衰弱是指大脑由于长期的情绪紧张和精神压力，从而产生精神活动能力的减弱。主要表现为精神易兴奋和脑力易疲劳、睡眠障碍、记忆力减退、头痛等，伴有各种躯体不适症状，病程迁延，症状时轻时重，病情波动常与心理因素有关。

原因

本病属中医“不寐”“眩晕”“惊悸”等范畴。多因思虑过度，暗耗阴血，致心神失养；或房劳伤肾，或脾胃不和，或恼怒伤肝所致。

》方法：走罐法结合留罐法

肾俞穴、膈俞穴、关元俞穴、委中穴、承山穴

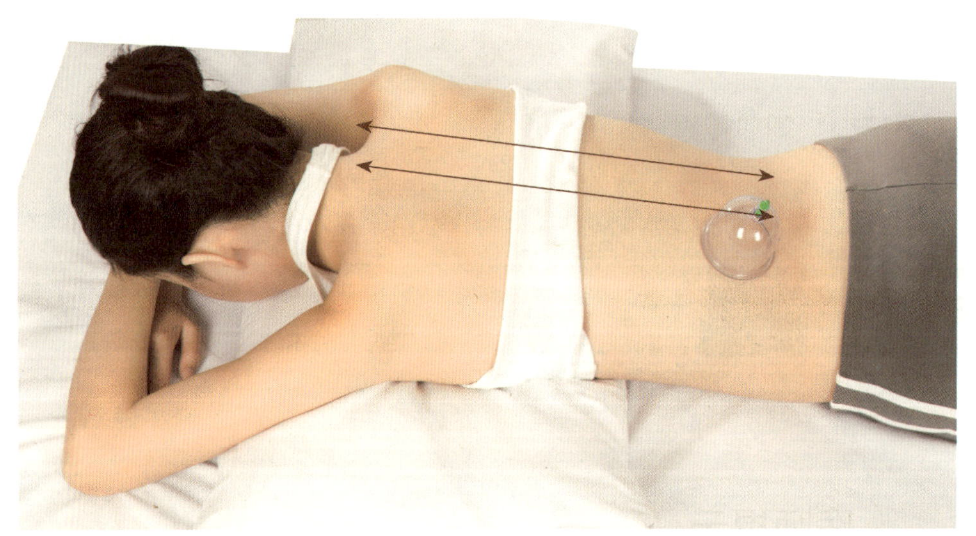

沿背部足太阳膀胱经内侧循行线行走罐法。

心俞穴、肝俞穴、脾俞穴、肾俞穴

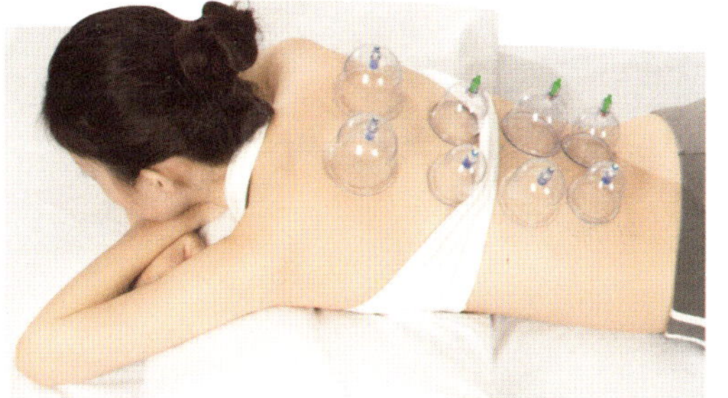

并在心俞穴、肝俞穴、脾俞穴、肾俞穴采用留罐法，留罐10～15分钟。每周2～3次，10次为1疗程。

心俞穴

在背部，第5胸椎棘突下，旁开1.5寸，左右各一穴。

肝俞穴

在背部，第9胸椎棘突下，旁开1.5寸，左右各一穴。

脾俞穴

在背部，第11胸椎棘突下，旁开1.5寸，左右各一穴。

肾俞穴

在腰部，第2腰椎棘突下，旁开1.5寸，左右各一穴。

医师提示

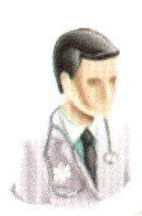

- ◎调整饮食，多食红枣、核桃、葡萄等，忌烟酒、浓茶、咖啡。
- ◎改善睡眠，营造良好的睡眠环境。
- ◎避免长期紧张而繁重的工作，注意劳逸结合。

消化不良

症状表现

消化不良的症状主要有上腹痛、上腹胀、早饱、嗳气、食欲不振、恶心、呕吐等。

原因

中医认为本病主要因为脾胃功能失调所致，见于先天禀赋不足，久病失养，忧思恼怒等原因。

方法：留罐法

中脘穴、天枢穴、梁门穴

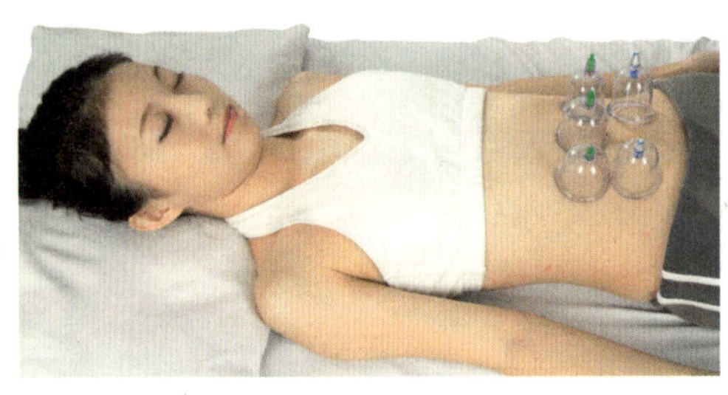

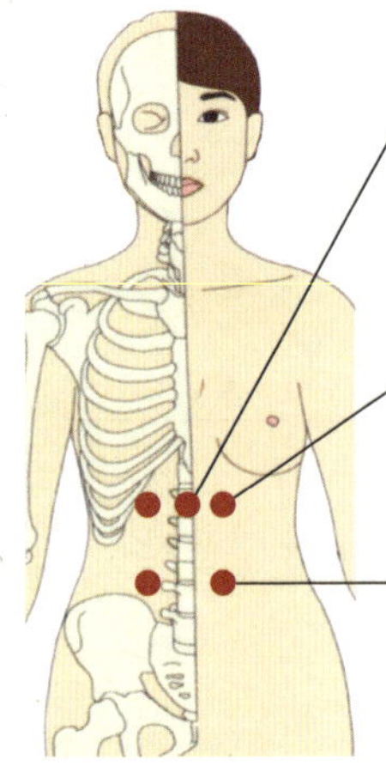

中脘穴

在上腹部，前正中线上，脐中上方4寸。

梁门穴

在上腹部，脐中上方4寸，前正中线旁开2寸，左右各一穴。

天枢穴

在中腹部，脐中旁开2寸，左右各一穴。

足三里穴

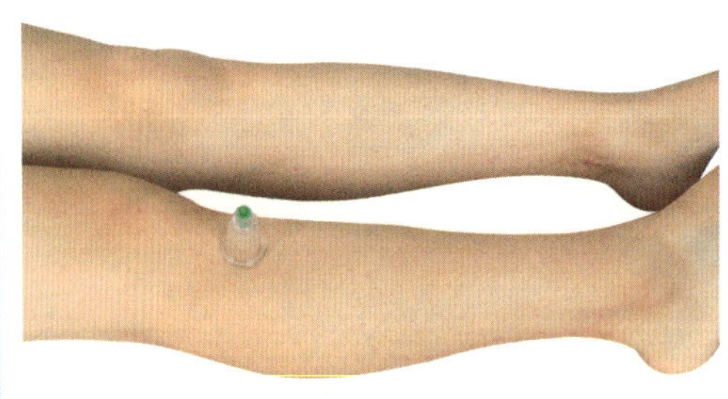

足三里穴

在小腿前外侧，外膝眼（犊鼻穴）下3寸，胫骨前缘外侧约一横指处，左右各一穴。

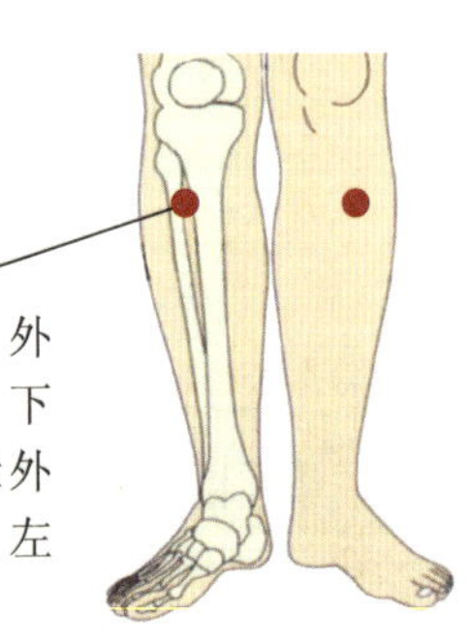

患者先取仰卧位，在中脘穴、天枢穴、梁门穴、足三里穴采用留罐法，留罐10～15分钟。

肝俞穴、脾俞穴、胃俞穴

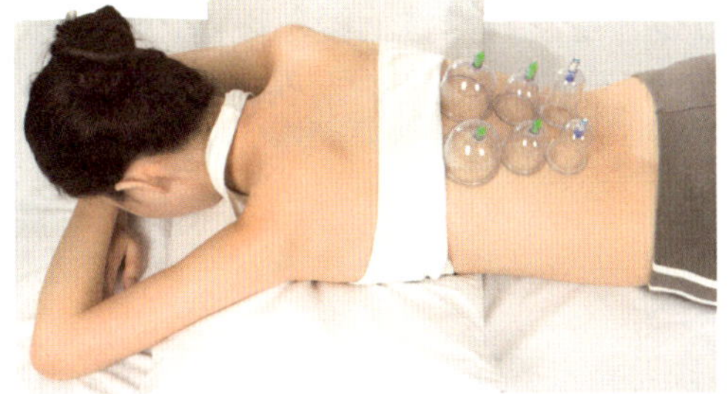

然后再取俯卧位，在肝俞穴、脾俞穴、胃俞穴采用留罐法，留罐10～15分钟。2～3日1次，10次为1疗程。

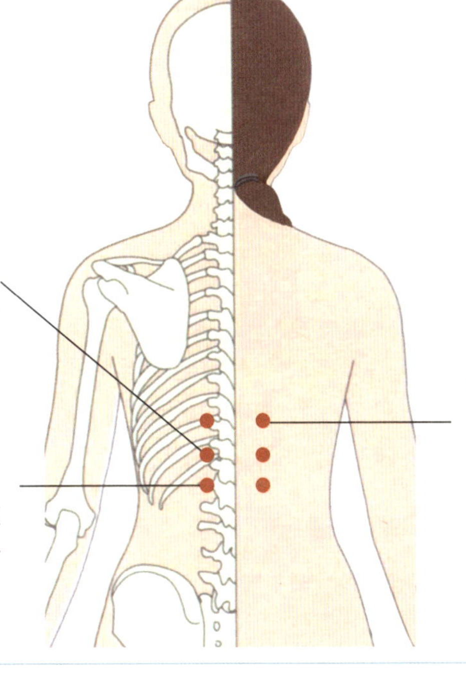

脾俞穴

在背部，第11胸椎棘突下，旁开1.5寸，左右各一穴。

胃俞穴

在背部，第12胸椎棘突下，旁开1.5寸，左右各一穴。

肝俞穴

在背部，第9胸椎棘突下，旁开1.5寸，左右各一穴。

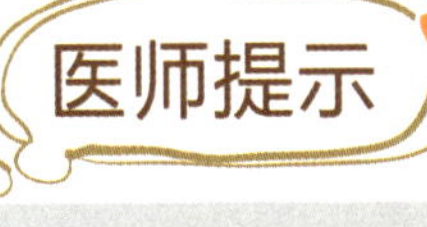

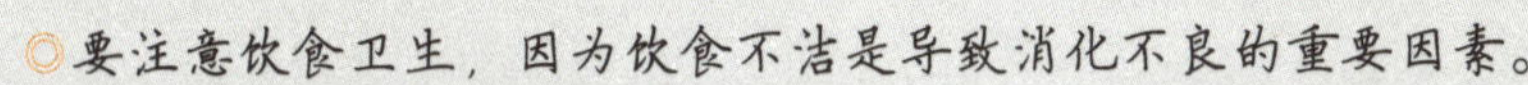

◎要注意饮食卫生，因为饮食不洁是导致消化不良的重要因素。

◎功能性消化不良患者每餐应食八九成饱，以减轻胃的负担。

◎饮食时注意细嚼慢咽，以减轻胃肠负担。

◎减轻精神压力，适当体育锻炼。

胆囊炎

症状表现

本病主要表现为反复发作性上腹部疼痛，腹痛多发生于右上腹或中上腹部，每因情志不畅或进食油腻食物后症状加重。

原因

本病属于中医“胁痛、痞满”范畴，多因情志不舒，过量饮酒、饮食不节、多食油腻而致肝气郁结，脾失健运，胃失和降，胆失疏泄而发病。

方法：留罐法

中脘穴、日月穴

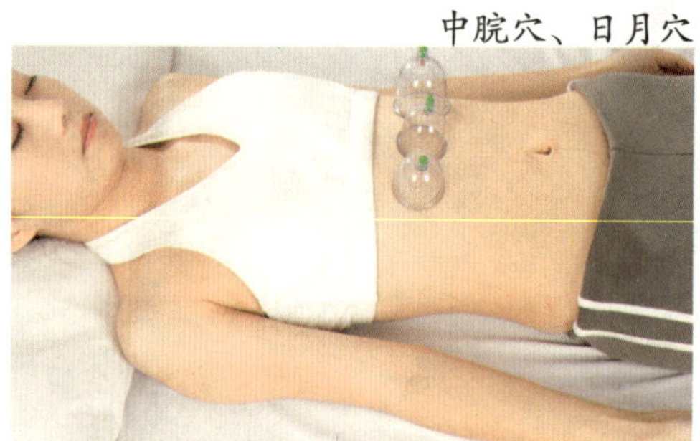

阳陵泉穴

患者先取仰卧位，在中脘穴、日月穴、阳陵泉穴采用留罐法，留罐10～15分钟。

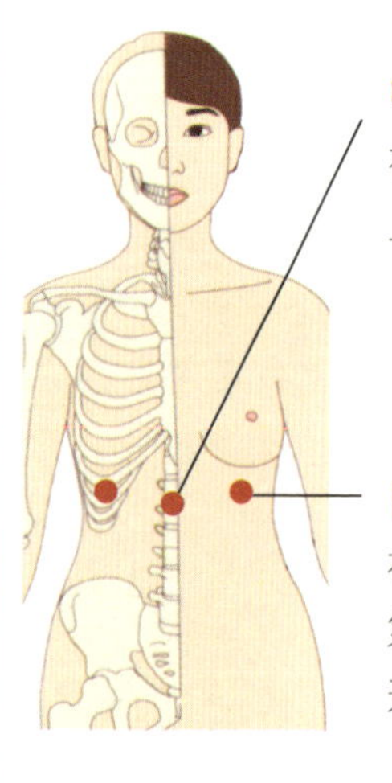

中脘穴

在上腹部，前正中线上，脐中上方4寸。

日月穴

在上腹部，乳头直下，第7肋间隙，前正中线旁开4寸，左右各一穴。

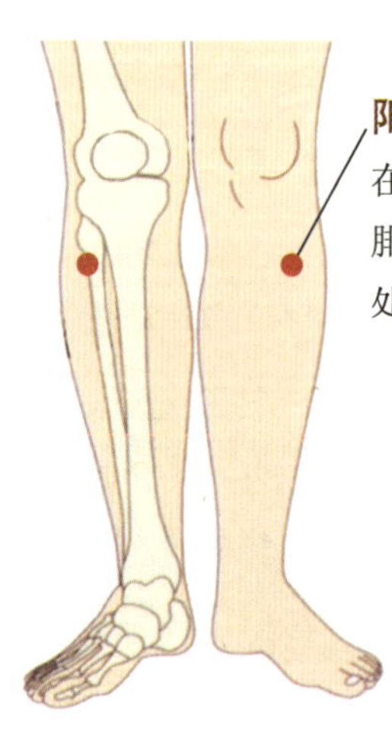

阳陵泉穴

在小腿外侧，屈膝，腓骨头前下方凹陷处，左右各一穴。

肝俞穴、胆俞穴

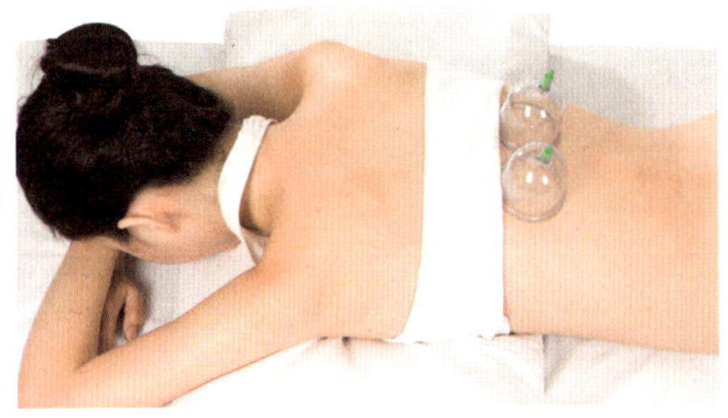

然后再取俯卧位，在肝俞穴、胆俞穴采用留罐法，留罐10～15分钟。2～3日1次，10次为1疗程。

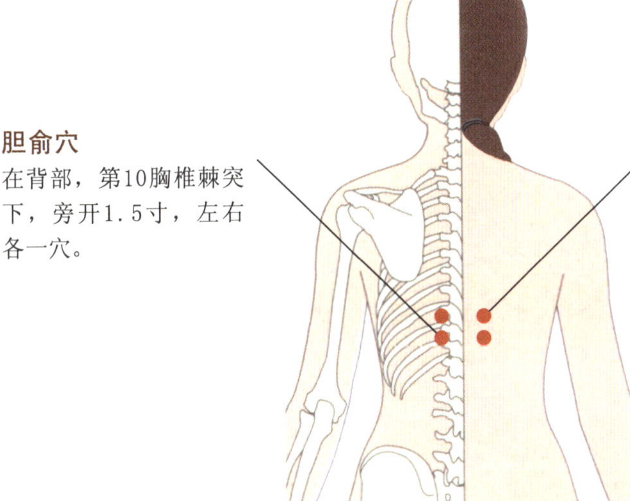

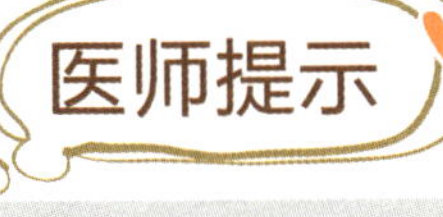

医师提示

◎积极预防和治疗细菌感染及并发症，注意饮食卫生，防止胆道寄生虫病的发生，并积极治疗肠蛔虫症。

◎生活起居有节制，注意劳逸结合、寒温适宜，保持乐观情绪及大便通畅。

◎经常保持左侧卧位，有利于胆汁排泄。

◎应选用低脂肪餐，以减少胆汁分泌，减轻胆囊负担。

胸胁痛

》症状表现

胸胁痛是指以一侧或两侧胁肋部疼痛为主要表现的病证，是临床上比较常见的一种自觉症状。

原因

中医认为，肝乃将军之官，性喜条达，主调畅气机。若因情志所伤，或暴怒伤肝，或抑郁忧思，常可使肝失条达，疏泄不利，气阻络痹，而发为肝郁胁痛。

》方法：留罐法

患者取坐位，在肝俞穴、膈俞穴、三阴交穴、阳陵泉穴、期门穴采用闪火法拔罐，并留罐10～15分钟。每日1次，10次为1疗程。

肝俞穴、膈俞穴

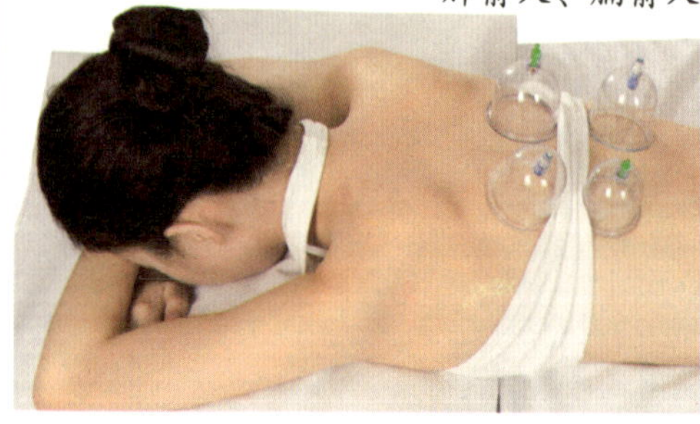

肝俞穴

在背部，第9胸椎棘突下，旁开1.5寸，左右各一穴。

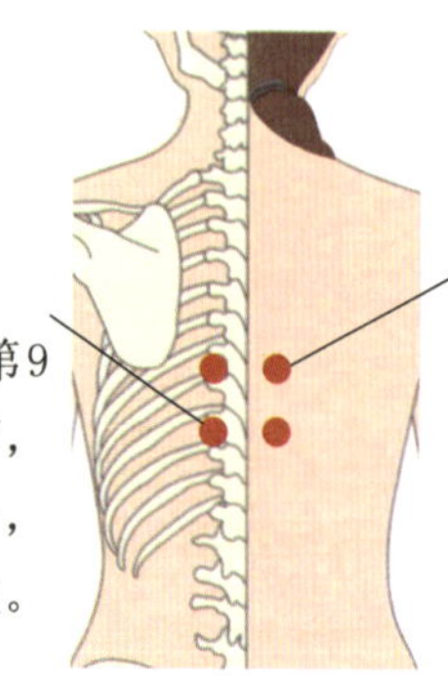

膈俞穴

在背部，第7胸椎棘突下，旁开1.5寸，左右各一穴。

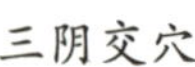

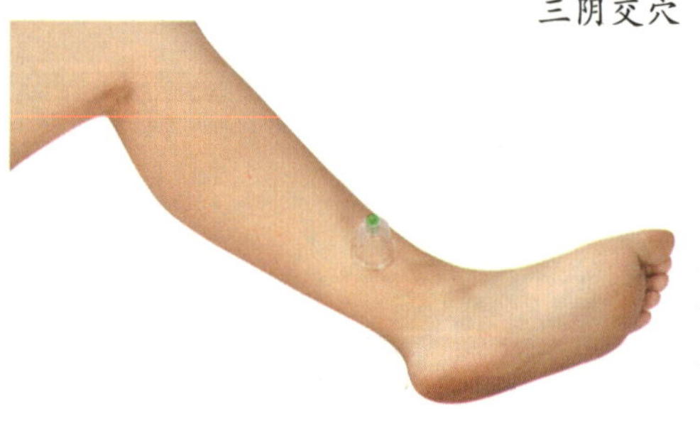

三阴交穴

在小腿内侧，足内踝尖直上3寸，胫骨内侧后缘，左右各一穴。

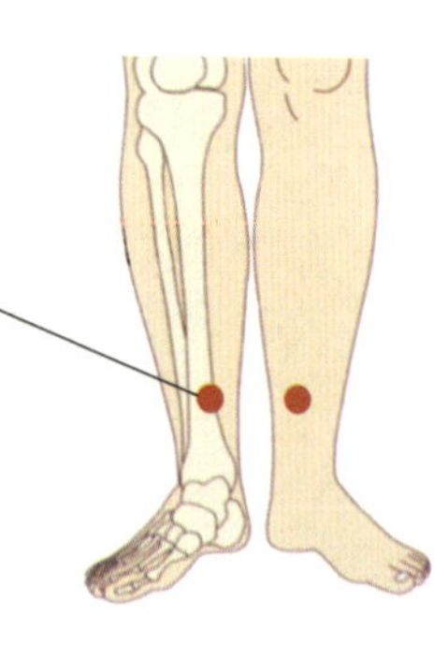

阳陵泉穴

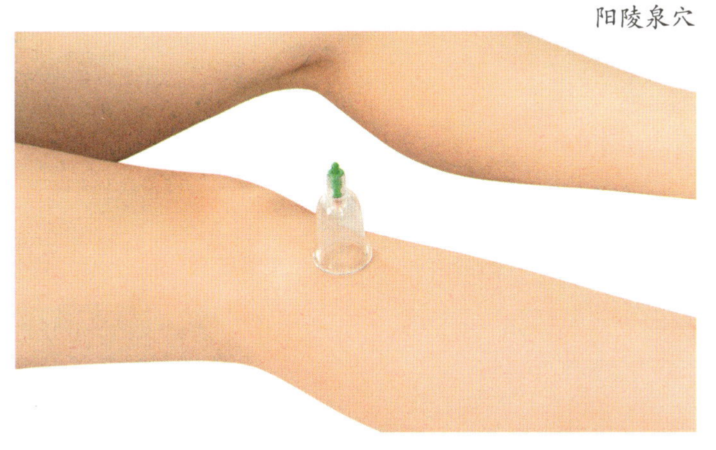

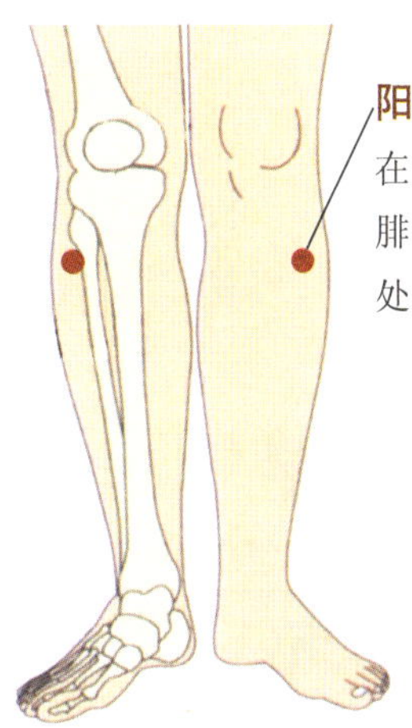

阳陵泉穴

在小腿外侧，屈膝，腓骨头前下方凹陷处，左右各一穴。

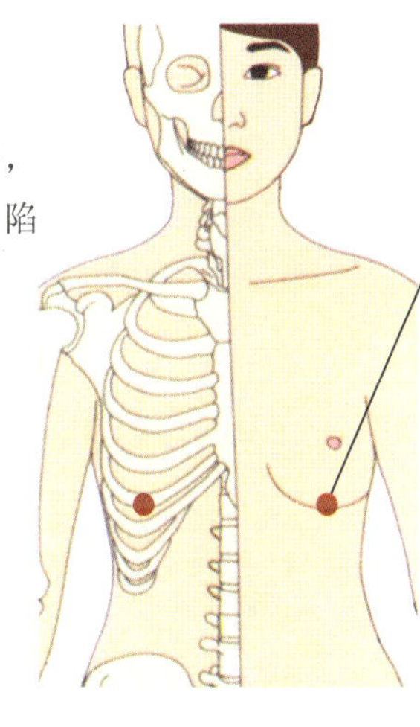

期门穴

在胸部，乳头直下，第6肋间隙，即前正中线旁开4寸，左右各一穴。

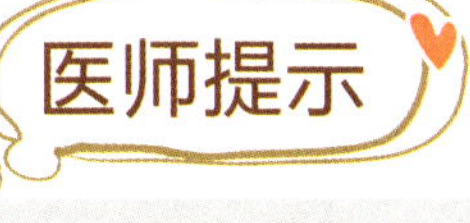

医师提示

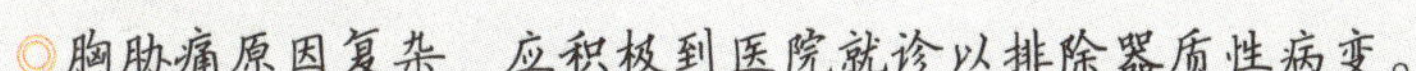

◎胸胁痛原因复杂，应积极到医院就诊以排除器质性病变。

◎饮食要清淡，忌食肥甘厚味。

◎保持心情舒畅，切忌恼怒。

慢性肾炎

症状表现

慢性肾炎多表现为轻度至中度的水肿、高血压和肾功能损害。尿蛋白（+）~（+++），镜下血尿和管型尿等。属于中医的“水肿”范畴。

原因

中医认为本病发生原因有风邪袭表、疮毒内犯、外感水湿、饮食不节及禀赋不足、久病劳倦等。

方法：留罐法

患者先取俯卧位、再取仰卧位，在志室穴、胃仓穴、京门穴、大横穴采用闪火留罐法，留罐10分钟。每日1次。10次为1疗程。

志室穴、胃仓穴

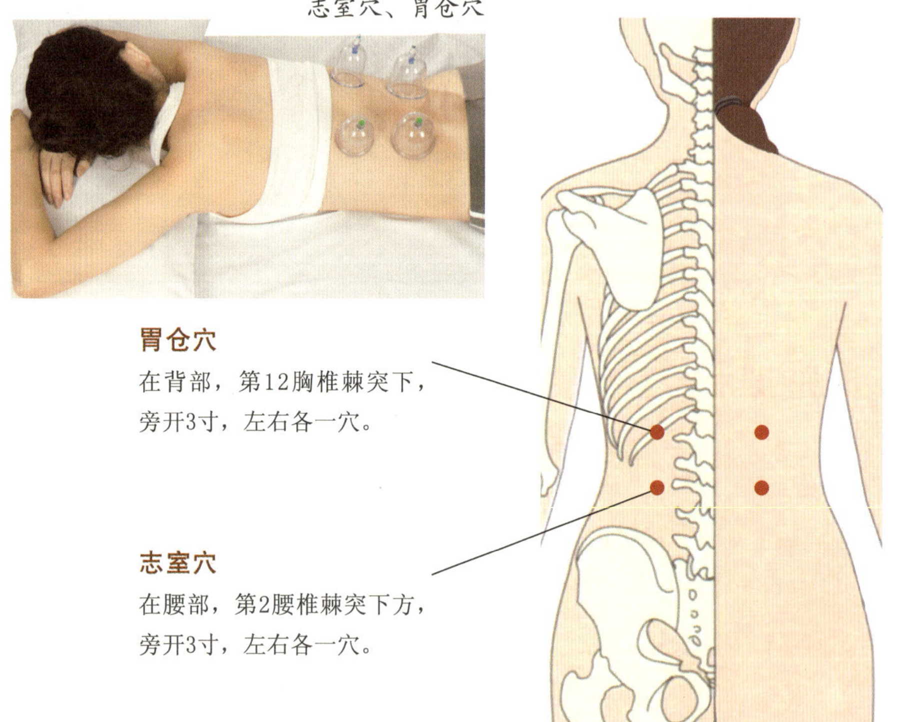

胃仓穴

在背部，第12胸椎棘突下，旁开3寸，左右各一穴。

志室穴

在腰部，第2腰椎棘突下方，旁开3寸，左右各一穴。

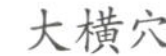

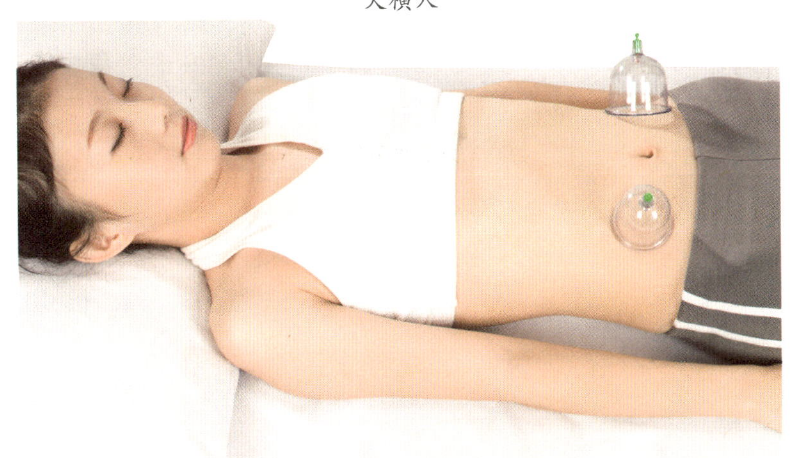

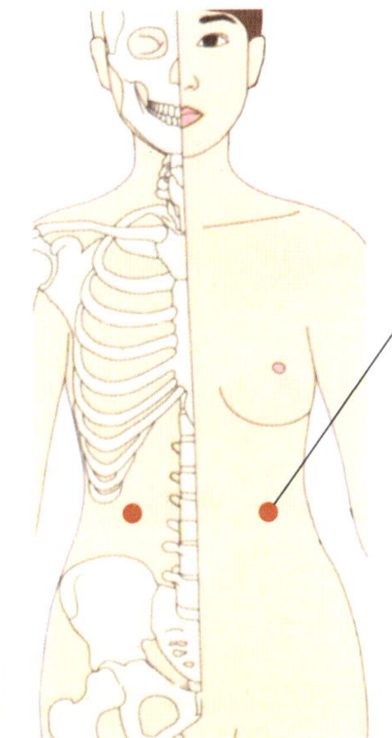

大横穴

在中腹部，脐中旁开4寸，左右各一穴。

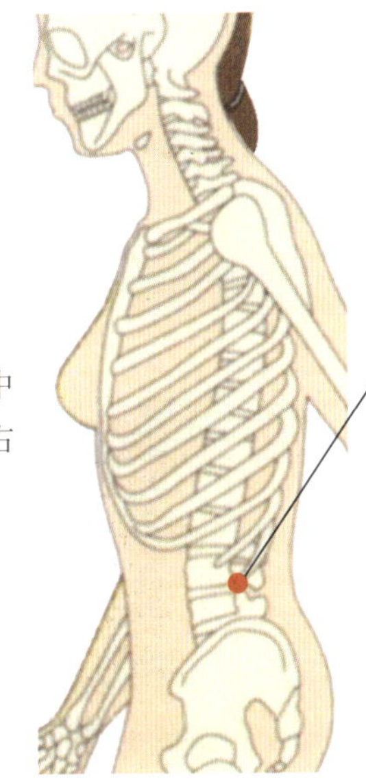

京门穴

在侧腰部，章门后1.8寸，当第12肋骨游离端的下方，左右各一穴。

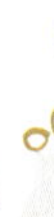

医师提示

◎避免过度劳累及精神压力大。

◎谨防细菌或病毒感染。

◎注意饮食营养：慢性肾炎患者要避免高蛋白饮食，注意食品安全，多吃新鲜的瓜果和天然食品。饮食以品种多样、搭配合理、清淡可口为原则。

肥胖症

症状表现

肥胖症表现为脂肪分布均匀，面肥颈壅，项厚背宽，腹大腰粗，臀丰腿圆。轻度肥胖者多无明显症状；中重度肥胖者常怕热多汗，易感疲乏，呼吸短促，头晕心悸等。

原因

中医认为本病的发生总因多吃、贪睡、少动，与肺、脾、肾等诸多脏腑功能失调有关。

方法：留罐法

患者取仰卧位，在天枢穴、中脘穴、气海穴、关元穴、梁丘穴、足三里穴、丰隆穴、三阴交穴、公孙穴采用留罐法，留罐10～15分钟。隔日1次，10次为1疗程。

天枢穴、中脘穴、气海穴、关元穴

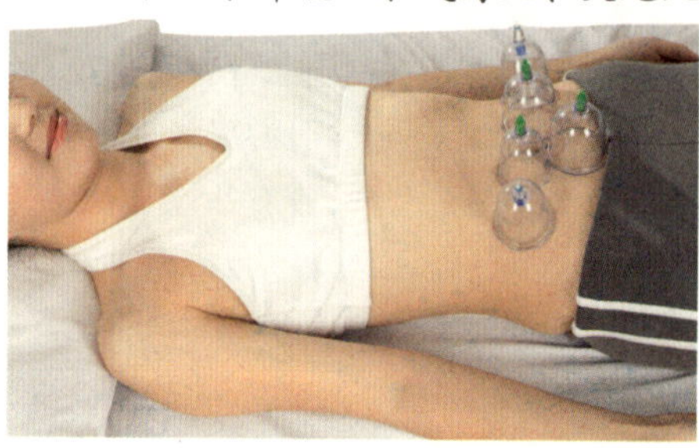

梁丘穴

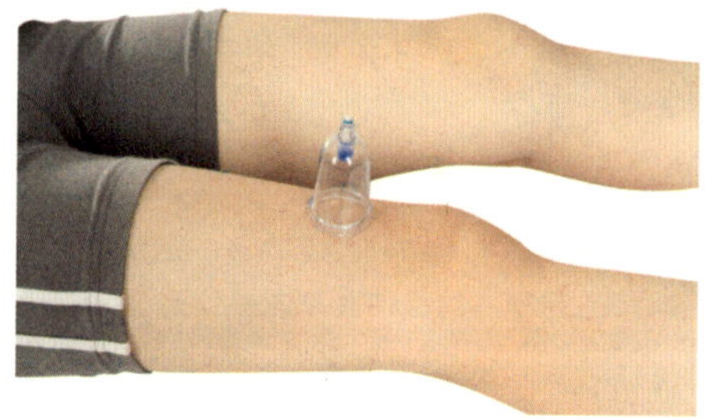

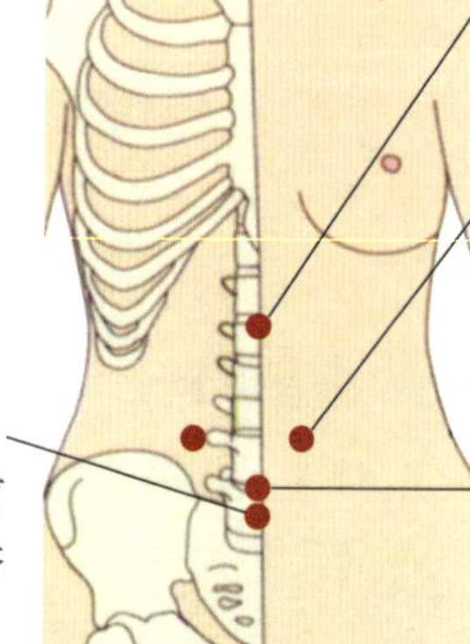

中脘穴
在上腹部，前正中线上，脐中上方4寸。

天枢穴
在中腹部，脐中旁开2寸，左右各一穴。

气海穴
在下腹部，前正中线上，脐中下方1.5寸。

关元穴
在下腹部，前正中线上，脐中下方3寸。

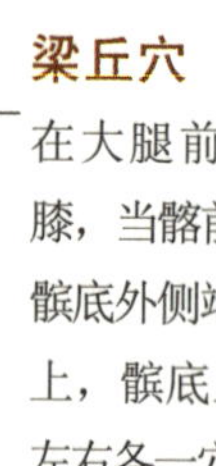

梁丘穴
在大腿前侧，屈膝，当髂前上棘与髌底外侧端的连线上，髌底上2寸，左右各一穴。

足三里穴

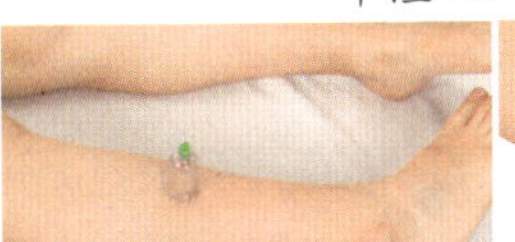

丰隆穴

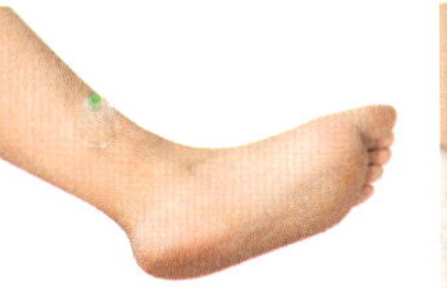

三阴交穴

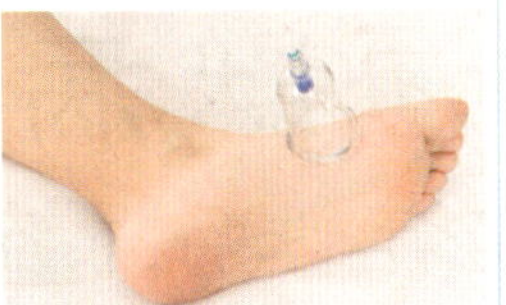

公孙穴

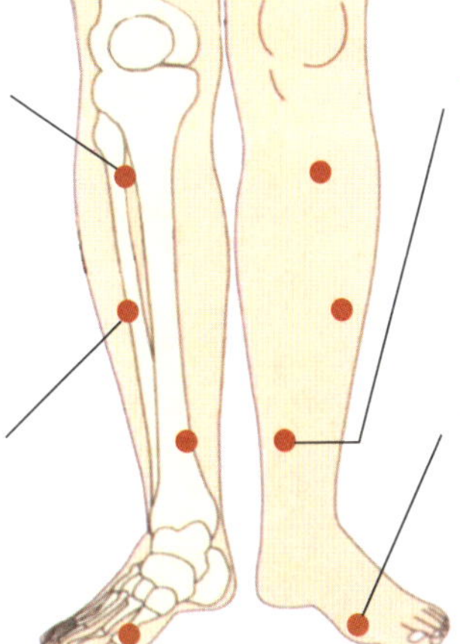

足三里穴

在小腿前外侧，外膝眼（犊鼻穴）下3寸，胫骨前缘外侧约一横指处，左右各一穴。

丰隆穴

在小腿前外侧，外踝尖上8寸，条口穴外1寸，距胫骨前缘二横指处，左右各一穴。

三阴交穴

在小腿内侧，足内踝尖直上3寸，胫骨内侧后缘，左右各一穴。

公孙穴

在足内侧缘，当第1跖骨基底部的前下方，左右各一穴。

后期加阴陵泉穴采用留罐法，留罐10～15分钟。

阴陵泉穴

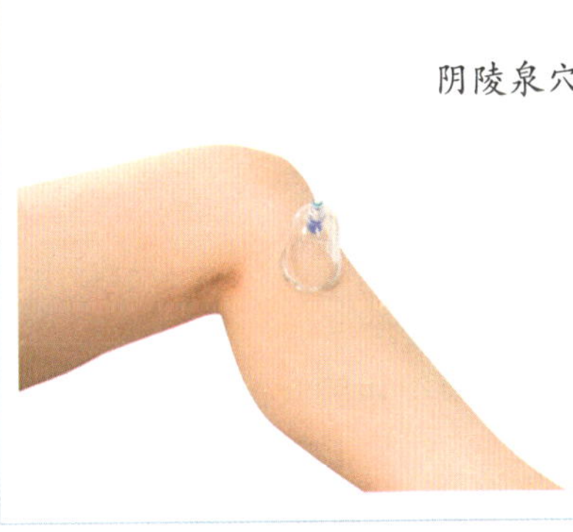

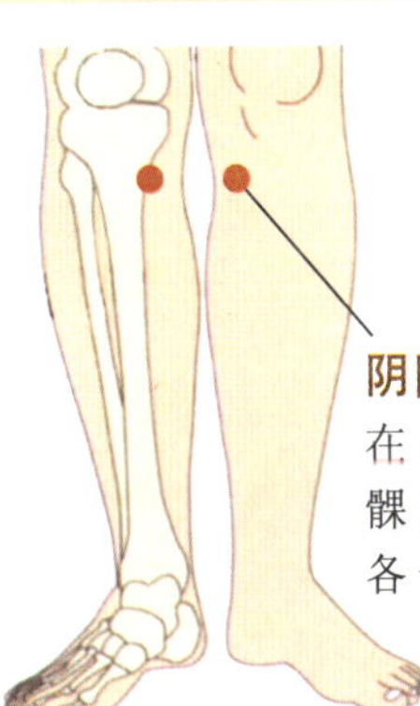

阴陵泉穴

在小腿内侧，胫骨内侧髁后下方凹陷处，左右各一穴。

医师提示

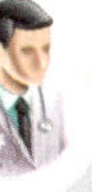

◎充分认识肥胖对人体的危害，注意控制体重。

◎饮食要做到定时定量，少甜食厚味、多素食、少零食。

◎坚持体育运动：平时要加强体育锻炼，多运动，以增加热量的消耗。

◎养成良好的生活规律，合理安排作息时间。

阿尔茨海默病（老年性痴呆症）

症状表现

老年性痴呆症是指记忆力，解决日常生活问题的能力，已习得的技能，正确的社交技能和控制情绪反应能力的障碍，最终导致精神功能衰退的一组后天获得的综合征。

原因

中医认为本病的主要原因是肝肾亏虚、气血不足、经脉失养、髓海不充。

方法：留罐法

中脘穴、天枢穴、气海穴

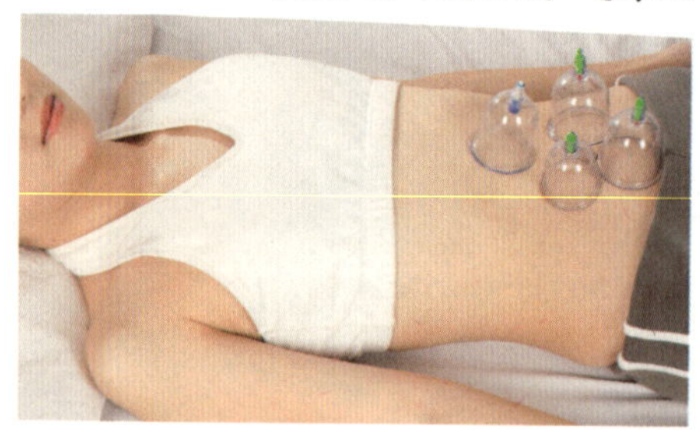

患者先取仰卧位，在中脘穴、天枢穴、气海穴采用留罐法，留罐10～15分钟。

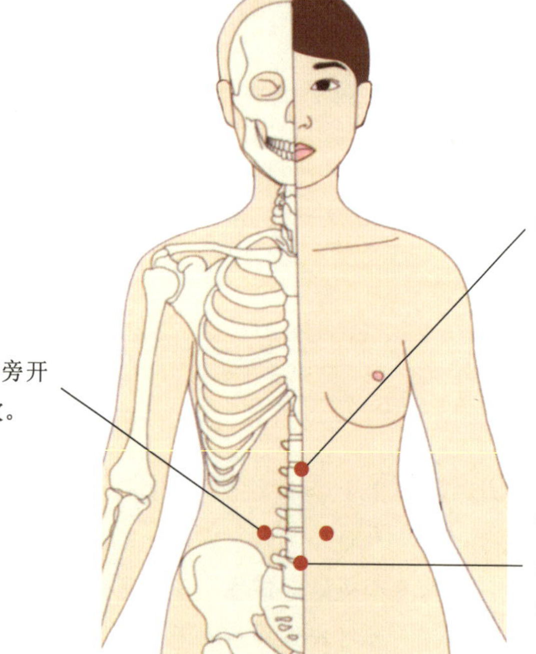

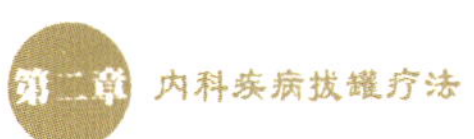

大椎穴、心俞穴、脾俞穴、肾俞穴

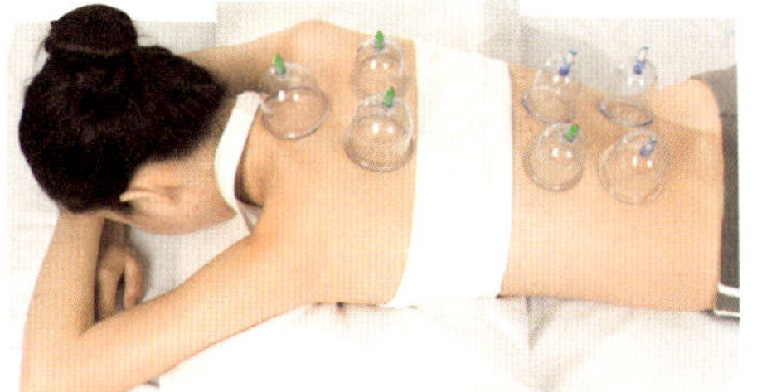

然后再取俯卧位，在大椎穴、心俞穴、脾俞穴、肾俞穴采用留罐法，留罐10～15分钟。2～3日1次，10次为1疗程。

大椎穴
在颈项部，第7颈椎棘突下凹陷中。

心俞穴
在背部，第5胸椎棘突下，旁开1.5寸，左右各一穴。

肾俞穴
在腰部，第2腰椎棘突下，旁开1.5寸，左右各一穴。

脾俞穴
在背部，第11胸椎棘突下，旁开1.5寸，左右各一穴。

医师提示

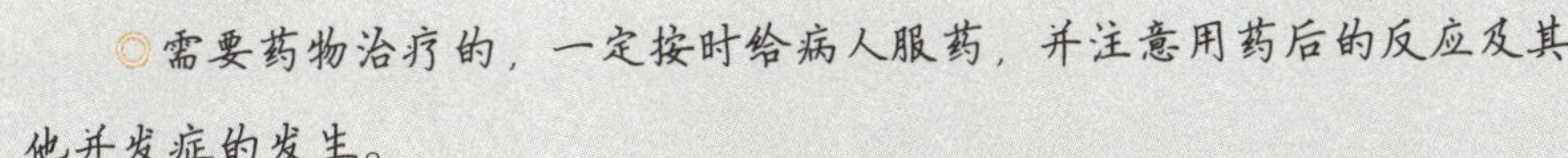

◎需要药物治疗的，一定按时给病人服药，并注意用药后的反应及其他并发症的发生。

◎要给予足够的营养，确保代谢需求，但应防止超量进食。

◎平时要注意预防，少服用安眠镇静药，积极用脑，预防脑力衰退。

甲状腺功能亢进症

症状表现

本病起病缓慢，颈部逐渐粗大，漫肿或结块，皮色如常，不痛不溃，随吞咽而上下移动，缠绵难消，急躁易怒，心悸多汗，头晕或神疲乏力。

原因

中医认为本病的主要原因是肝肾亏虚、气血不足、经脉失养、髓海不充。

方法：留罐法

中脘穴、天枢穴、气海穴

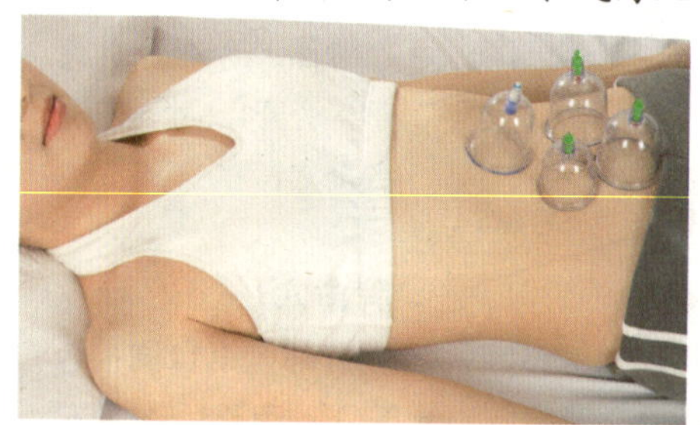

患者先取仰卧位，在中脘穴、天枢穴、气海穴采用留罐法，留罐10～15分钟。

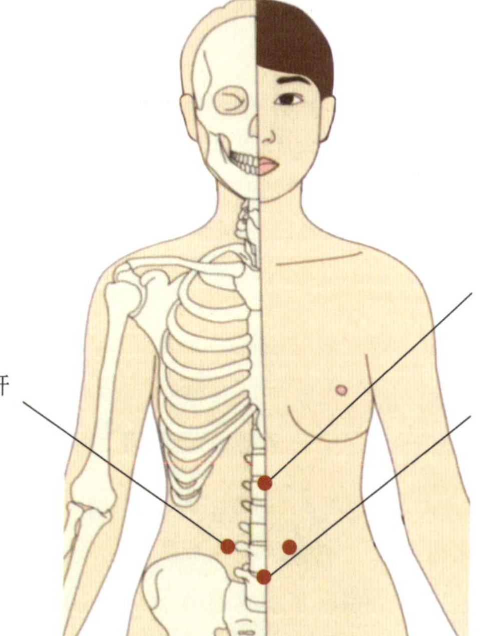

大椎穴、心俞穴、肝俞穴、胃俞穴

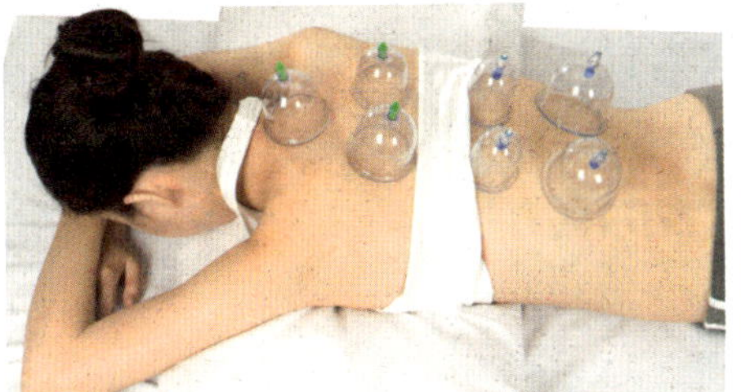

然后再取俯卧位，在大椎穴、心俞穴、肝俞穴、胃俞穴采用留罐法，留罐10～15分钟。2～3日1次，10次为1疗程。

大椎穴

在颈项部，第7颈椎棘突下凹陷中。

心俞穴

在背部，第5胸椎棘突下，旁开1.5寸，左右各一穴。

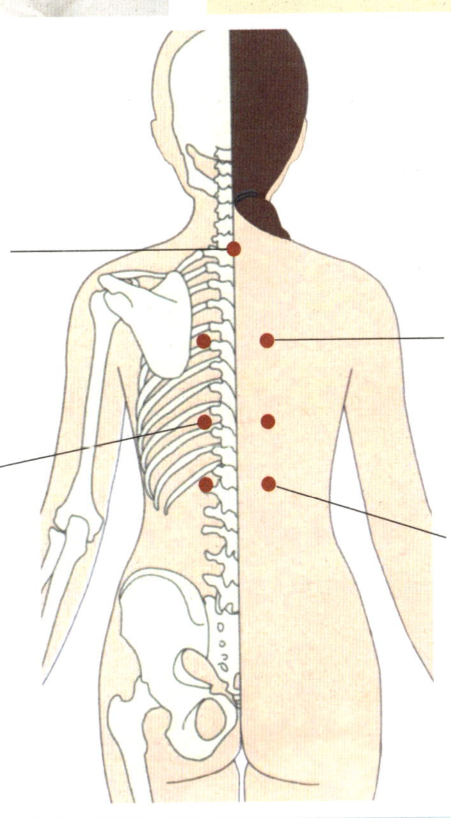

肝俞穴

在背部，第9胸椎棘突下，旁开1.5寸，左右各一穴。

胃俞穴

在背部，第12胸椎棘突下，旁开1.5寸，左右各一穴。

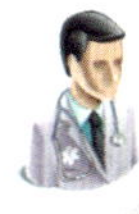

医师提示

◎少食多餐，不能暴饮暴食，忌辛辣、烟酒。

◎禁食海带、海鱼、海蜇皮等含碘高的食物。

◎起居有常，劳逸结合。

◎要学会控制自己的情绪，杜绝不良精神刺激。

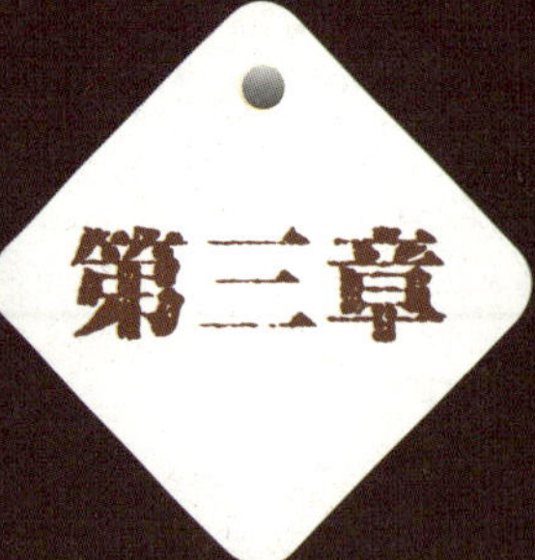

第三章 外科疾病拔罐疗法

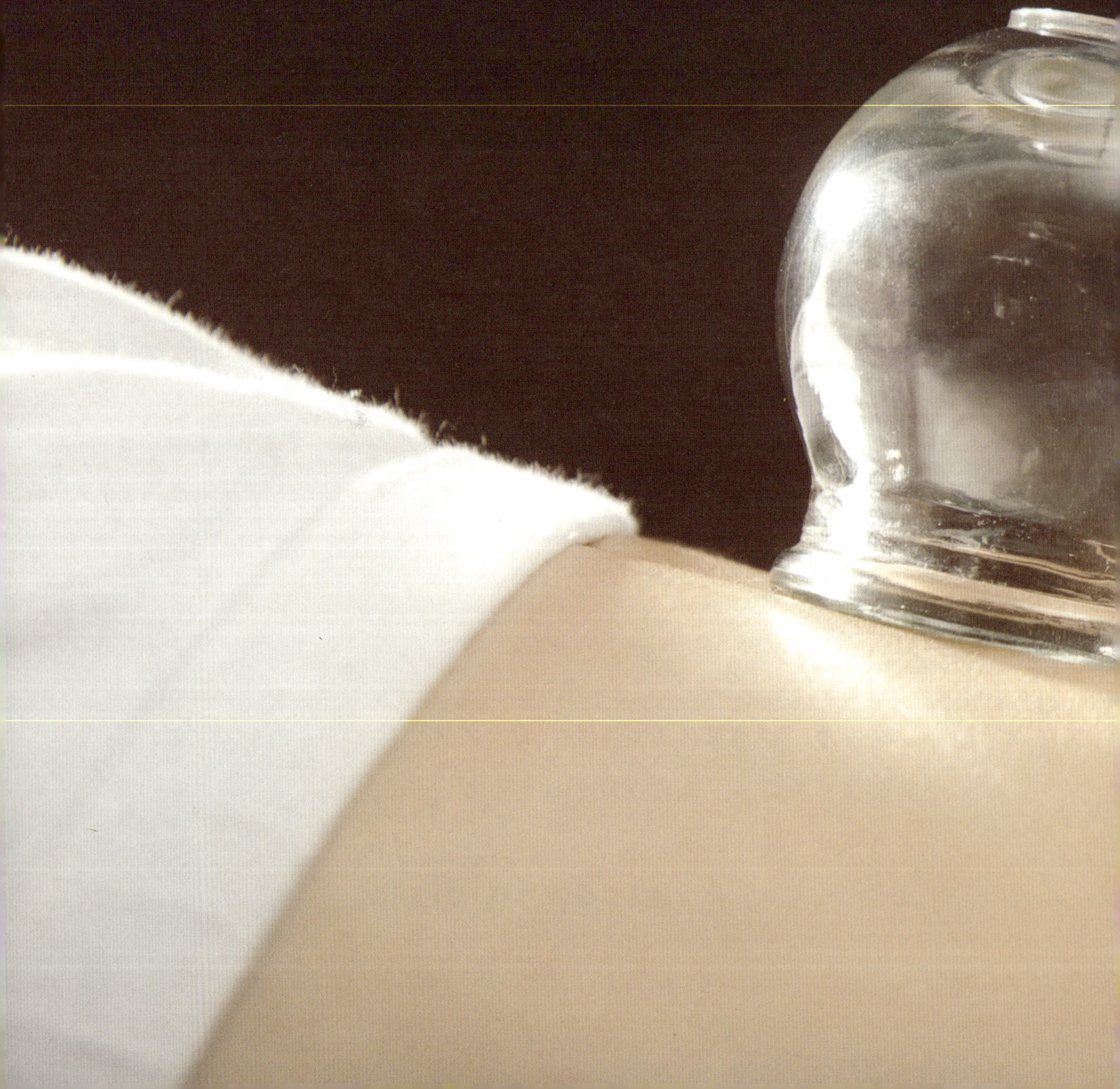

◎颈椎病
◎腰椎间盘突出症
◎肩周炎
◎落枕
◎风湿性关节炎
◎慢性腰肌劳损
◎网球肘
◎膝关节痛
◎痔疮
◎急性腰扭伤
◎空调综合征

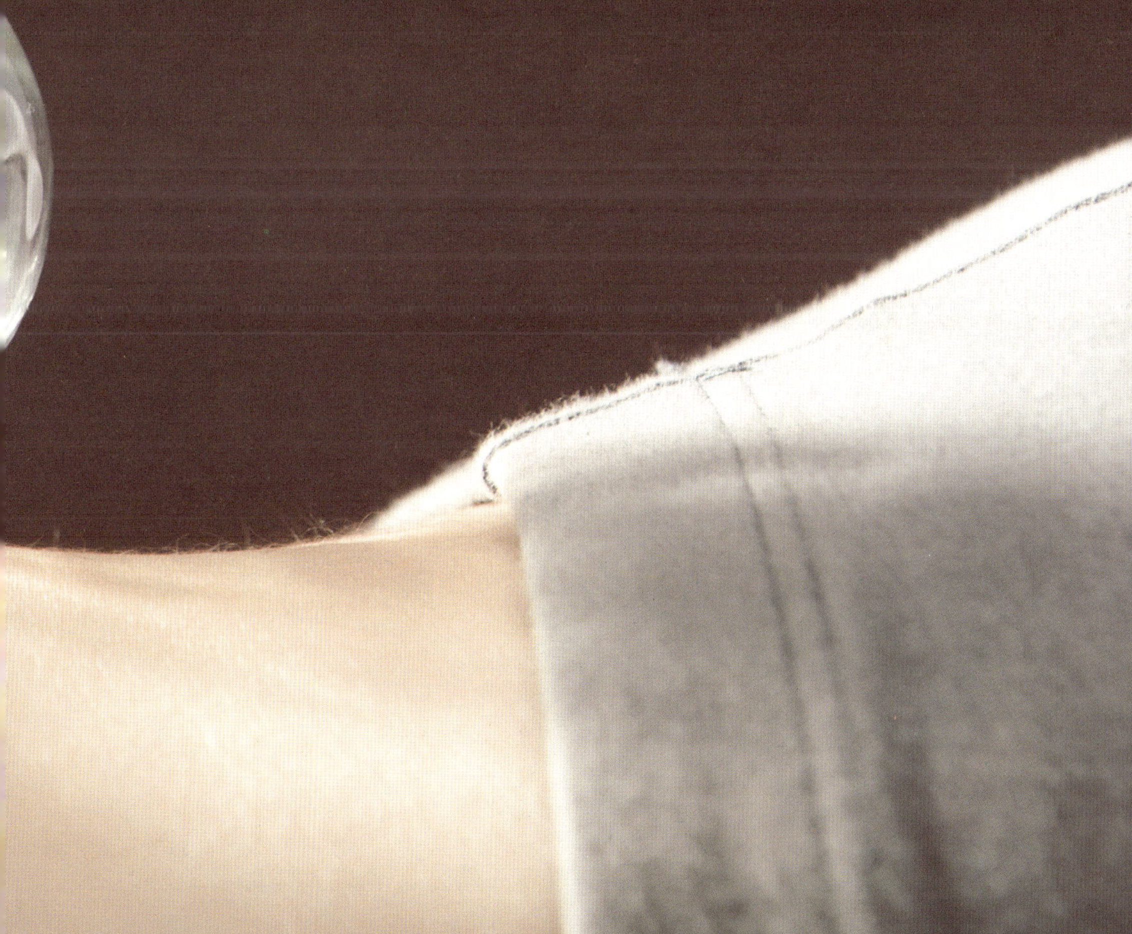

颈椎病

症状表现

颈椎病又称颈椎综合征，主要症状是头颈手臂酸痛，脖子僵硬；有的伴有头晕、恶心、呕吐，或一侧面部发热，出汗异常；有的上肢无力，手指发麻，手握物无力，有时不自觉地握物落地等多种症状。

原因

本病可由外伤导致，也可由椎间盘退变导致的软骨板骨化、纤维化等增生压迫神经、血管而产生症状。

方法一：留罐法

颈夹脊穴、大椎穴、肩井穴、秉风穴、曲垣穴

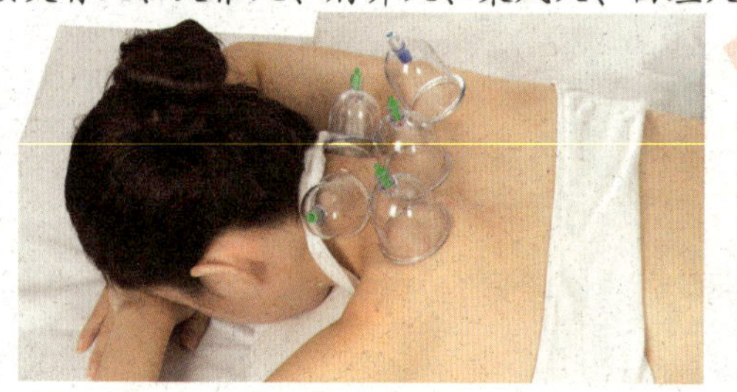

患者取俯卧位或俯伏坐位，在颈夹脊穴、大椎穴、肩井穴、阿是穴、天宗穴、秉风穴、曲垣穴采用留罐法，留罐10～15分钟。2～3日1次，10次为1疗程。

颈夹脊穴

第1颈椎至第7颈椎，棘突下旁开0.5寸，左右各7个，共14个。

大椎穴

在颈项部，第7颈椎棘突下凹陷中。

肩井穴

在肩部，大椎穴与肩峰端连线的中点，左右各一穴。

秉风穴

在肩胛部，冈上窝中央，天宗穴直上，举臂有凹陷处，左右各一穴。

曲垣穴

在肩胛部，冈上窝内侧端，臑俞穴与第2胸椎棘突连线的中点处，左右各一穴。

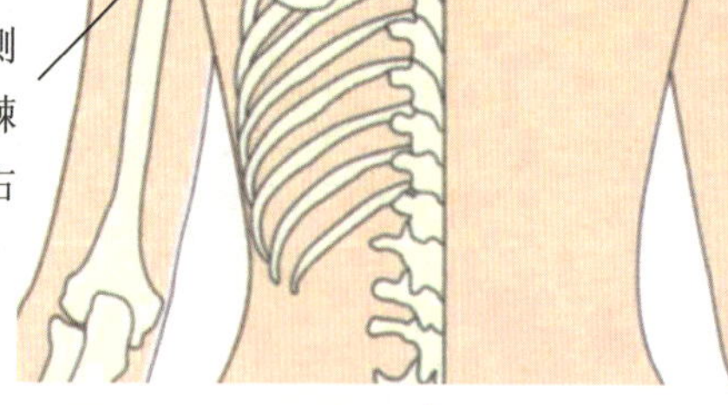

天宗穴

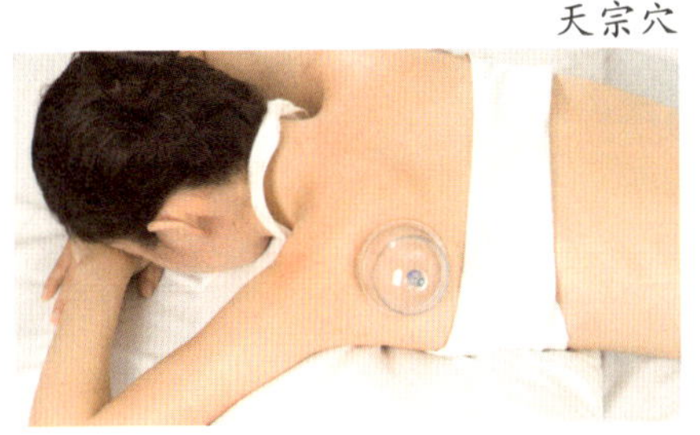

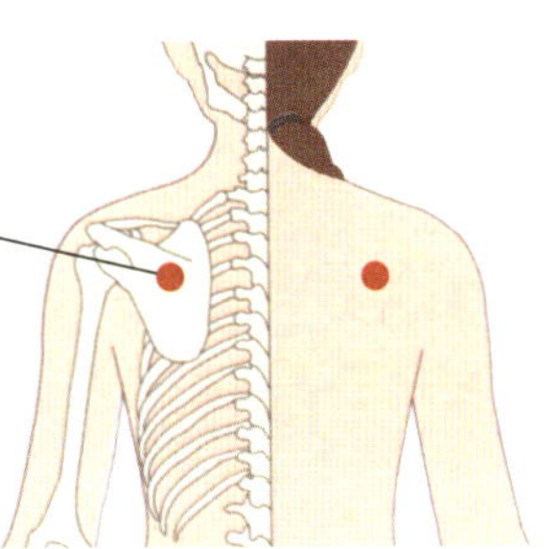

天宗穴
在肩胛部，冈下窝中央凹陷处，与第4胸椎相平，左右各一穴。

上肢痛麻者可加肩髃穴、臂臑穴、曲池穴、手三里穴、外关穴、合谷穴，采用留罐法，留罐10～15分钟。

肩髃穴

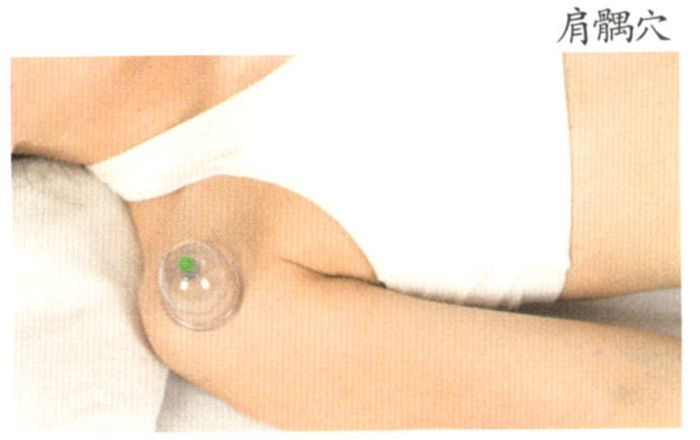

肩髃穴
在大臂外侧，肩部三角肌上，臂外展，或向前平伸时，当肩峰前下方凹陷处，左右各一穴。

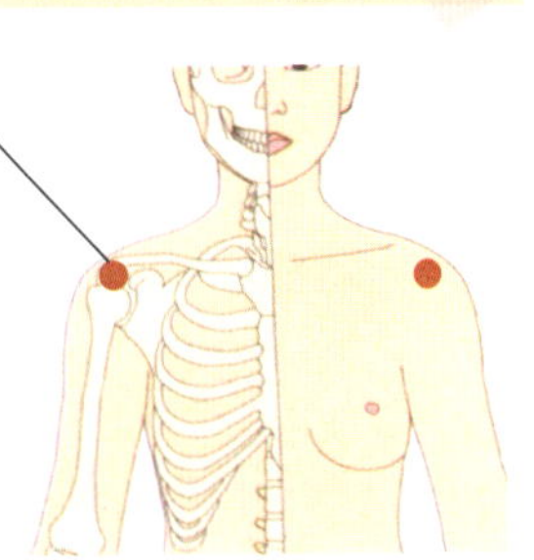

曲池穴

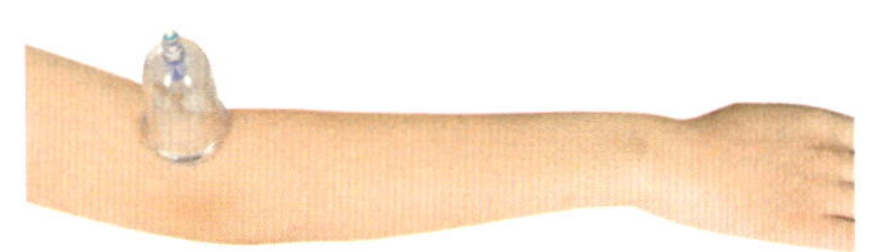

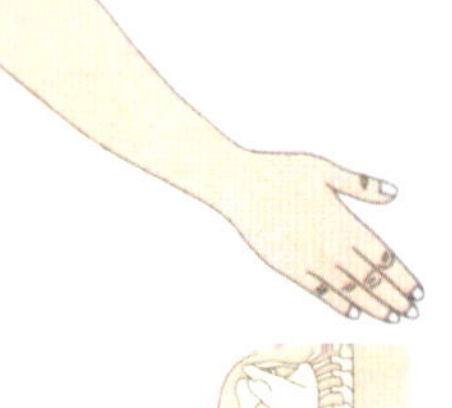

曲池穴
在肘部横纹外侧端，屈肘，当尺泽穴与肱骨外上髁连线中点，左右各一穴。

外关穴

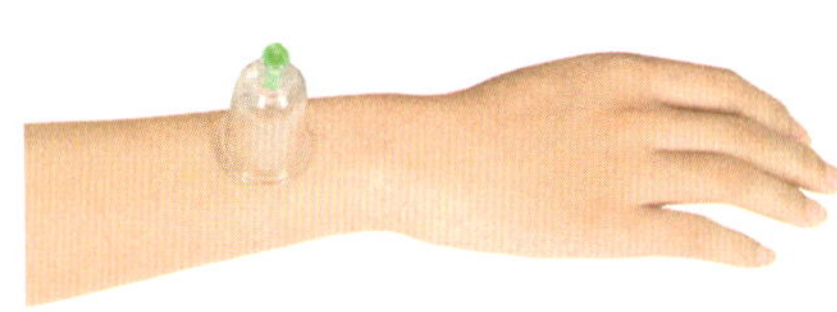

外关穴
在小臂背侧，阳池穴与肘尖的连线上，腕背横纹上2寸，尺骨与桡骨之间，左右各一穴。

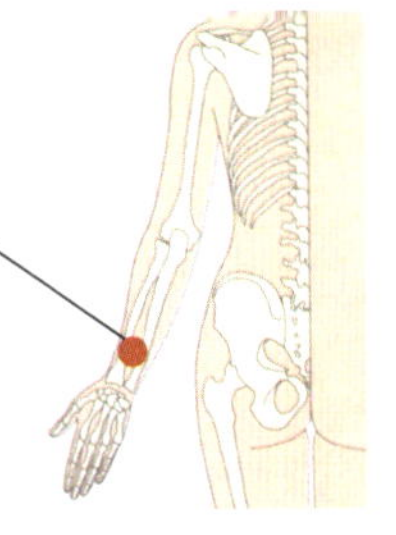

臂臑穴

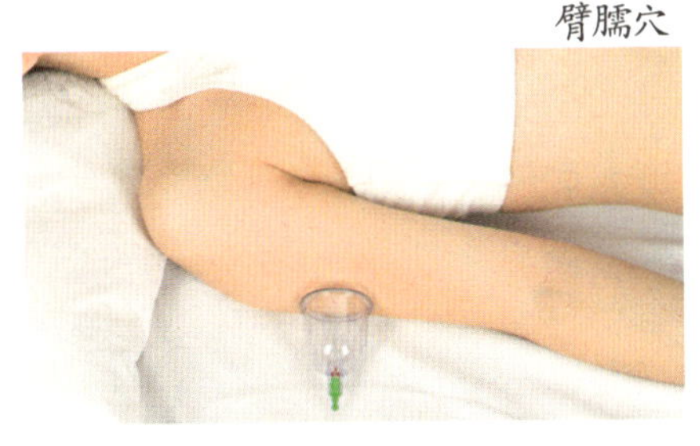

臂臑穴
在大臂外侧，曲池穴与肩髃穴连线上，曲池穴上方7寸处，自然垂臂时在臂外侧，三角肌止点处，左右各一穴。

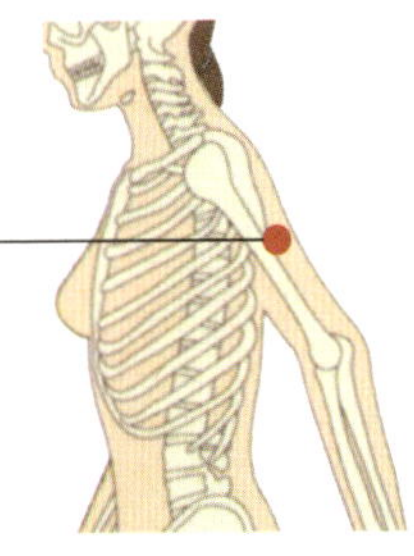

手三里穴

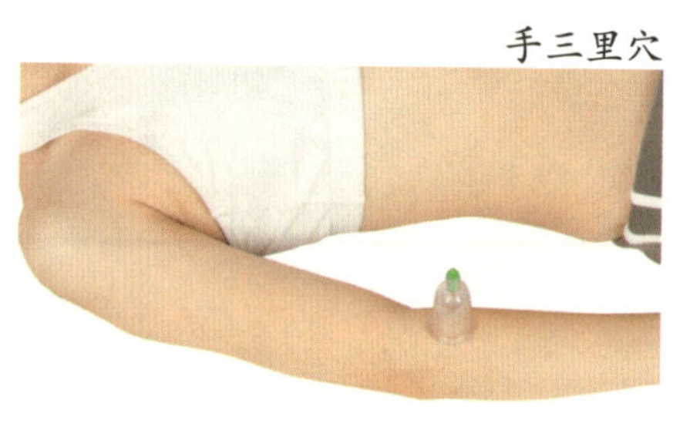

手三里穴

在小臂背面桡侧，当阳溪穴与曲池穴连线上，肘横纹下2寸，左右各一穴。

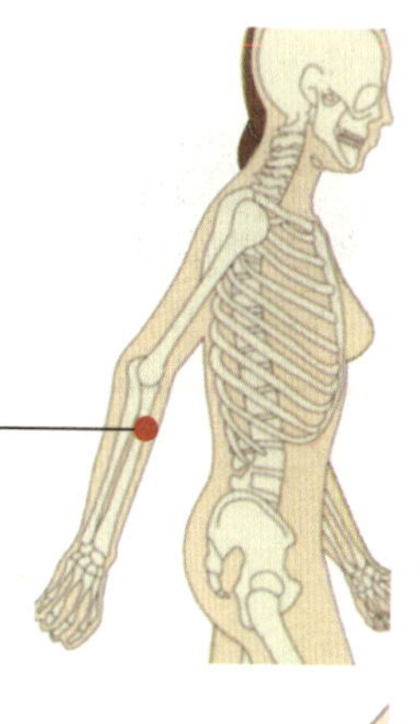

合谷穴

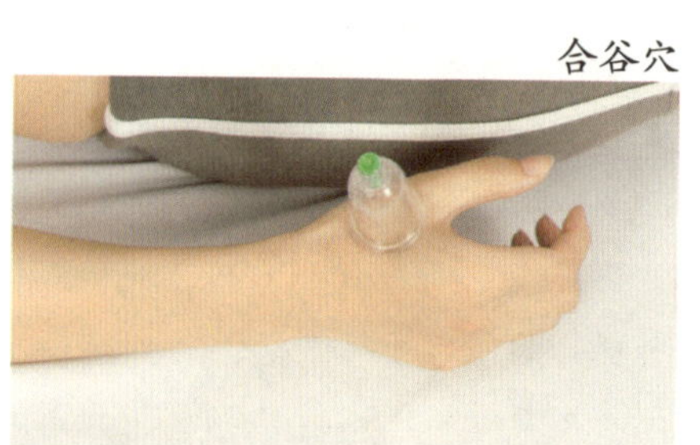

合谷穴

在手背，第1、第2掌骨间，当第2掌骨桡侧的中点处，左右各一穴。

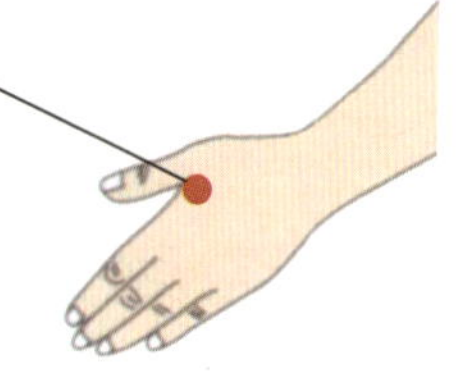

方法二：走罐法

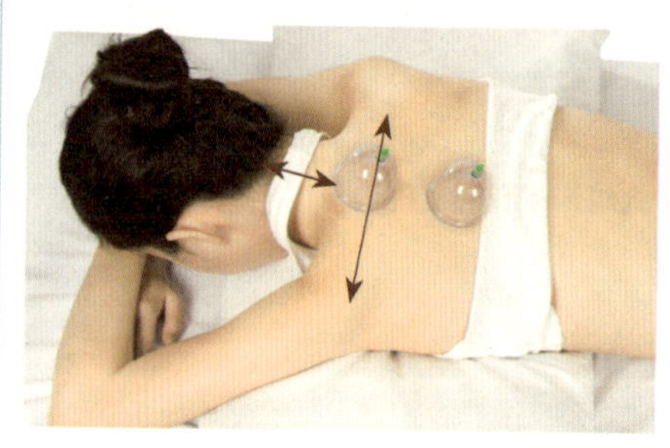

沿患侧的颈部夹脊穴及肩背部、上肢部行走罐法。2～3日1次，10次为1疗程。

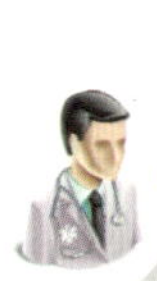

医师提示

◎长期伏案或低头工作者，要注意颈部保健。

◎工作1～2小时后要活动颈部，或自我按摩局部，以放松颈部肌肉。

◎落枕会加重颈椎病病情，故平时应注意正确的睡眠姿势，枕头高低要适中。

◎注意颈部保暖，避免风寒之邪侵袭。

腰椎间盘突出症

症状表现

腰椎间盘突出症是一种常见疾病，是中枢神经和马尾神经受压迫，引起腰腿部酸麻胀痛，行走、弯腰活动受限，起坐睡卧困难，甚至大小便失禁等症状。

原因

本病发生的原因分为内因和外因两个方面，内因是椎间盘本身退行性变或椎间盘有发育上的缺陷；外因是损伤、劳损，以及受寒着凉等。

方法一：留罐法

肾俞穴、大肠俞穴、关元俞穴

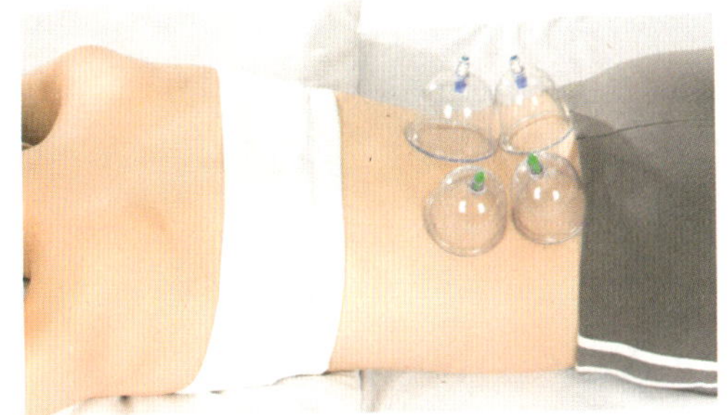

患者取俯卧位或侧卧位，在肾俞穴、大肠俞穴、关元俞穴、气海俞穴采用留罐法。留罐10～15分钟，2～3日1次，10次为1疗程。

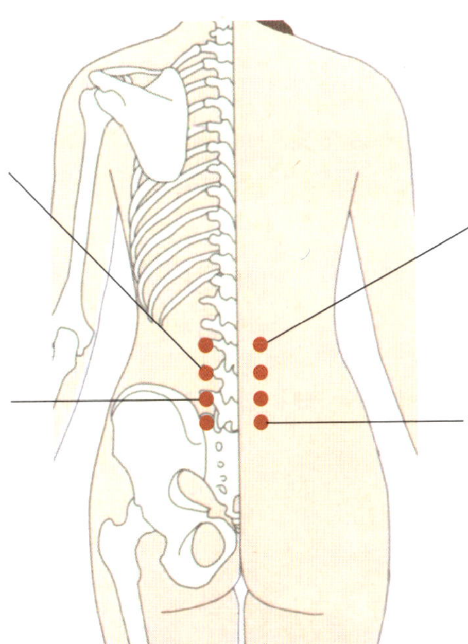

随症加减

1. 痛、麻沿下肢后侧放射者，加秩边穴、承扶穴、殷门穴、委中穴、承山穴，采用留罐法，留罐10～15分钟。

委中穴

秩边穴

在臀部，平第4骶后孔，骶正中嵴旁开3寸，左右各一穴。

承扶穴

在大腿后面，臀下横纹的中点，左右各一穴。

承山穴

承山穴

在小腿后侧正中，当伸直小腿或足跟上提时，腓肠肌肌腹下出现尖角凹陷处，左右各一穴。

殷门穴

在大腿后面，承扶穴与委中穴的连线上，承扶穴下方6寸，左右各一穴。

委中穴

在腘部，膝关节后侧腘窝横纹中点，当股二头肌腱与半腱肌肌腱的中间，左右各一穴。

2. 痛、麻沿下肢外侧放射者，加环跳穴、风市穴、阳陵泉穴、悬钟穴，采用留罐法，留罐10～15分钟。

风市穴

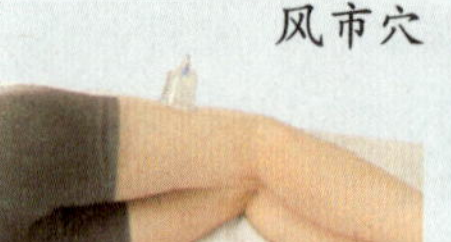

环跳穴

在臀部外侧，侧卧屈股，股骨大转子最凸点与骶管裂孔连线的外1/3与中1/3交点处，左右各一穴。

阳陵泉穴

风市穴

在大腿外侧的中线上，腘横纹上7寸处；或直立垂手时，中指尖处，左右各一穴。

阳陵泉穴

在小腿外侧，屈膝，腓骨头前下方凹陷处，左右各一穴。

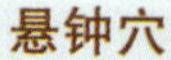

悬钟穴

在小腿外侧，当外踝尖上3寸，腓骨前缘，左右各一穴。

3. 痛、麻沿大腿前面放射者，加梁丘穴、伏兔穴，采用留罐法，留罐10～15分钟。

伏兔穴

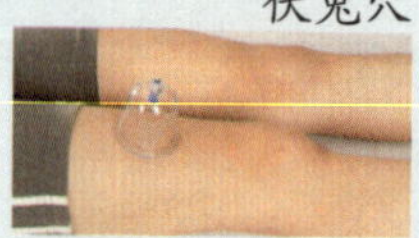

伏兔穴

在大腿前面，当髂前上棘与髌骨外侧端的连线上，髌骨上缘上6寸，左右各一穴。

梁丘穴

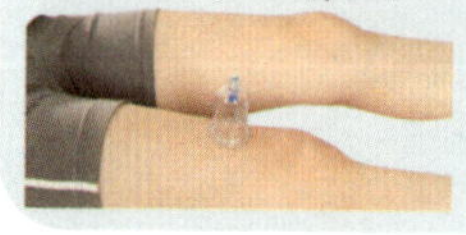

梁丘穴

在大腿前侧，屈膝，当髂前上棘与髌底外侧端的连线上，髌底上2寸，左右各一穴。

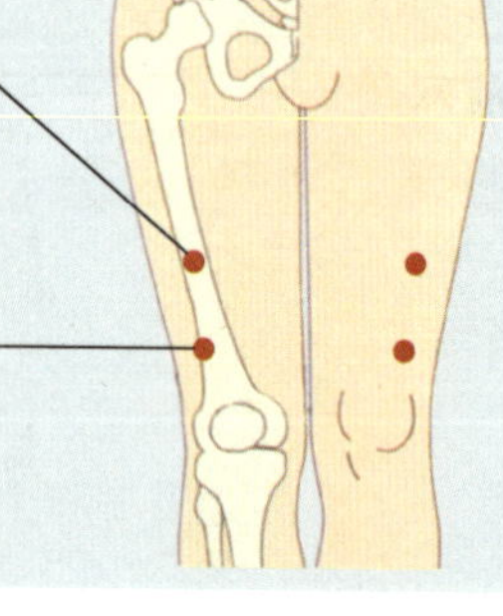

方法二：走罐法

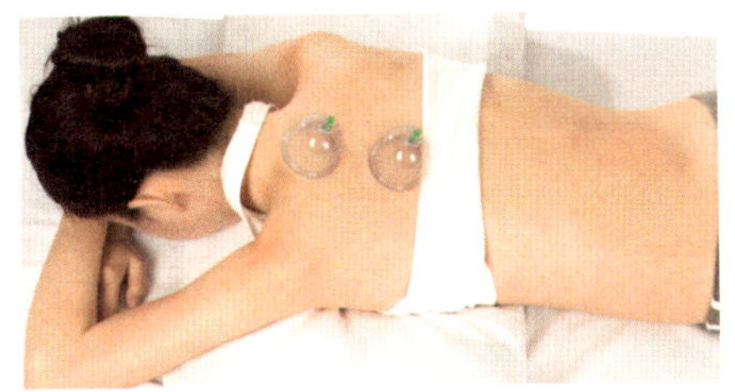

在患者腰骶部及痛、麻的下肢部行走罐法。

再在肾俞穴、大肠俞穴、关元俞穴采用留罐法，留罐5～10分钟。2～3日1次，10次为1疗程。

肾俞穴、大肠俞穴、关元俞穴

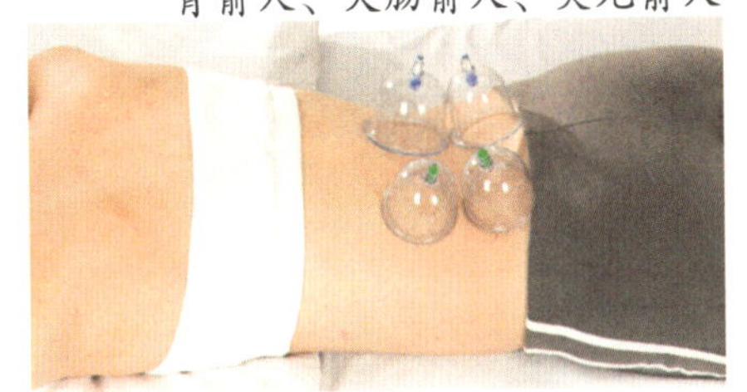

肾俞穴

在腰部，第2腰椎棘突下，旁开1.5寸，左右各一穴。

关元俞穴

在腰部，第5腰椎棘突下，旁开1.5寸，左右各一穴。

大肠俞穴

在腰部，第4腰椎棘突下，旁开1.5寸，左右各一穴。

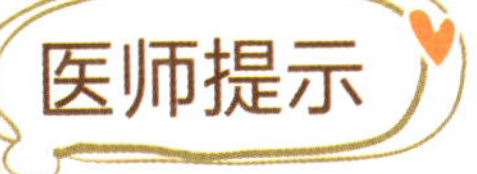

◎平时要有良好的坐姿，睡眠的床不宜太软。

◎长期伏案工作者需要注意桌、椅高度，定期改变姿势。

◎职业工作中需要常做弯腰动作者，应定时做伸腰、挺胸活动，并使用宽的腰带。

◎应加强腰背肌训练，增加脊柱的内在稳定性。长期使用腰围者，尤其需要注意腰背肌锻炼，以防止失用性肌肉萎缩带来不良后果。

肩周炎

症状表现

肩关节周围炎简称肩周炎，泛指肩关节周围软组织（含关节囊、滑液囊、肌肉、肌腱、腱鞘、韧带等）的无菌性炎症或退行性的炎症性病变。以肩部长期固定疼痛、活动受限为特征，好发于50岁左右女性的右肩，故又称“五十肩”。

原因

本病中医学认为属于“肩痹”“冻结肩”“漏肩风”的范畴，是由于长期劳损和气血不足，再加上风寒湿外邪的侵袭，血不养筋、筋脉拘急废用所致。

方法：留罐法

患者取侧卧位，患肢在上，在肩髃穴、肩髎穴、肩贞穴、肩前穴、臂臑穴、肩井穴、天宗穴、曲池穴、手三里穴、外关穴、条口穴采用留罐法，留罐10～15分钟。2～3日1次，10次为1疗程。

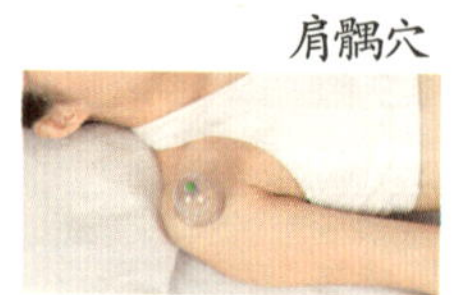
肩髃穴

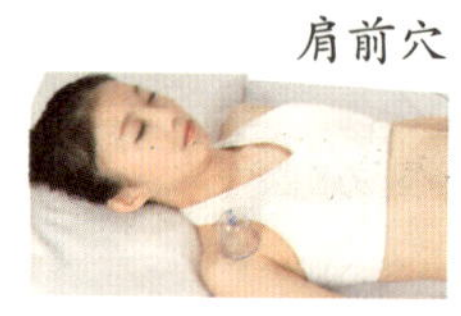
肩前穴

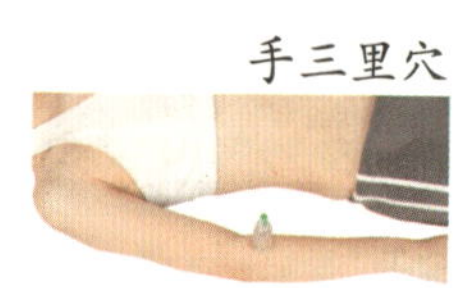
手三里穴

肩髃穴
在大臂外侧，肩部三角肌上，臂外展，或向前平伸时，当肩峰前下方凹陷处，左右各一穴。

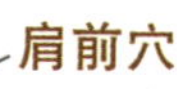

肩前穴
在肩部，正坐垂臂，当腋前皱襞顶端与肩髃穴连线的中点。

手三里穴
在小臂背面桡侧，当阳溪穴与曲池穴连线上，肘横纹下2寸，左右各一穴。

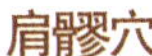

肩髎穴

在肩部，肩髃穴后方，臂外展时，在肩峰后下方呈现凹陷处，左右各一穴。

臂臑穴

在大臂外侧，曲池穴与肩髃穴连线上，曲池穴上方7寸处，自然垂臂时在臂外侧，三角肌止点处，左右各一穴。

曲池穴

在肘部横纹外侧端，屈肘，当尺泽穴与肱骨外上髁连线中点，左右各一穴。

外关穴

在小臂背侧，阳池穴与肘尖的连线上，腕背横纹上2寸，尺骨与桡骨之间，左右各一穴。

条口穴

在小腿前外侧，犊鼻穴下8寸，距胫骨前缘一横指（中指）处，左右各一穴。

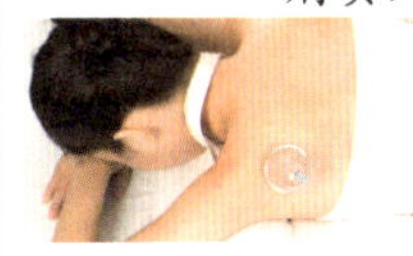

肩井穴

在肩部，大椎穴与肩峰端连线的中点，左右各一穴。

肩贞穴

在肩部，肩胛后下方，臂内收时，腋后纹头上1寸，左右各一穴。

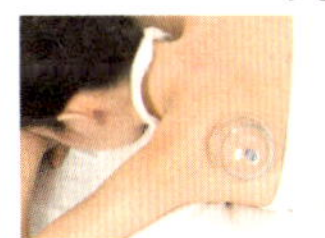

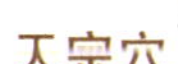

天宗穴

在肩胛部，冈下窝中央凹陷处，与第4胸椎相平，左右各一穴。

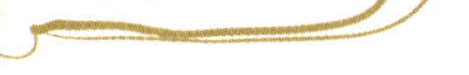

医师提示

- ◎患者在发作期应尽量减少肩部活动，避免提拾重物。
- ◎可作局部热敷或按摩，以减轻疼痛。
- ◎肩周炎疼痛剧烈时，可服用止痛药。
- ◎肩周炎非急性发作期，坚持锻炼肩关节功能。
- ◎注意肩部保暖，避免风寒侵袭。

落枕

症状表现

落枕又称失枕，是颈部常见的软组织损伤之一，多因睡眠时枕头过高、过低或过硬；或睡姿不良导致的肢体痹病类疾病。主要表现为颈项疼痛、酸胀、活动不利。反复经常的落枕是颈椎病的前兆，需要注意多加保护颈椎。

原因

中医认为，此病乃平常缺乏筋骨锻炼，身体衰弱，气血不足，循环不畅，舒缩活动失调，复因严冬受寒或盛夏贪凉，风寒外袭，致经络不舒，肌筋气血凝滞而痹阻不通，僵硬疼痛而发病。

方法一：留罐法

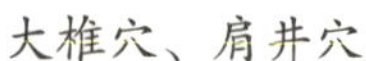

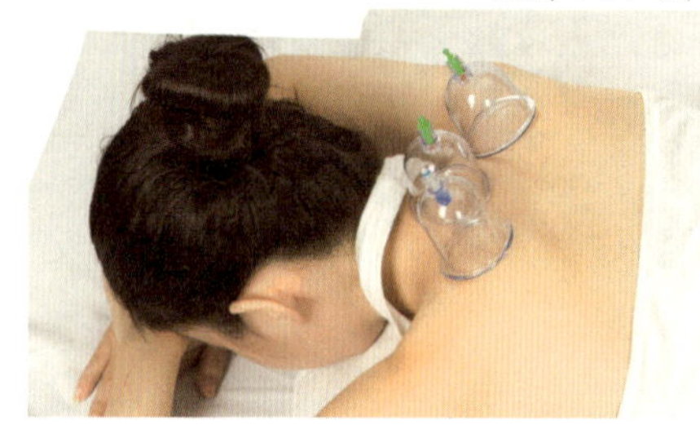

患者取俯卧位或俯伏坐位，在阿是穴（痛点）、大椎穴、肩井穴、天宗穴、悬钟穴采用留罐法，留罐10～15分钟。每日1次，3次为1疗程。

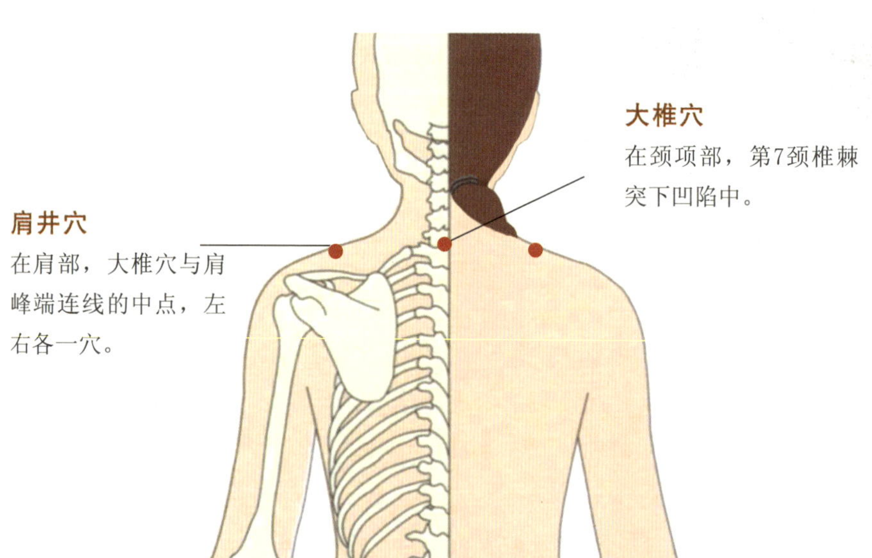

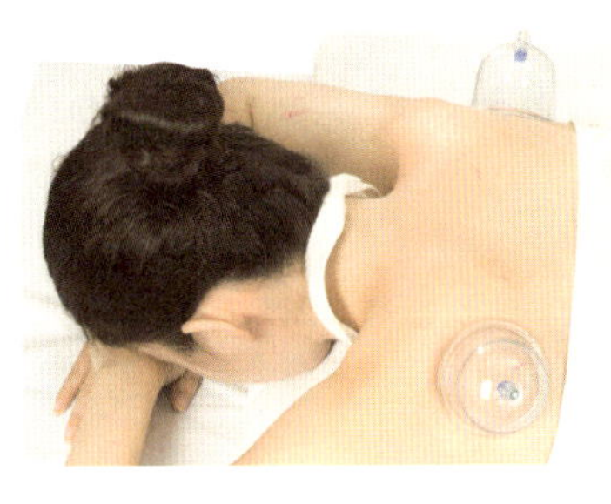

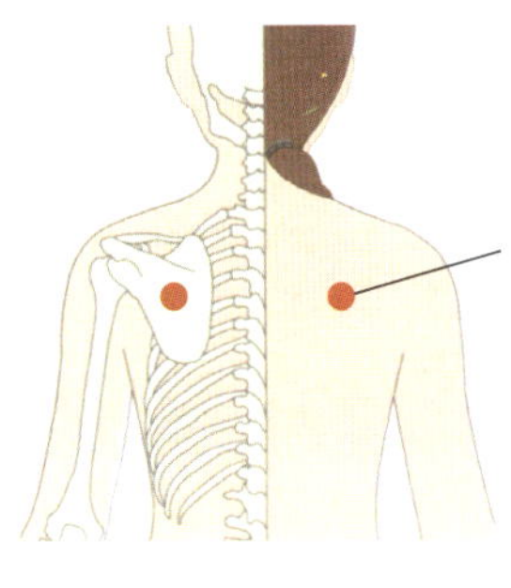

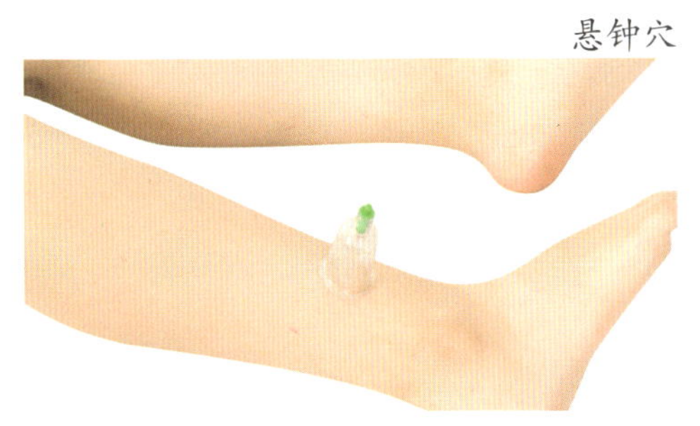

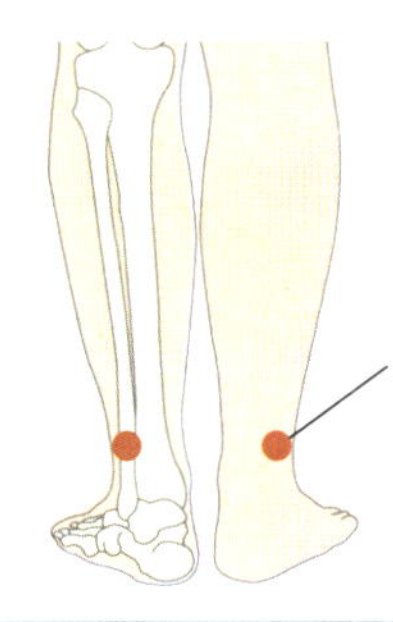

方法二：刺血拔罐法

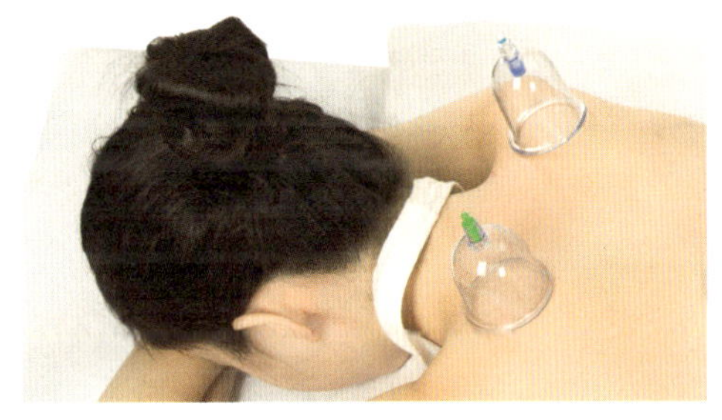

患者取俯卧位或俯伏坐位，在阿是穴处行刺血拔罐法，其他穴位上采用留罐法，留罐10～15分钟。每日1次，3次为1疗程。

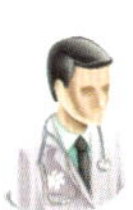

医师提示

◎注意选用适宜的枕头，按照人的生理特点，枕头高度应该为10～15厘米。

◎睡眠时应盖好被子，以盖住颈部为宜，避免颈部长时间受凉引起颈肌痉挛而诱发落枕。

◎对于长期伏案工作或坐在电脑前的上班族，应该经常抬头活动颈部，以防止颈肌慢性劳损。

风湿性关节炎

症状表现

风湿性关节炎是一种常见的急性或慢性结缔组织炎症。可反复发作并累及心脏。临床以关节和肌肉游走性酸楚、重着、疼痛为特征。急性炎症一般于2～4周消退，不留后遗症，但常反复发作。属于中医“痹证”范畴。

原因

中医认为本病与外感风寒湿热等病邪及人体正气不足有关。风、寒、湿、热之邪侵入机体，痹阻关节肌肉经络，导致气血痹阻不通，产生本病。

方法：留罐法

中脘穴、关元穴、章门穴

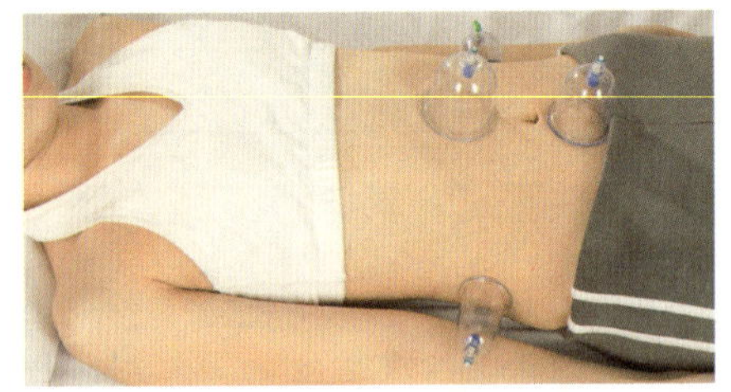

患者先取仰卧位，在中脘穴、肩贞穴、关元穴、章门穴采用留罐法，留罐10～15分钟。

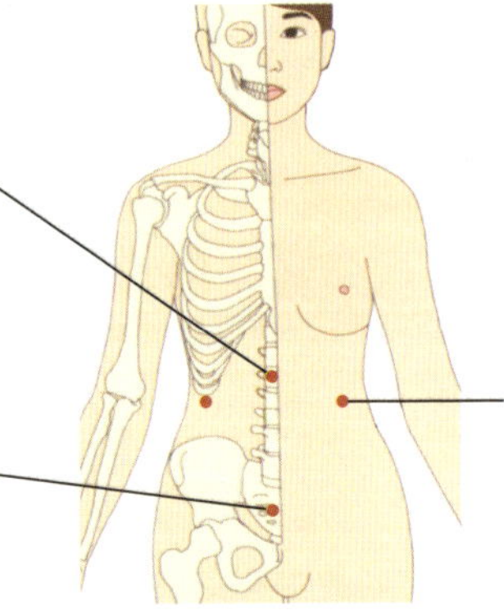

中脘穴
在上腹部，前正中线上，脐中上方4寸。

关元穴
在下腹部，前正中线上，脐中下方3寸。

章门穴
在侧腹部，第11肋游离端的下方，左右各一穴。

肩贞穴

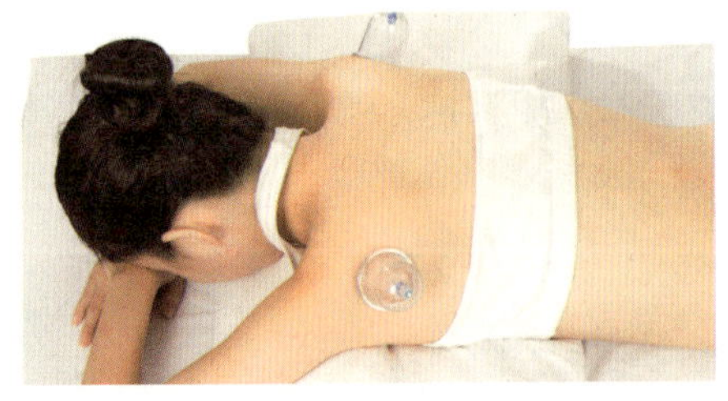

肩贞穴
在肩部，肩胛后下方，臂内收时，腋后纹头上1寸，左右各一穴。

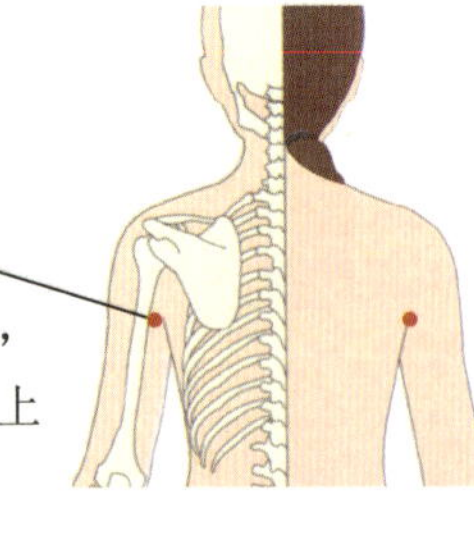

然后再取俯卧位，在大椎穴、肩髃穴、外关穴、肾俞穴、命门穴、委中穴、承山穴采用留罐法，留罐10～15分钟。2～3日1次，10次为1疗程。

大椎穴、外关穴、肾俞穴、命门穴

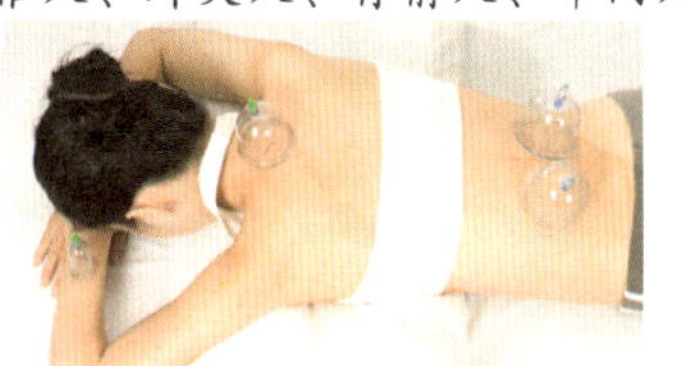

委中穴

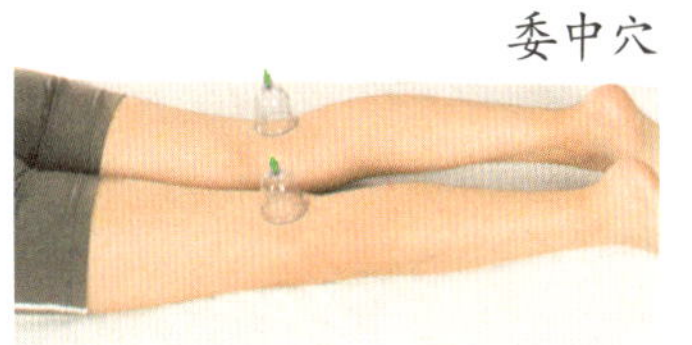

承山穴

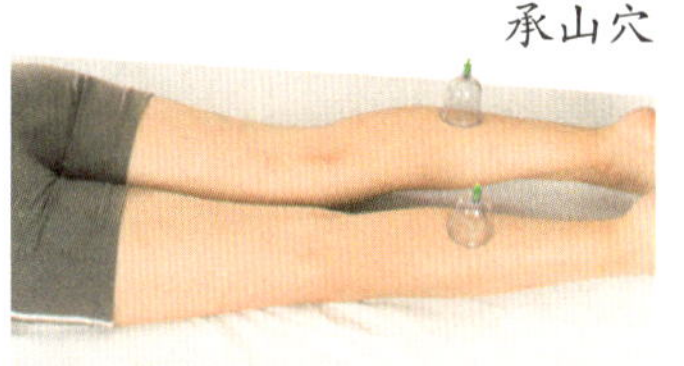

大椎穴
在颈项部，第7颈椎棘突下凹陷中。

命门穴
在腰部，后正中线上，第2腰椎棘突下凹陷中。

肾俞穴
在腰部，第2腰椎棘突下，旁开1.5寸，左右各一穴。

外关穴
在小臂背侧，阳池穴与肘尖的连线上，腕背横纹上2寸，尺骨与桡骨之间，左右各一穴。

委中穴
在腿部，膝关节后侧腘窝横纹中点，当股二头肌腱与半腱肌肌腱的中间，左右各一穴。

承山穴
在小腿后侧正中，当伸直小腿或足跟上提时，腓肠肌肌腹下出现尖角凹陷处，左右各一穴。

肩髃穴

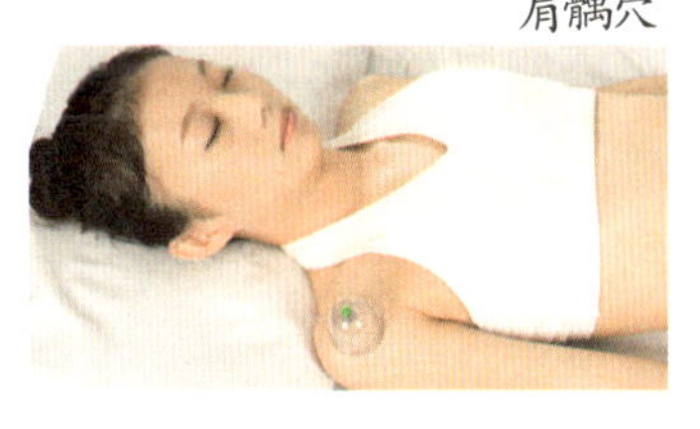

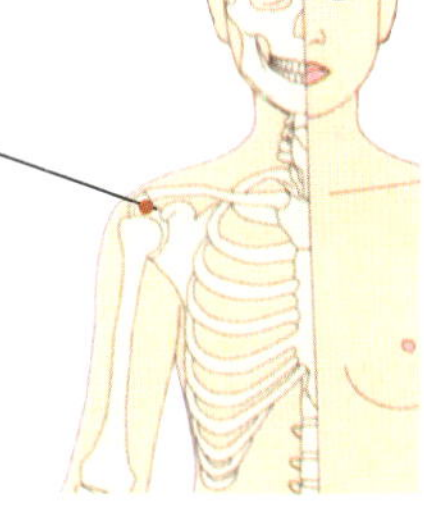

肩髃穴
在大臂外侧，肩部三角肌上，臂外展，或向前平伸时，当肩峰前下方凹陷处，左右各一穴。

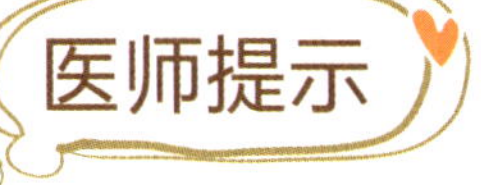

医师提示

◎饮食有节、起居有常，劳逸结合。

◎要防止受寒、淋雨和受潮，关节处要注意保暖，不穿湿衣、湿鞋、湿袜等。

◎经常参加体育锻炼，如保健体操、气功、太极拳、散步等。

慢性腰肌劳损

症状表现

有长期腰痛史，反复发作，腰骶部一侧或两侧酸痛不舒、时轻时重、缠绵不愈。酸痛一般在劳累后加剧，休息后减轻，并与天气变化相关。常喜双手捶击，以减轻疼痛。

原因

主要指腰骶部肌肉、筋膜、韧带等软组织的慢性损伤，导致局部无菌性炎症，从而引起腰骶部一侧或两侧的弥漫性疼痛，是慢性腰腿痛中常见的疾病之一。

方法一：留罐法

患者取俯卧位，在腰阳关穴、肾俞穴、大肠俞穴、腰俞穴、次髎穴、阿是穴、委中穴采用留罐法，留罐10～15分钟。2～3日1次，10次为1疗程。

腰阳关穴、肾俞穴、大肠俞穴、次髎穴

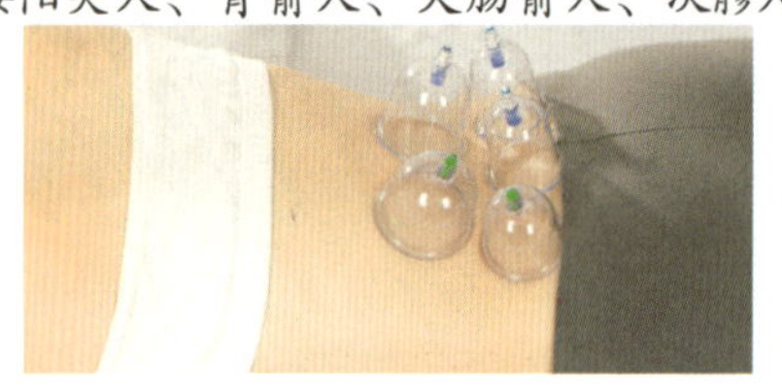

委中穴

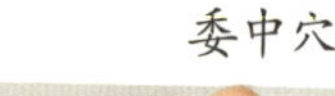

肾俞穴
在腰部，第2腰椎棘突下，旁开1.5寸，左右各一穴。

次髎穴
在骶部，髂后上棘内下方，适对第2骶后孔处，左右各一穴。

委中穴
在腿部，膝关节后侧腘窝横纹中点，当股二头肌腱与半腱肌肌腱的中间，左右各一穴。

大肠俞穴
在腰部，第4腰椎棘突下，旁开1.5寸，左右各一穴。

腰阳关穴
在腰部，后正中线上，第4腰椎棘突下凹陷中，约与髂脊相平。

腰俞穴
在骶部，当后正中线上，适对骶管裂孔，臀沟分开处。

方法二：走罐法

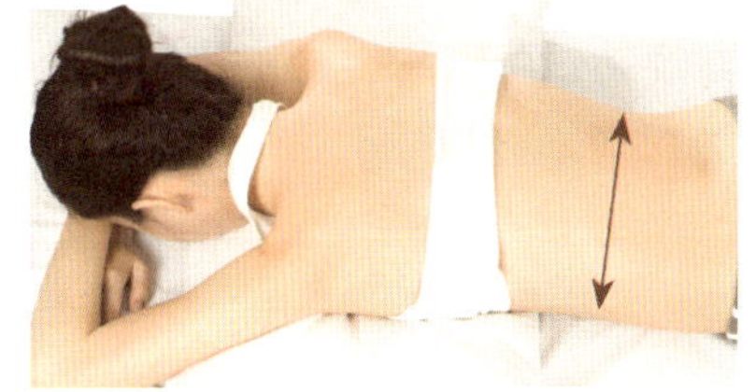

在患者腰骶部采用走罐法。

腰阳关穴、肾俞穴、大肠俞穴、次髎穴

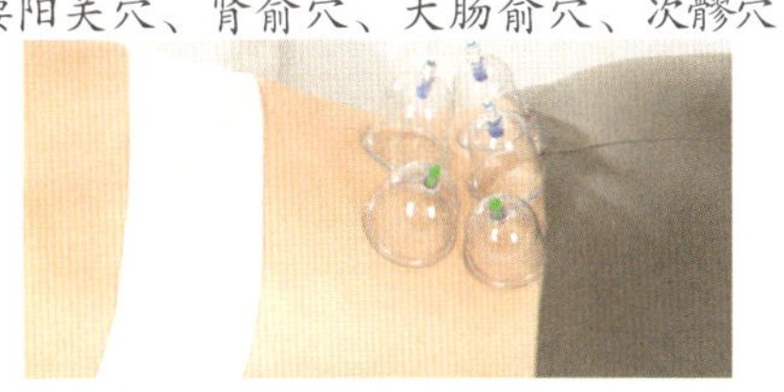

委中穴

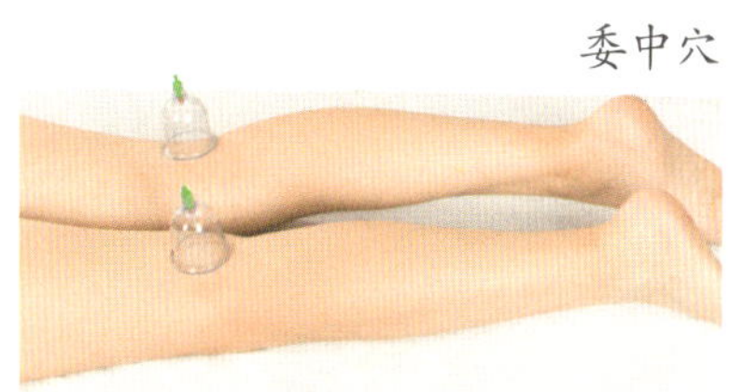

再在腰阳关穴、肾俞穴、大肠俞穴、腰俞穴、次髎穴、阿是穴、委中穴采用留罐法，留罐5～10分钟。2～3日1次，10次为1疗程。

肾俞穴
在腰部，第2腰椎棘突下，旁开1.5寸，左右各一穴。

次髎穴
在骶部，髂后上棘内下方，适对第2骶后孔处，左右各一穴。

委中穴
在腿部，膝关节后侧腘窝横纹中点，当股二头肌腱与半腱肌肌腱的中间，左右各一穴。

大肠俞穴
在腰部，第4腰椎棘突下，旁开1.5寸，左右各一穴。

腰阳关穴
在腰部，后正中线上，第4腰椎棘突下凹陷中，约与髂脊相平。

腰俞穴
在骶部，当后正中线上，适对骶管裂孔，臀沟分开处。

医师提示

◎在日常生活和工作中，注意姿势正确，尽可能变换体位，勿使过度疲劳。

◎宜睡硬板床。

◎加强腰肌锻炼，以增强腰肌力量，减少腰肌损伤。常用的腰肌锻炼方法有仰卧挺腹、俯卧鱼跃等，可早晚各做5～10次。

◎注意腰部的保暖。

网球肘

症状表现

起病缓慢，肘关节外侧逐渐出现疼痛，握物无力，用力握拳及作前臂旋转动作如拧毛巾时疼痛加剧，严重时疼痛可向前臂或肩臂部放射。肘关节活动正常，局部红肿不明显，在腕关节背伸时于手背加压可引起疼痛。

原因

中医认为劳累汗出、营卫不固、寒湿侵袭肘部经络，使气血阻滞不畅；长期从事旋前、伸腕等剧烈活动，使经脉损伤、瘀血内停等均能导致肘部经气不通，不通则痛。

方法一：留罐法

患者取坐位，用闪火法将中等大小的火罐吸拔在曲池穴、肘髎穴、手三里穴、外关穴上，留罐10～15分钟。每日1次，10次为1疗程。

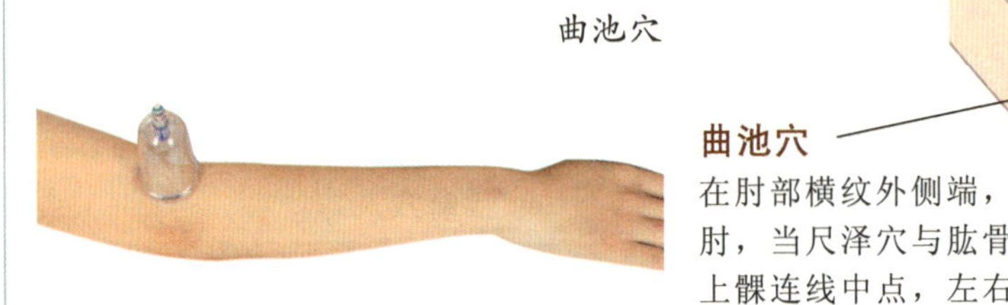

曲池穴

在肘部横纹外侧端，屈肘，当尺泽穴与肱骨外上髁连线中点，左右各一穴。

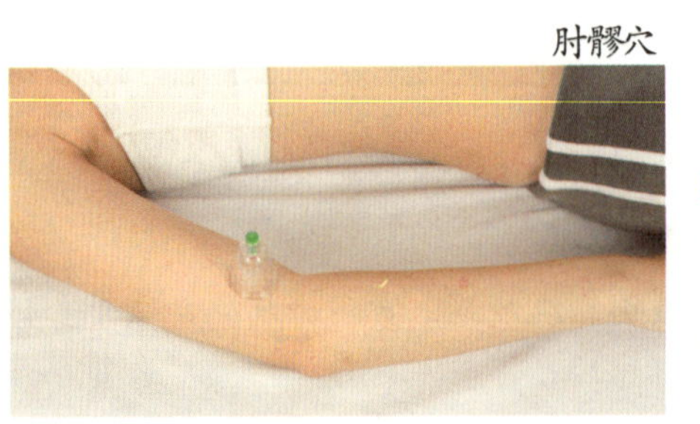

肘髎穴

在臂外侧，屈肘，曲池上方 1寸，当肱骨边缘处，左右各一穴。

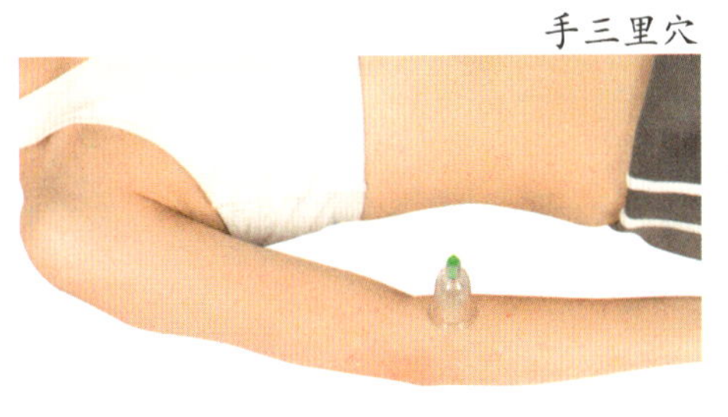

手三里穴

在小臂背面桡侧，当阳溪穴与曲池穴连线上，肘横纹下2寸，左右各一穴。

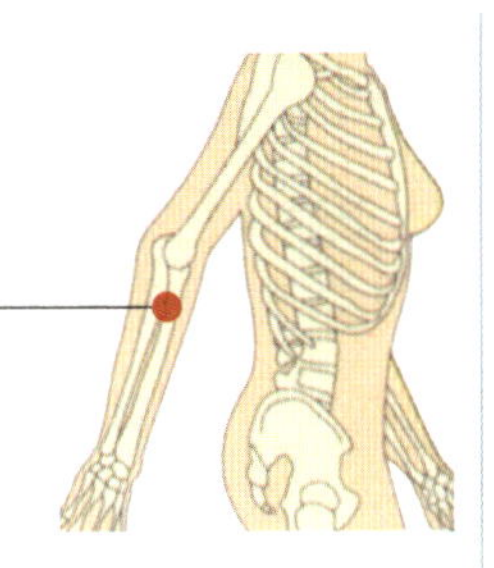

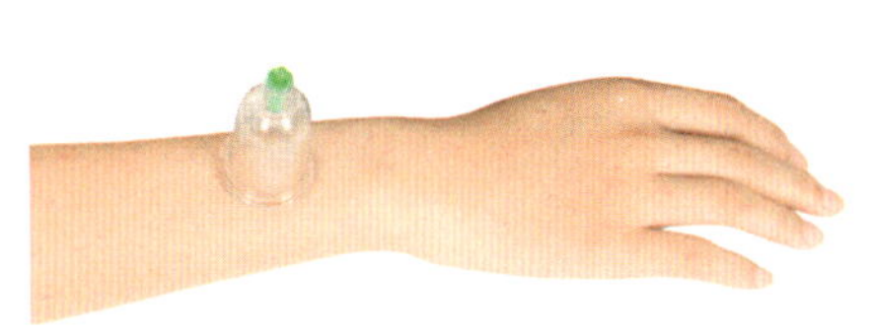

外关穴

在小臂背侧，阳池穴与肘尖的连线上，腕背横纹上2寸，尺骨与桡骨之间，左右各一穴。

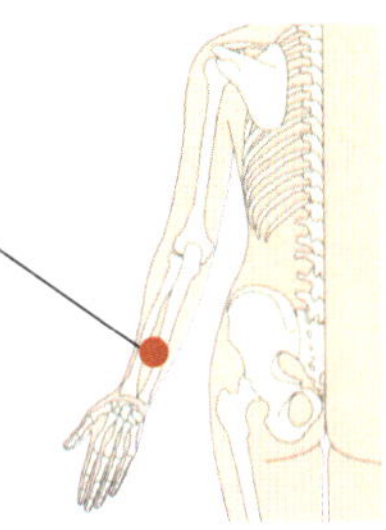

方法二：刺血拔罐法

在曲池穴、肘髎穴、手三里穴进行刺血拔罐法，局部常规消毒，三棱针点刺出血，闪火法拔罐在刺血点，留罐10～15分钟。2～3日1次，5次为1疗程，疗程间隔5～7天。

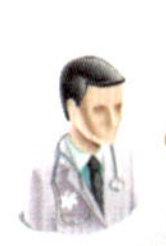

医师提示

◎在治疗期间可配合使用针灸、按摩等疗法。

◎患者在早期要注意休息，减少患部活动量，中后期应进行适量的功能锻炼。

◎注意保暖，避免风寒。

膝关节痛

症状表现

多因局部轻伤或寒冷刺激发生膝关节疼痛，逐渐出现膝盖骨疼痛或小腿骨端关节面边缘痛。潮湿环境、寒冷天气或行走劳累后痛甚，关节活动时可听见关节内摩擦引起的“咯咯”声，起立蹲下、上下楼梯时疼痛加剧。

原因

本病是由于膝关节积累性慢性劳损，或急性的损伤致膝关节周围软组织产生无菌性炎症改变，致使膝关节疼痛。

方法：留罐法

患者取仰卧位或坐位，膝下垫一软枕，以使膝关节屈曲放松，在梁丘穴、血海穴、膝眼穴、阳陵泉穴、阴陵泉穴、足三里穴、鹤顶穴采用留罐法，留罐10～15分钟。2～3日1次，10次为1疗程。

梁丘穴

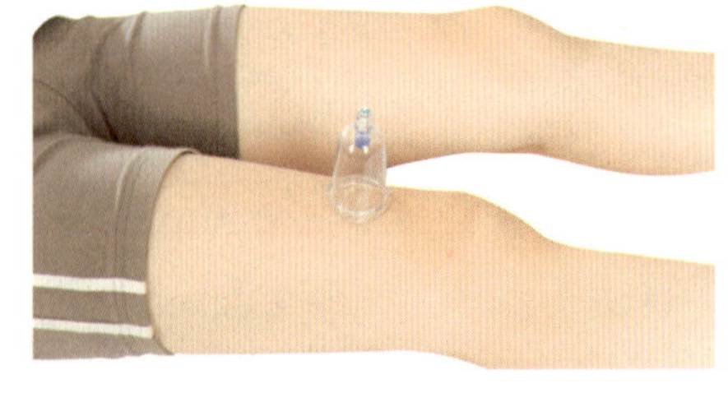

梁丘穴

在大腿前侧，屈膝，当髂前上棘与髌底外侧端的连线上，髌底上2寸，左右各一穴。

血海穴

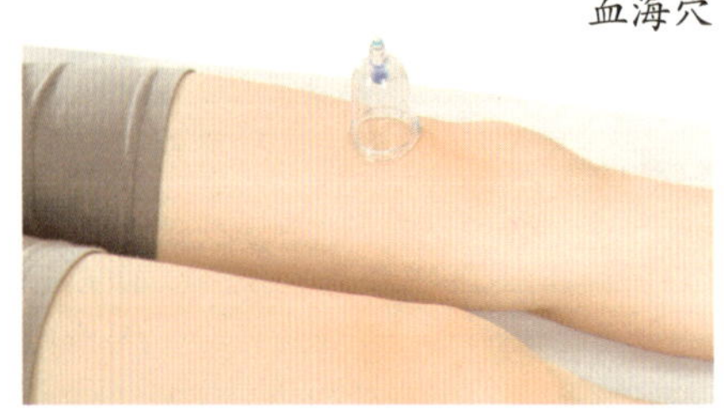

血海穴

在大腿内侧，髌底内侧端上2寸，股四头肌内侧头隆起处，左右各一穴。

膝眼穴

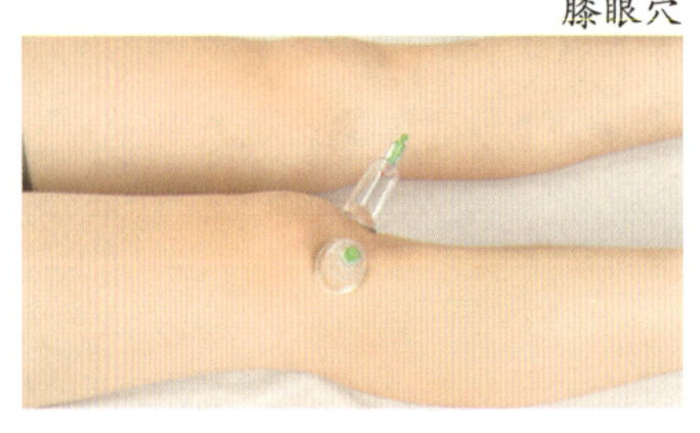

膝眼穴

在膝部，屈膝时，髌韧带两侧凹陷处，左右各二穴。

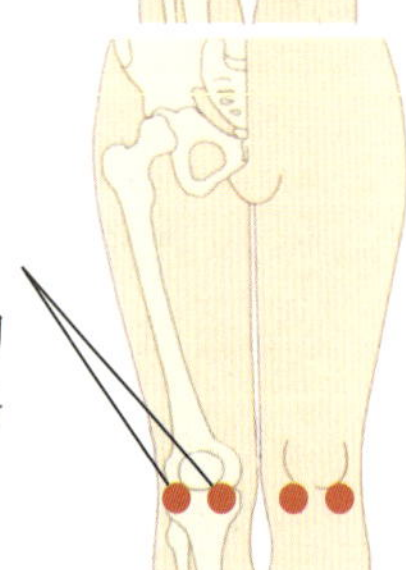

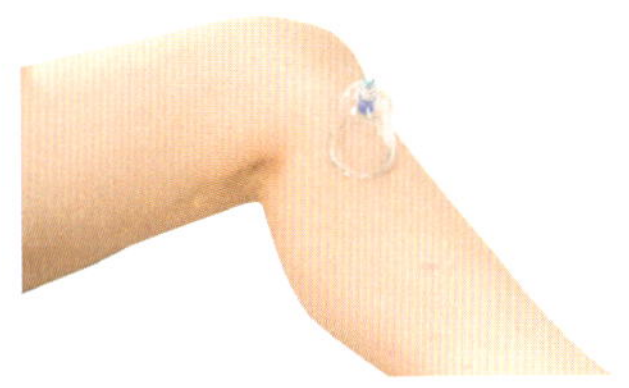

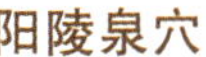

阳陵泉穴

在小腿外侧，屈膝，腓骨头前下方凹陷处，左右各一穴。

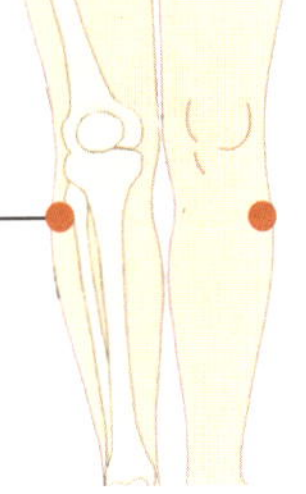

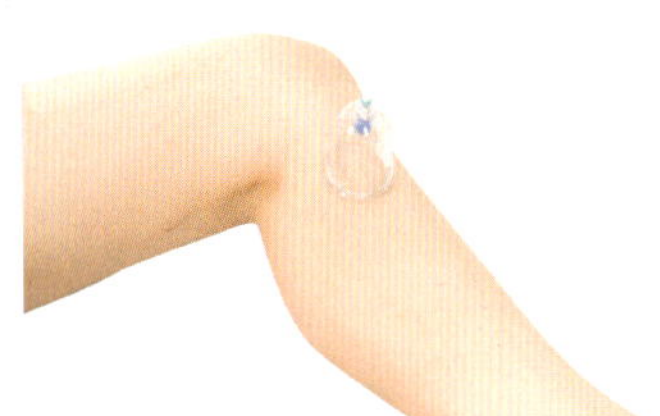

阴陵泉穴

在小腿内侧，胫骨内侧髁后下方凹陷处，左右各一穴。

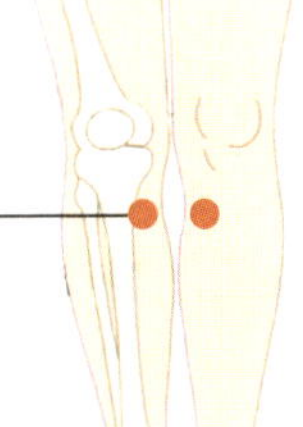

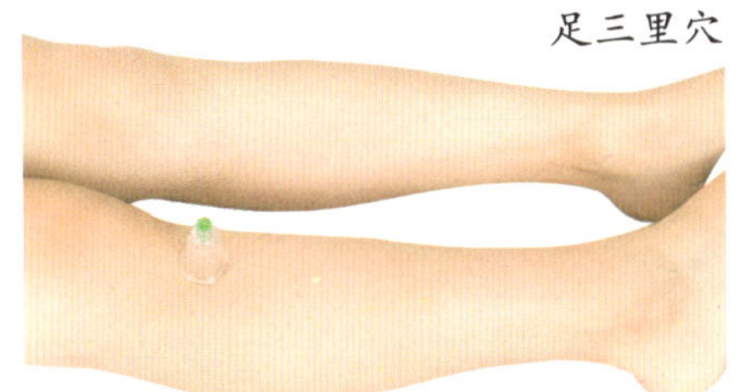

足三里穴

在小腿前外侧，外膝眼（犊鼻穴）下3寸，胫骨前缘外侧约一横指处，左右各一穴。

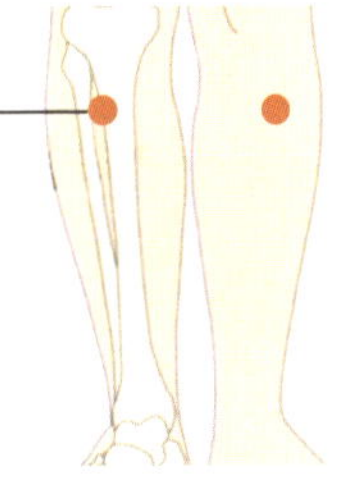

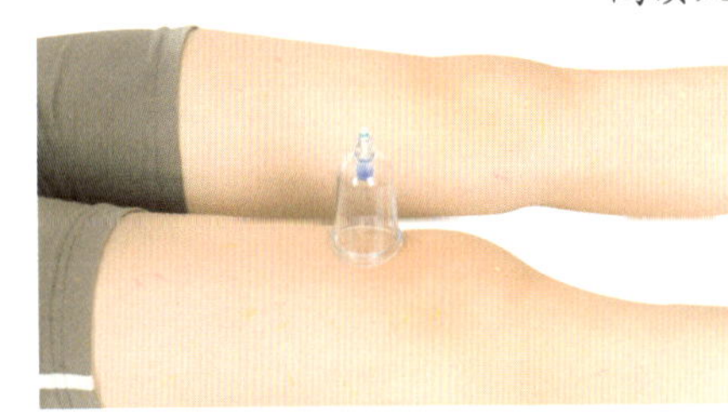

鹤顶穴

在膝上部，屈膝时，髌底的中点上方凹陷处，左右各一穴。

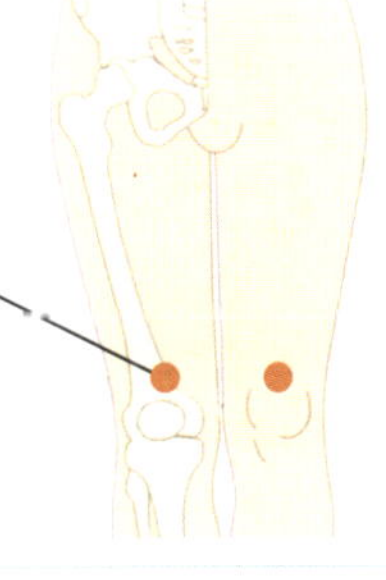

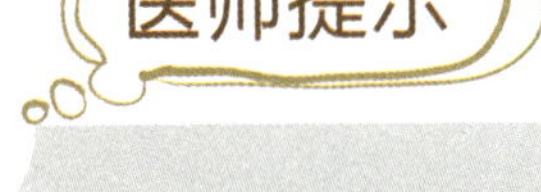

医师提示

◎注意保暖，特别要在关键部位包上护膝或棉布，不要让患处接触凉风。

◎少爬很陡的楼梯，少走上下坡路。

◎平时避免机械性损伤，膝关节受累者应避免跑步和球类等剧烈体育运动。

◎对不良姿势，如扁平足、膝内外翻、驼背和脊柱侧弯等，应尽量纠正。

痔疮

症状表现

痔疮主要表现为便血，便血的性质可为无痛、间歇性、便后鲜血，便时滴血或手纸上带血，便秘、饮酒或进食刺激性食物后加重。

原因

痔疮是人体直肠末端黏膜下和肛管皮肤下静脉丛发生扩张和屈曲所形成的柔软静脉团。多见于经常站立者和久坐者。痔疮包括内痔、外痔、混合痔。中医认为痔疮的发病原因主要是由于人体阴阳失调，加之外感、内伤、六淫、七情等因素所致。

方法一：留罐法

患者取俯卧位，在大肠俞穴、委中穴、承山穴、气海俞穴采用留罐法，留罐10～15分钟。2～3日1次，10次为1疗程。

大肠俞穴

大肠俞穴

在腰部，第4腰椎棘突下，旁开1.5寸，左右各一穴。

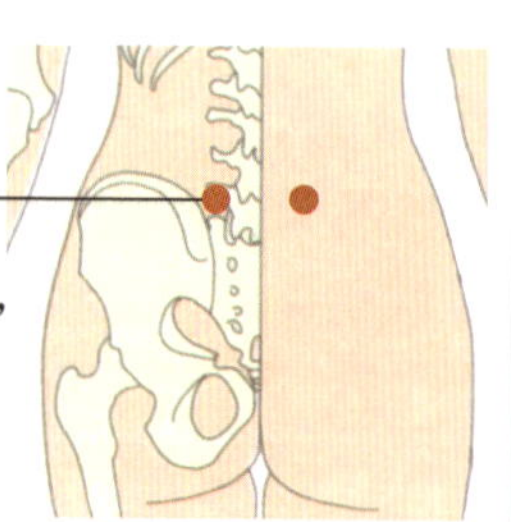

委中穴

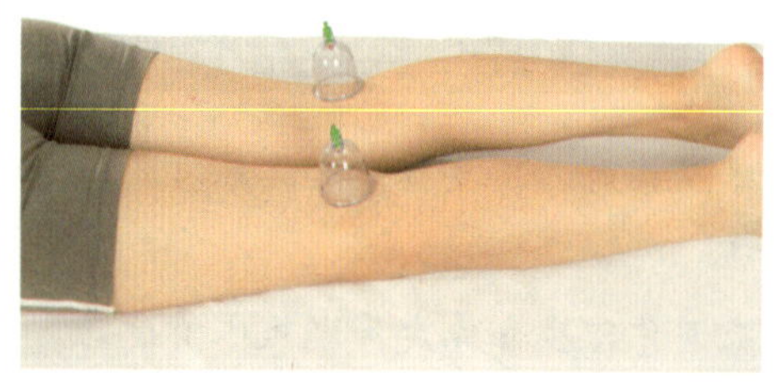

委中穴

在腿部，膝关节后侧腘窝横纹中点，当股二头肌腱与半腱肌肌腱的中间，左右各一穴。

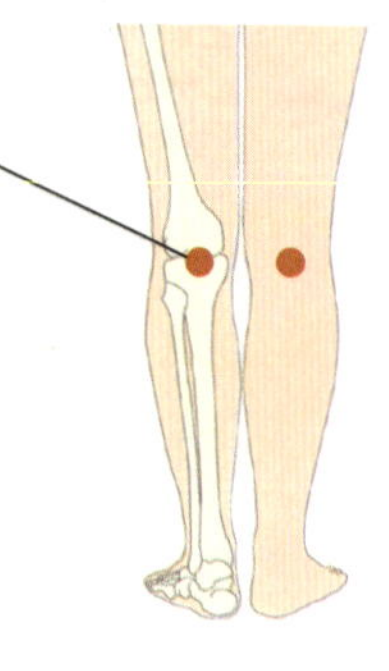

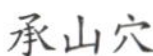

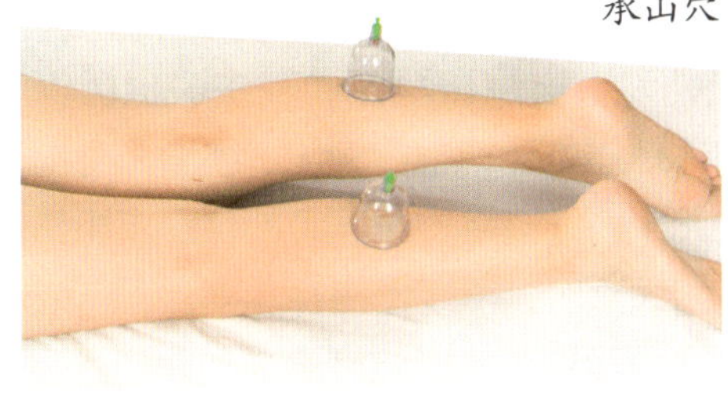

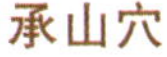

承山穴

在小腿后侧正中，当伸直小腿或足跟上提时，腓肠肌肌腹下出现尖角凹陷处，左右各一穴。

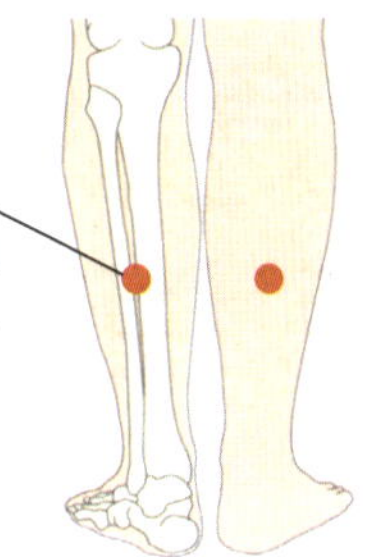

气海俞穴

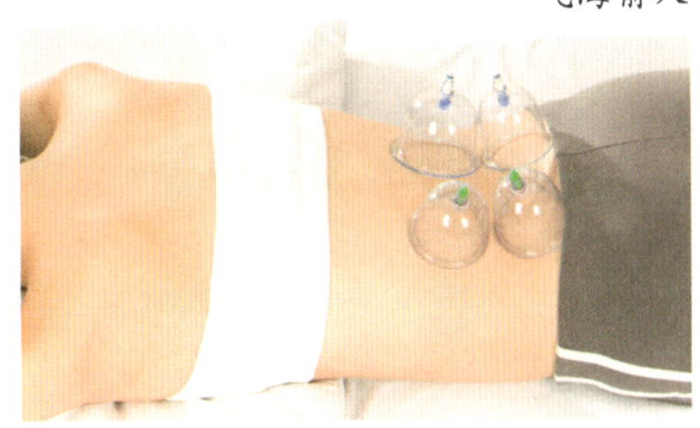

气海俞穴

在腰部，第3腰椎棘突下，旁开1.5寸，左右各一穴。

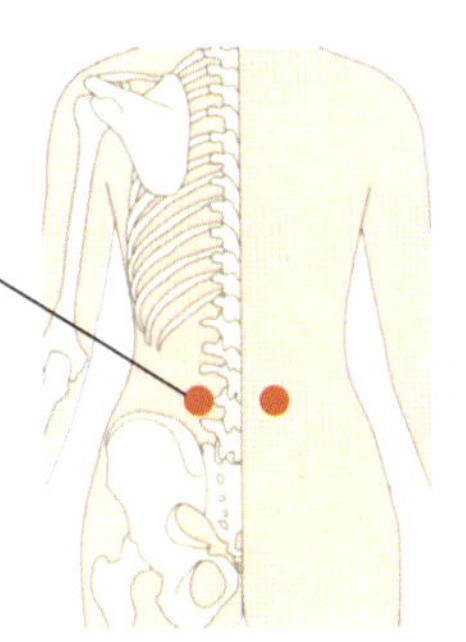

方法二：走罐法

在腰骶部行走罐，待出现瘀点后选择3～5个明显者点刺出血，再在点刺的部位拔罐，拔出瘀血。隔2日1次。

医师提示

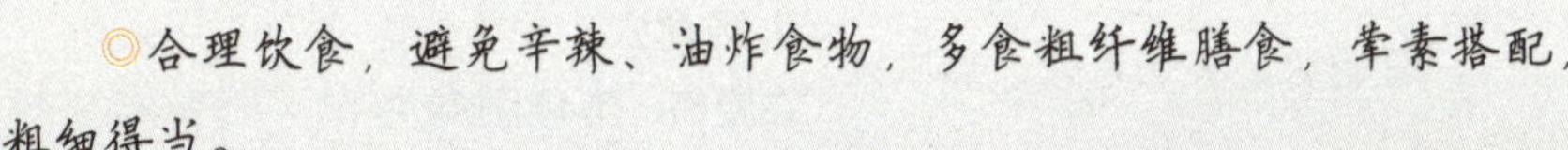

◎合理饮食，避免辛辣、油炸食物，多食粗纤维膳食，荤素搭配，粗细得当。

◎保持大便通畅，养成定时排便的好习惯，每次大便时间不宜过长，以5分钟左右为宜。

◎注意保持肛门周围清洁。

◎劳逸结合，适时调整体位，改善局部血液循环。

◎经常参加体育锻炼，多做提肛动作。

急性腰扭伤

症状表现

本病多由于外力、扭转、牵拉而发生。扭伤较重者，随即发生腰部剧痛，活动不便，坐、卧、翻身都有困难，甚至不能起床，连咳嗽、深呼吸都感疼痛加重。也有些患者，在扭闪腰时，腰部疼痛并不剧烈，还能继续工作，数小时或1～2日后，腰痛才逐渐加剧。

原因

急性腰扭伤是腰部用力不当所致的腰部各种软组织损伤的总称，是腰部肌肉、筋膜、韧带等软组织因外力作用突然受到过度牵拉而引起的急性撕裂伤。

方法一：留罐法

患者取俯卧位，在阿是穴、肾俞穴、大肠俞穴、腰眼穴、委中穴采用留罐法，留罐10～15分钟。每日1次，3次为1疗程。

肾俞穴

在腰部，第2腰椎棘突下，旁开1.5寸，左右各一穴。

腰眼穴

在腰部，第4腰椎棘突下，旁开约3.5寸凹陷中，左右各一穴。

大肠俞穴

在腰部，第4腰椎棘突下，旁开1.5寸，左右各一穴。

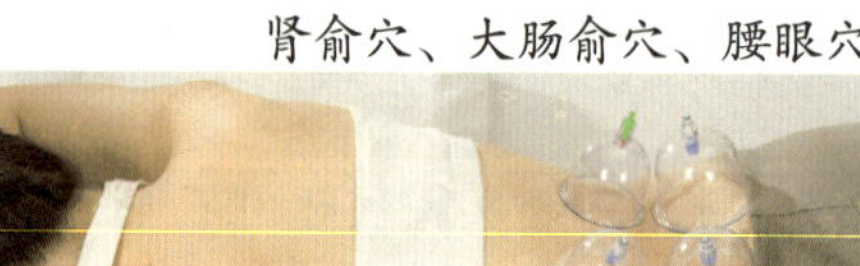

肾俞穴、大肠俞穴、腰眼穴

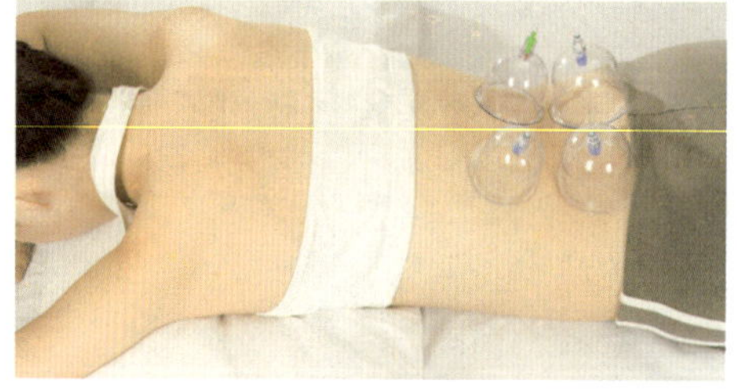

委中穴

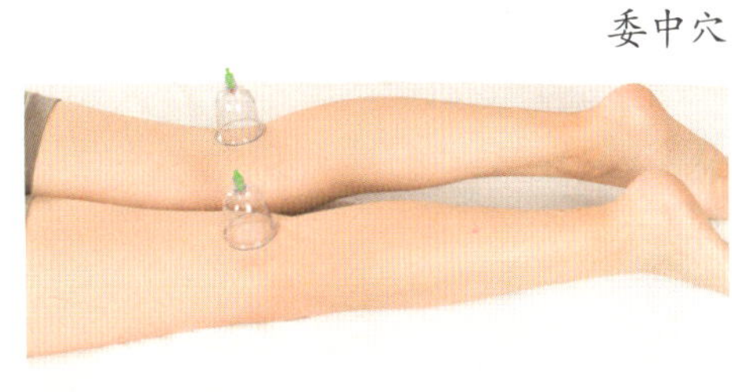

委中穴

在腿部，膝关节后侧腘窝横纹中点，当股二头肌腱与半腱肌肌腱的中间，左右各一穴。

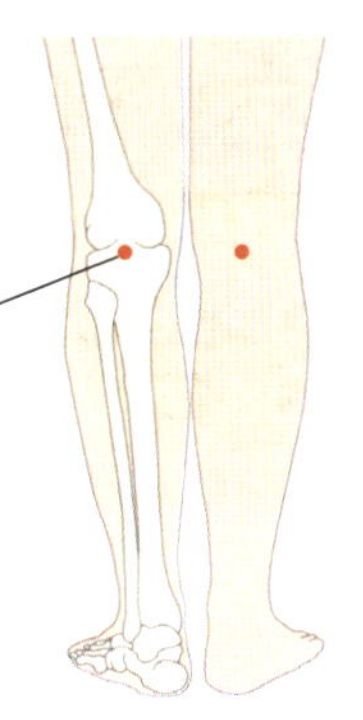

方法二：刺血拔罐法

肾俞穴、大肠俞穴、腰眼穴

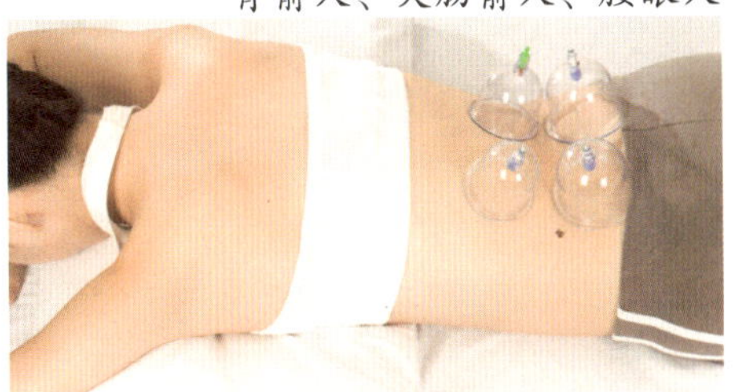

委中穴

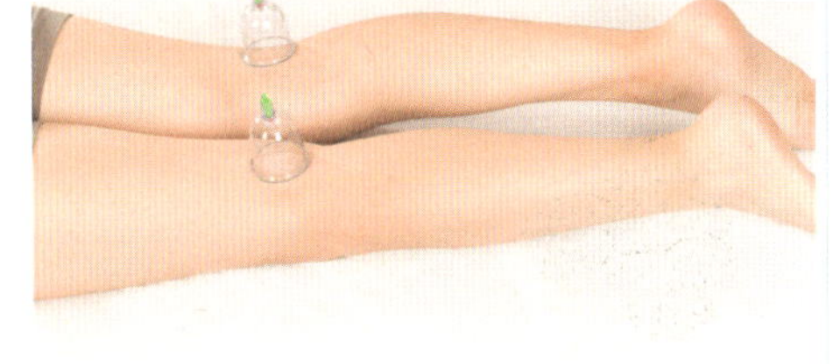

患者取俯卧位，在阿是穴、委中穴行刺血拔罐法，肾俞穴、大肠俞穴、腰眼穴采用留罐法，留罐10～15分钟。隔日1次，3次为1疗程。

医师提示

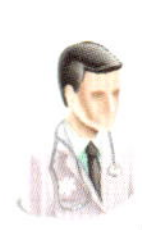

◎尽可能改善劳动条件，以机械操作代替繁重的体力劳动。

◎劳动时注意力要集中，特别是集体抬扛重物时应在统一指挥下进行，齐心协力，步调一致。

◎加强劳动保护，在做扛、抬、搬、提等重体力劳动时应使用护腰带，以协助稳定腰部脊柱，增强腹压，增强肌肉工作效能。

◎尽量避免弯腰性强迫姿势工作时间过长。

空调综合征

症状表现

空调综合征又称空调病，主要症状因各人的适应能力不同而有差异。一般表现为畏冷不适、疲乏无力、四肢肌肉关节酸痛、头痛、腰痛，严重者可引起口眼㖞斜等。

原因

本病常见原因是长期处于密闭的空调环境中，室内外温差大，机体适应不良，造成人体自主神经系统功能紊乱。

方法一：留罐法

大椎穴、肺俞穴、膈俞穴、肝俞穴、肾俞穴、大肠俞穴

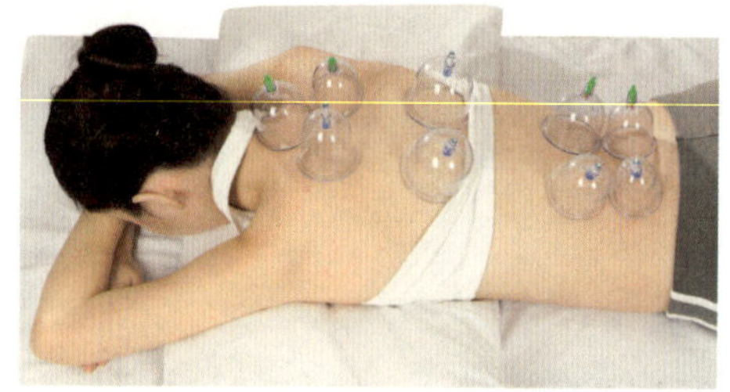

患者取俯卧位，在大椎穴、肺俞穴、膈俞穴、肝俞穴、肾俞穴、大肠俞穴采用留罐法，留罐10～15分钟。每日1次，3次为1疗程。

大椎穴

在颈项部，第7颈椎棘突下凹陷中。

肺俞穴

在背部，第3胸椎棘突下，旁开1.5寸，左右各一穴。

肝俞穴

在背部，第9胸椎棘突下，旁开1.5寸，左右各一穴。

膈俞穴

在背部，第7胸椎棘突下，旁开1.5寸，左右各一穴。

大肠俞穴

在腰部，第4腰椎棘突下，旁开1.5寸，左右各一穴。

肾俞穴

在腰部，第2腰椎棘突下，旁开1.5寸，左右各一穴。

方法二：走罐法

患者取俯伏坐位或俯卧位，在背部督脉及足太阳膀胱经内侧循行线采用走罐法至皮肤潮红或有轻度出痧为度，然后留罐在大椎穴、肺俞穴、膈俞穴、肝俞穴、肾俞穴、大肠俞穴10～15分钟。隔日1次，3次为1疗程。

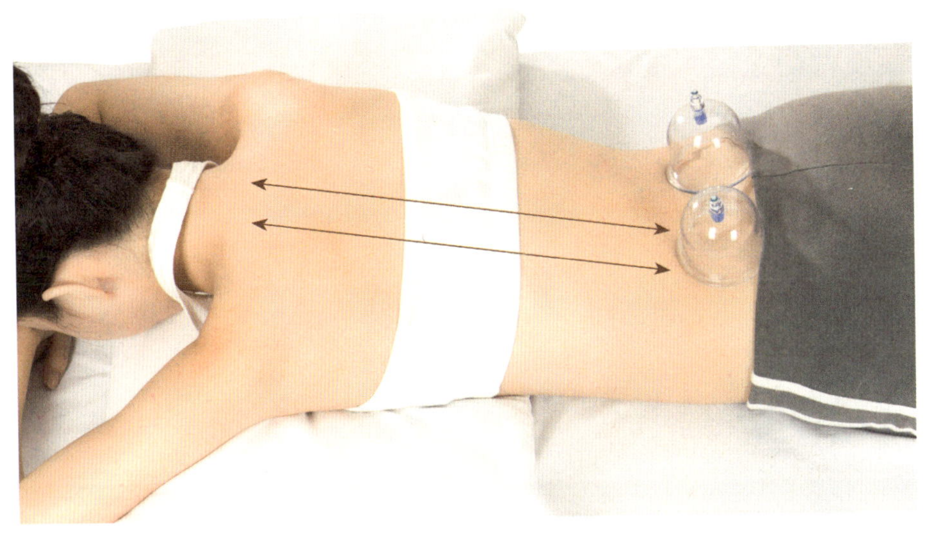

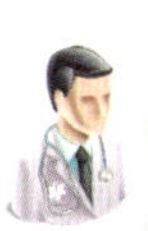

医师提示

◎使用空调必须注意通风，每天应定时打开窗户，关闭空调，增加换气。

◎夜间睡眠时最好不要用空调。

◎不要让通风口的冷风直接吹在身上，可增加衣物注意保暖。

◎长期待在空调室内者，应该到户外活动，多喝开水，加速体内的新陈代谢。

第四章 妇科疾病拔罐疗法

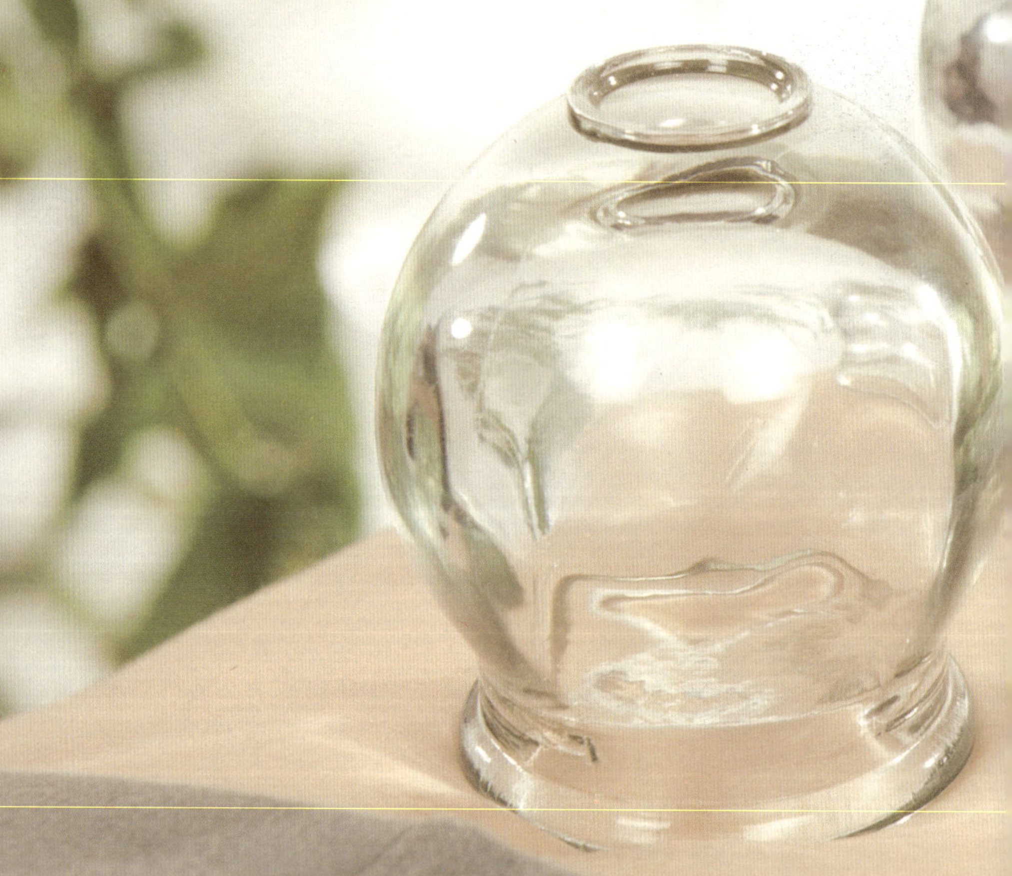

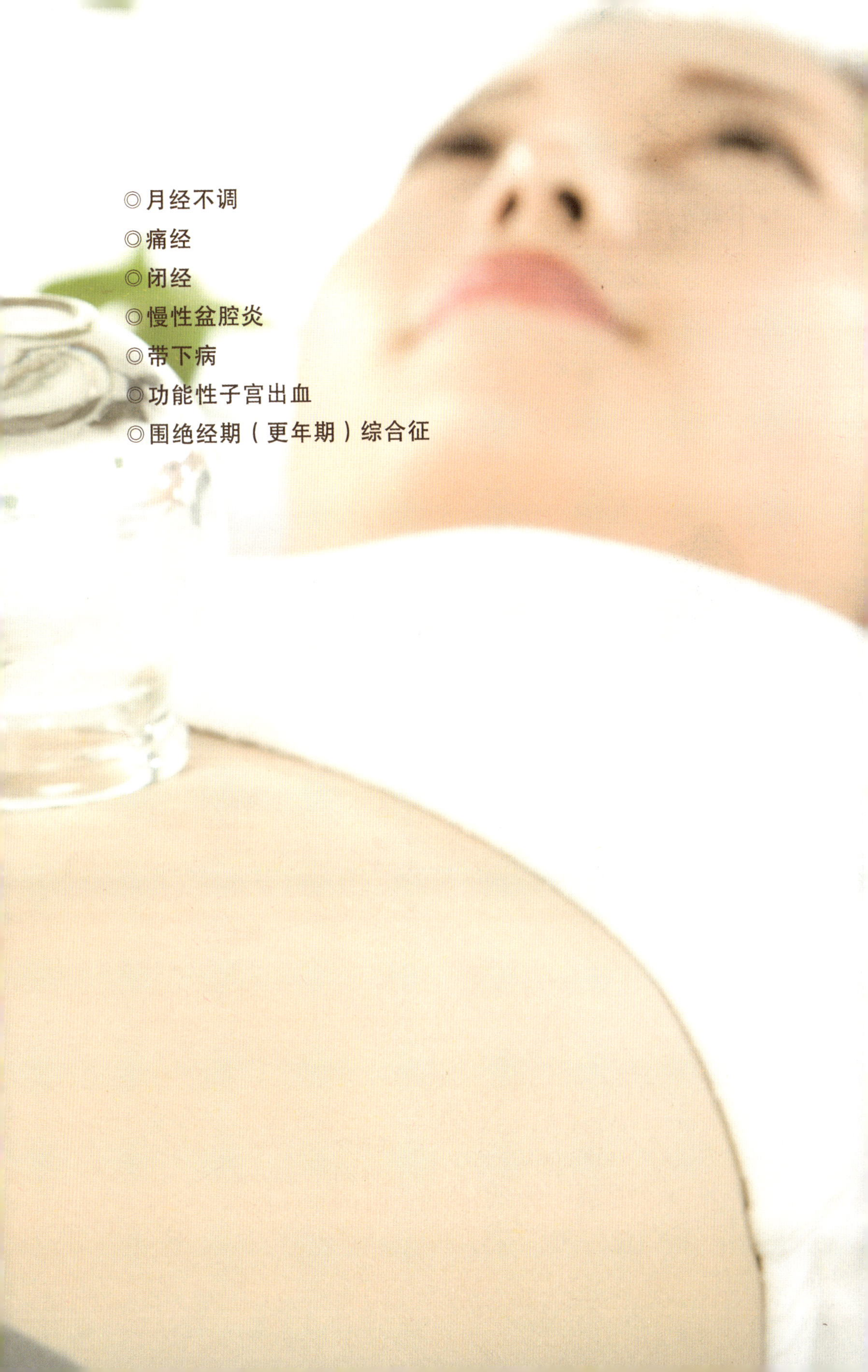

◎月经不调

◎痛经

◎闭经

◎慢性盆腔炎

◎带下病

◎功能性子宫出血

◎围绝经期（更年期）综合征

月经不调

症状表现

是以月经周期以及经量、经色、经质的异常为主症的月经病，临床有月经先期、月经后期和月经先后无定期几种情况。西医中的排卵性功能失调性子宫出血、生殖器炎症或肿瘤引起的阴道异常出血等疾病可参考此病症。

原因

中医认为月经不调是由于气血虚弱或肝肾亏损或气血运行不畅造成。

方法：留罐法

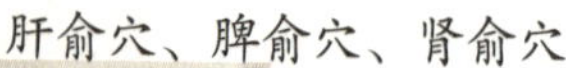

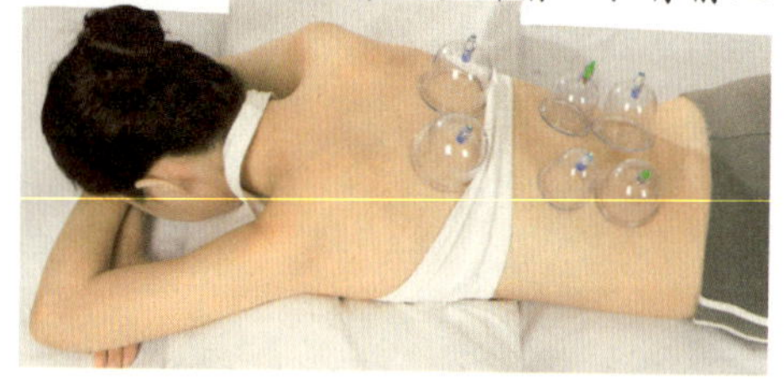

患者先取俯卧位，在肝俞穴、脾俞穴、肾俞穴采用留罐法，留罐10～15分钟。

肝俞穴

在背部，第9胸椎棘突下，旁开1.5寸，左右各一穴。

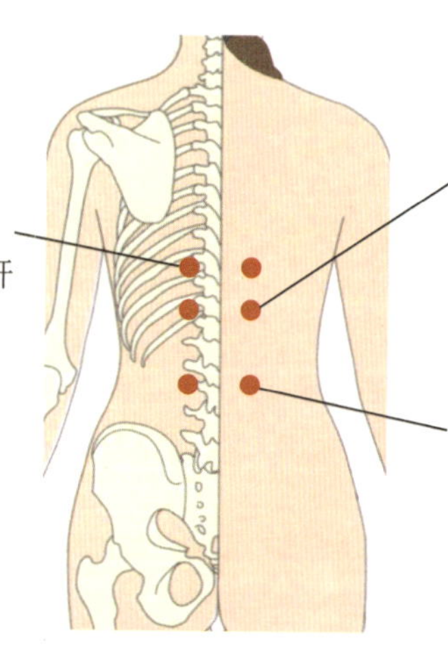

脾俞穴

在背部，第11胸椎棘突下，旁开1.5寸，左右各一穴。

肾俞穴

在腰部，第2腰椎棘突下，旁开1.5寸，左右各一穴。

再取仰卧位，在关元、血海穴、足三里穴、三阴交穴、太冲穴采用留罐法，留罐10～15分钟。每日1次，3次为1疗程。

关元穴

在下腹部，前正中线上，脐中下方3寸。

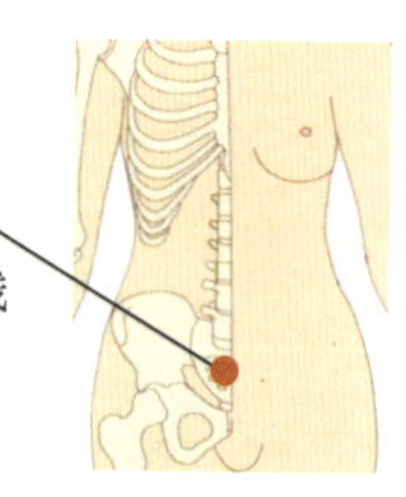

血海穴

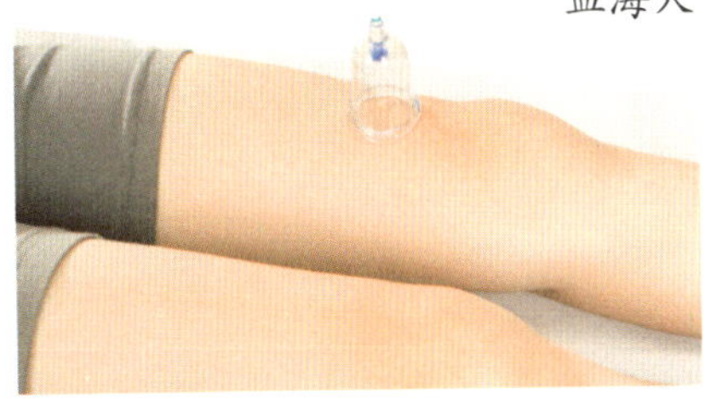

血海穴

在大腿内侧，髌底内侧端上2寸，股四头肌内侧头隆起处，左右各一穴。

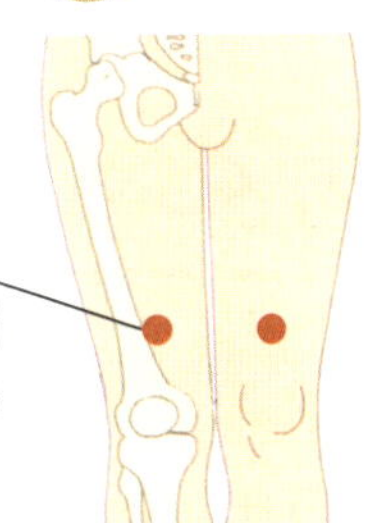

足三里穴

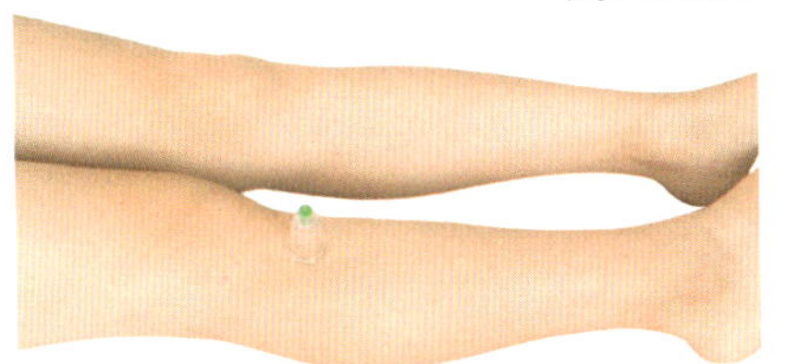

足三里穴

在小腿前外侧，外膝眼（犊鼻穴）下3寸，胫骨前缘外侧约一横指处，左右各一穴。

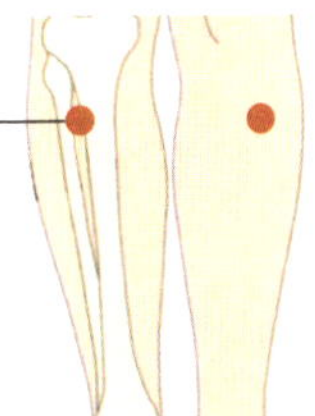

三阴交穴

太冲穴

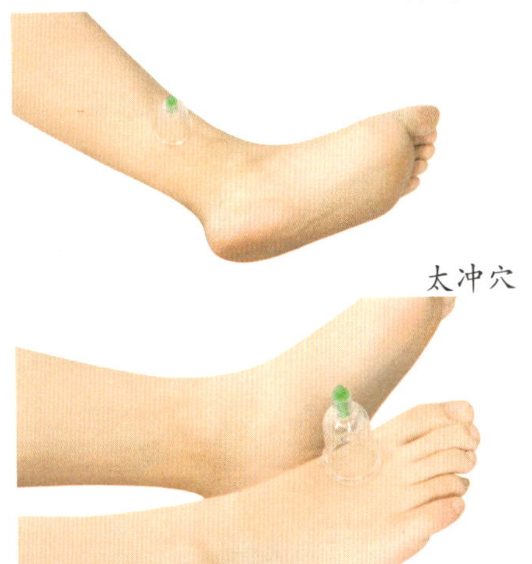

三阴交穴

在小腿内侧，足内踝尖直上3寸，胫骨内侧后缘，左右各一穴。

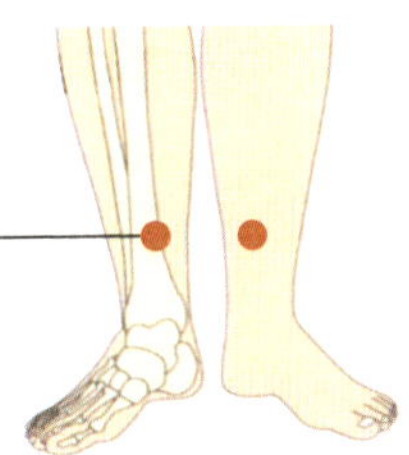

太冲穴

在足背，第1、第2跖骨结合部前方凹陷中，左右各一穴。

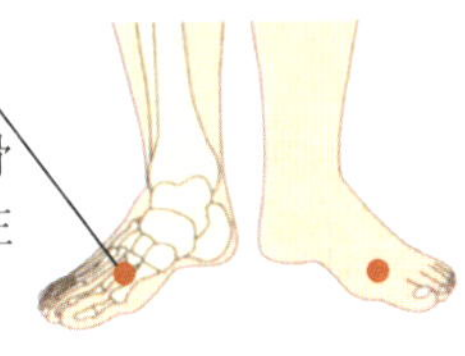

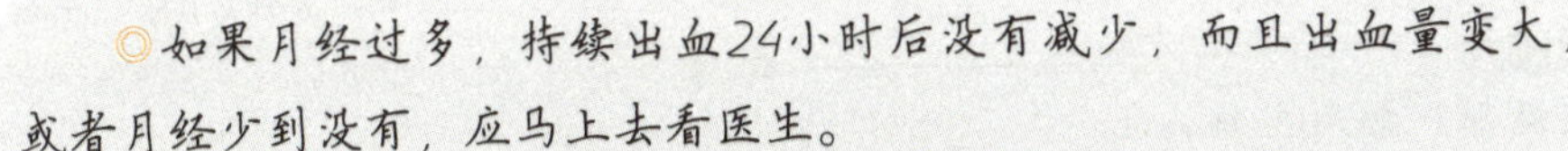

医师提示

◎如果月经过多，持续出血24小时后没有减少，而且出血量变大，或者月经少到没有，应马上去看医生。

◎平时注意避免小腹受寒。

◎如果月经不调是由于受挫折、压力大而造成的，那么就必须调整好心态。

◎熬夜、过度劳累、生活不规律都会导致月经不调。

◎月经过多时应注意补充足够的铁质，以免发生缺铁性贫血。

痛经

症状表现

痛经是指妇女在经期及其前后，出现下腹部痉挛性疼痛，并有全身不适，严重者可伴恶心呕吐、冷汗淋漓、手足厥冷，甚至昏厥。

原因

中医认为本病的发生与冲任、胞宫的周期性生理变化密切相关。主要病机在于邪气内伏或精血素亏，更值经期前后冲任二脉气血的生理变化急骤，导致胞宫的气血运行不畅，“不通则痛”，或胞宫失于濡养，“不荣则痛”，故使痛经发作。常见的分型有肾气亏损、气血虚弱、气滞血瘀、寒凝血瘀和湿热蕴结。

方法：留罐法

先取俯卧位，在肝俞穴、肾俞穴、次髎穴采用留罐法，留罐10～15分钟。

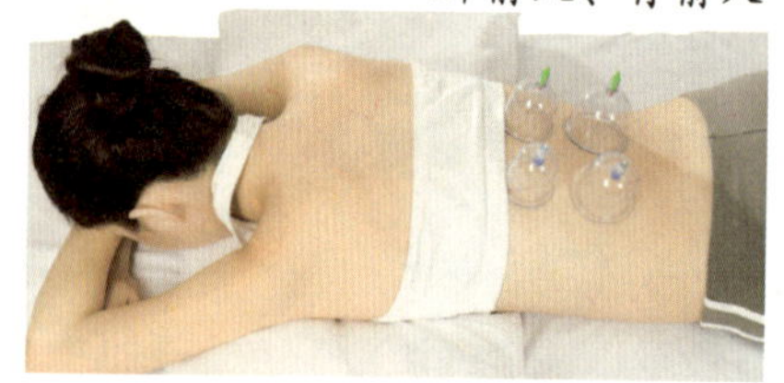
肝俞穴、肾俞穴

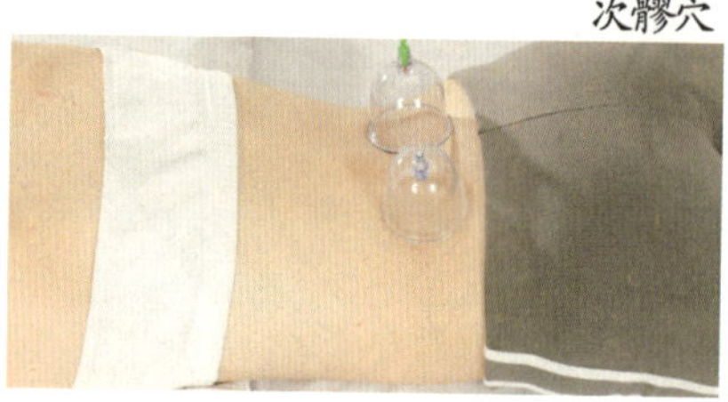
次髎穴

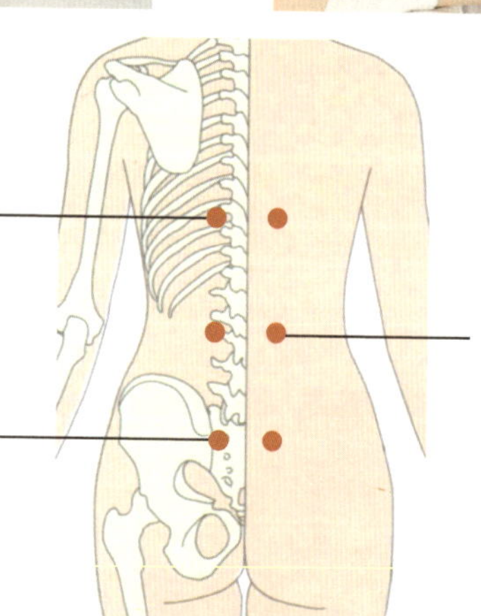

再取仰卧位，在气海穴、关元穴、中极穴、足三里穴、三阴交穴、地机穴、太冲穴采用留罐法，留罐10～15分钟。治疗在经期前1个星期开始，直至经净为1疗程，连续治疗3个月经周期。

气海穴

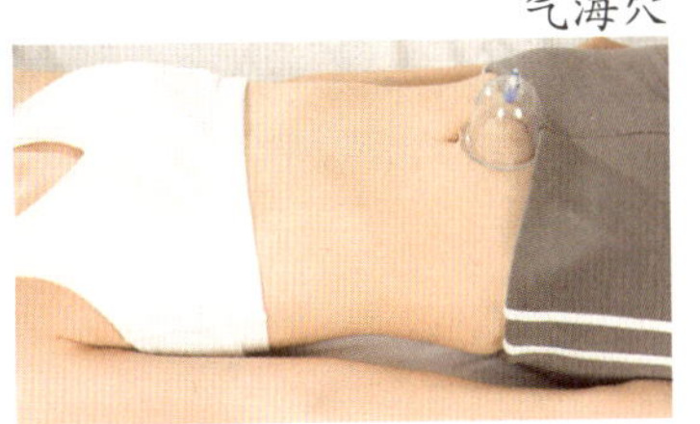

足三里穴

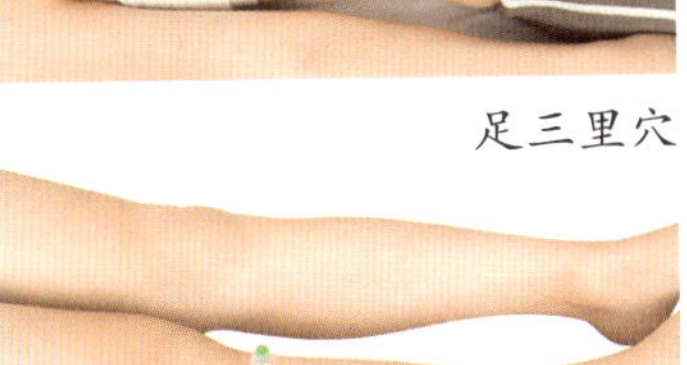

地机穴

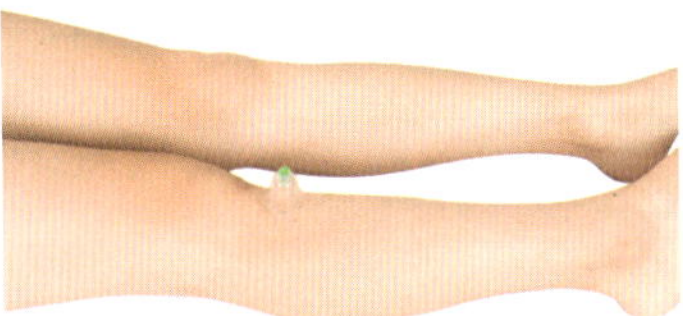

三阴交穴

太冲穴

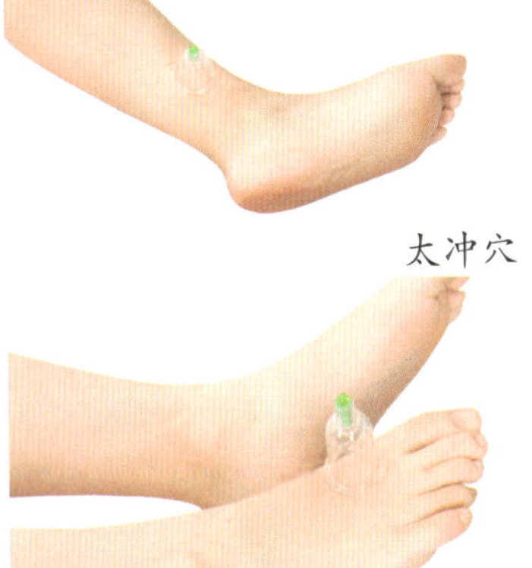

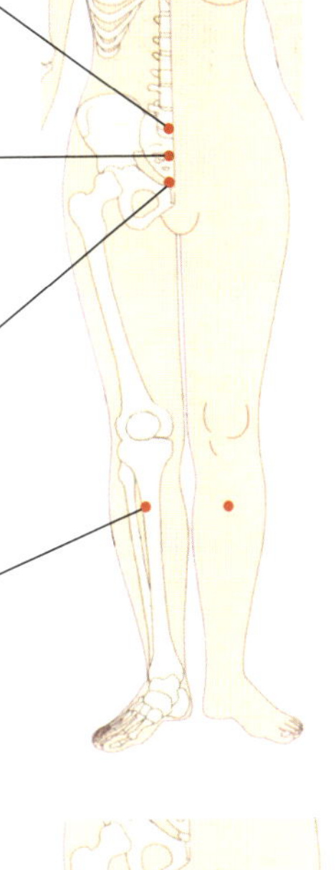

气海穴

在下腹部，前正中线上，脐中下方1.5寸。

关元穴

在下腹部，前正中线上，脐中下方3寸。

中极穴

在下腹部，前正中线上，当脐中下方4寸。

足三里穴

在小腿前外侧，外膝眼（犊鼻穴）下3寸，胫骨前缘外侧约一横指处，左右各一穴。

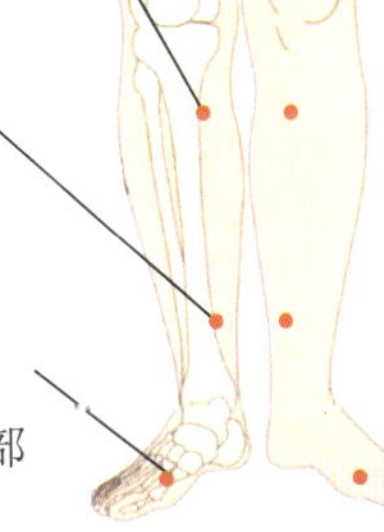

地机穴

在小腿内侧，内踝尖与阴陵泉穴的连线上，阴陵泉穴下3寸，左右各一穴。

三阴交穴

在小腿内侧，足内踝尖直上3寸，胫骨内侧后缘，左右各一穴。

太冲穴

在足背，第1、第2跖骨结合部前方凹陷中，左右各一穴。

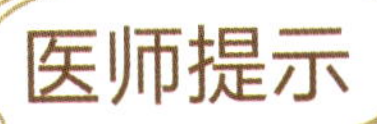

医师提示

◎不宜吃生冷、酸辣等刺激性食物，多饮开水，保持大便通畅。

◎不要久坐，维持下半身血液循环畅通。

◎痛经的时候，要合理休息，避免过于劳累，特别是剧烈的运动及劳动。

◎月经期间不要喝浓茶。

◎保持心情愉快，避免精神刺激和情绪波动。

闭经

症状表现

女子年逾18周岁，月经尚未来潮，或月经来潮后又中断6个月以上者，称为“闭经”，前者称原发性闭经，后者称继发性闭经，古称“女子不月”“月事不来”“经水不通”“经闭”等。妊娠期、哺乳期或更年期的月经停闭属生理现象，不作闭经论；有的少女初潮2年内偶尔出现月经停闭现象，可不予治疗。

原因

中医认为本病发病机制主要是冲任气血失调，有虚、实两个方面，虚者由于冲任亏败，源断其流；实者因邪气阻隔冲任，经血不通。导致闭经的病因复杂，有先天因素，也有后天获得，可由月经不调发展而来，也有因他病致闭经者。

方法一：留罐法

患者先取仰卧位，在气海穴、关元穴、归来穴、血海穴、足三里穴、三阴交穴采用留罐法，留罐10～15分钟。2～3日1次，10次为1疗程。

气海穴

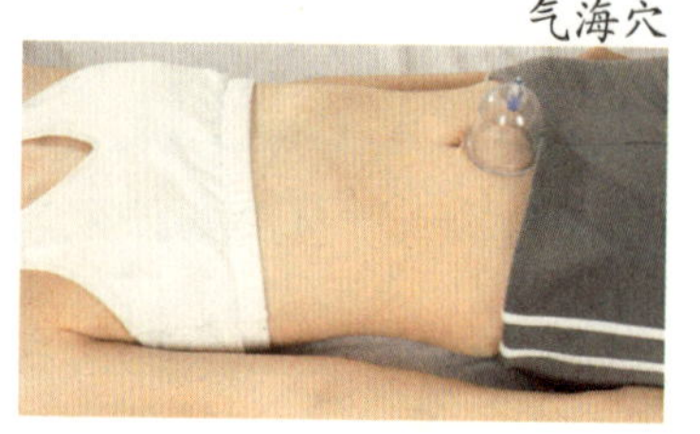

血海穴

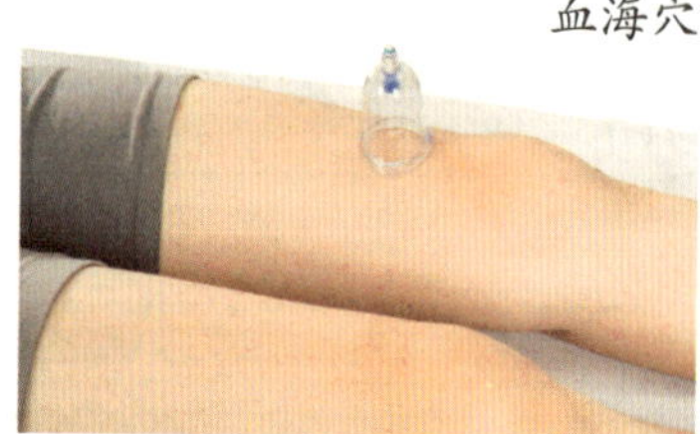

足三里穴

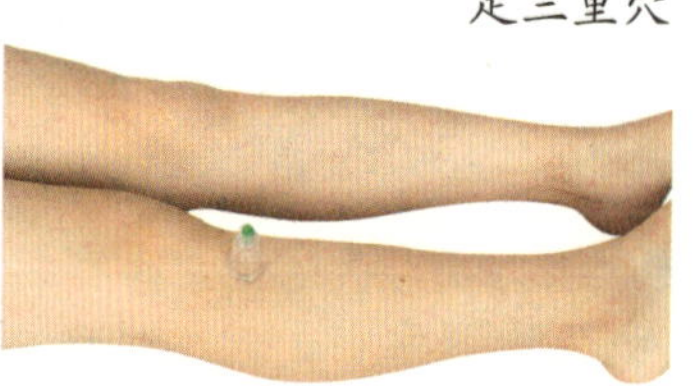

气海穴

在下腹部，前正中线上，脐中下方1.5寸。

关元穴

在下腹部，前正中线上，脐中下方3寸。

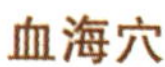

血海穴

在大腿内侧，髌底内侧端上2寸，股四头肌内侧头隆起处，左右各一穴。

足三里穴

在小腿前外侧，外膝眼（犊鼻穴）下3寸，胫骨前缘外侧约一横指处，左右各一穴。

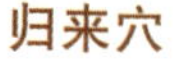

归来穴

在下腹部，当脐中下4寸，距前正中线2寸，左右各一穴。

三阴交穴

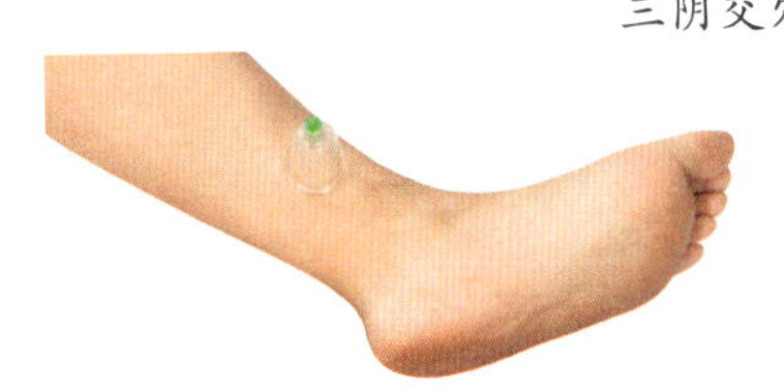

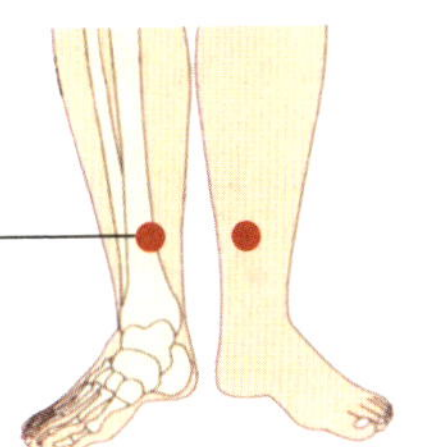

三阴交穴

在小腿内侧，足内踝尖直上3寸，胫骨内侧后缘，左右各一穴。

方法二：走罐法

沿腹部任脉及背部足太阳膀胱经内侧循行线行走罐法，2~3日1次，10次为1疗程。

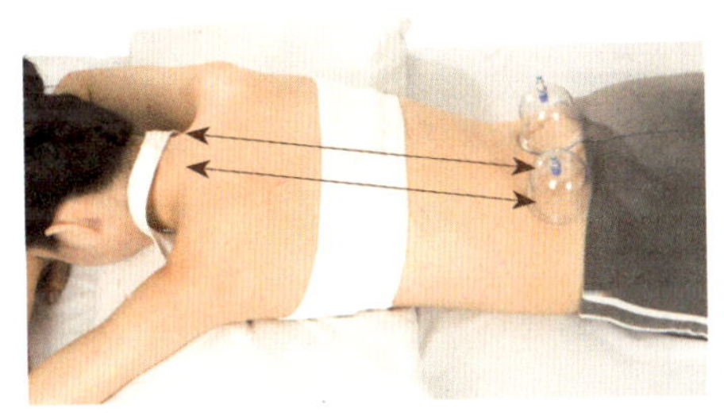

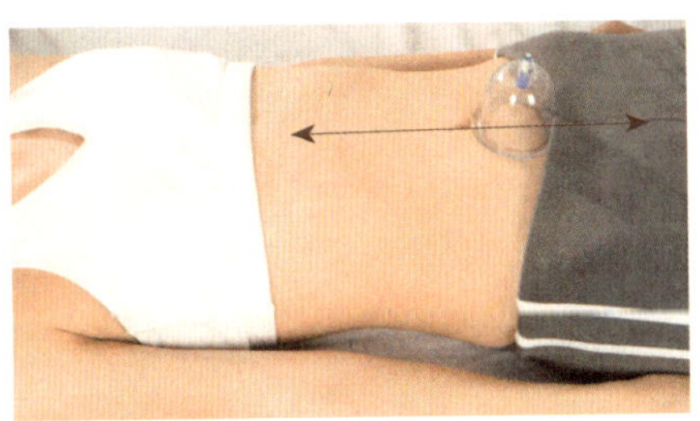

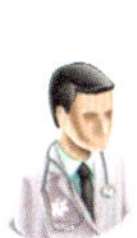

医师提示

◎闭经原因复杂，治疗难度较大，必须进行认真检查，以明确发病原因。

◎生活起居要有规律，经期忌受凉和食凉饮冷。

◎注意情绪调节，保持乐观心态。

慢性盆腔炎

症状表现

慢性盆腔炎是由于瘢痕粘连及盆腔充血，可表现为下腹部坠胀、疼痛，腰骶部酸痛。有时伴有肛门坠胀不适、月经不调、带下增多。部分患者可有全身症状，如低热、易于疲劳、周身不适、易于失眠等。

原因

本病常常由分娩、流产、宫腔内手术消毒不严，或经期、产后不注意卫生，或者盆腔附近其他部位的感染使病原体侵入所致。

方法一：留罐法

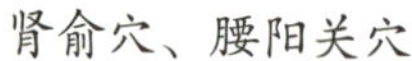

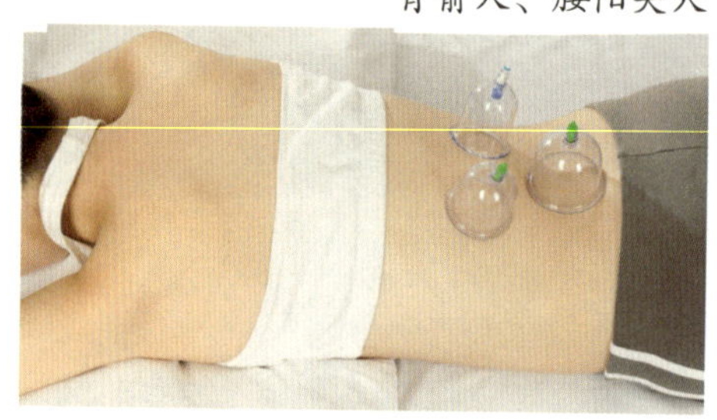

患者先取俯卧位，在肾俞穴、腰阳关穴、八髎穴采用留罐法，留罐10～15分钟。2～3日1次，10次为1疗程。

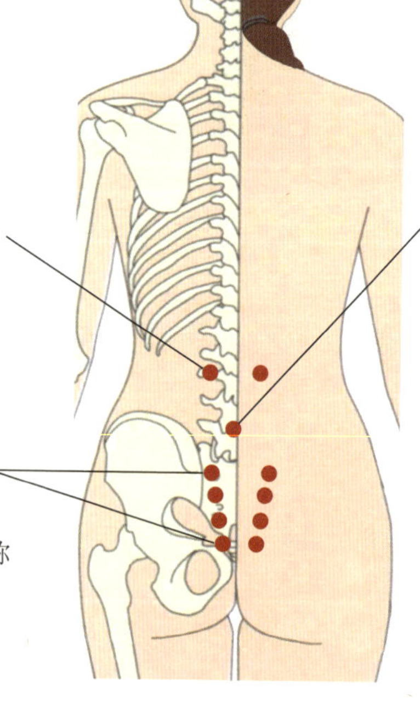

肾俞穴

在腰部，第2腰椎棘突下，旁开1.5寸，左右各一穴。

腰阳关穴

在腰部，后正中线上，第4腰椎棘突下凹陷中，约与髂脊相平。

八髎穴

在骶部，分别在第1、第2、第3、第4骶后孔中，合称“八髎穴”，左右共八穴。

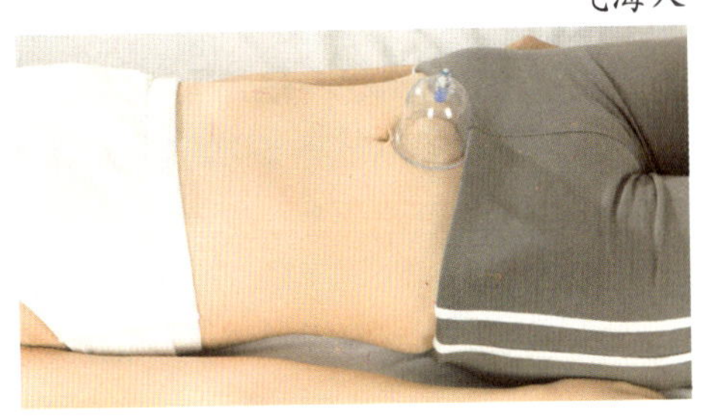
气海穴

再取仰卧位，在气海穴、关元穴、中极穴、曲骨穴、归来穴采用留罐法，均留罐10～15分钟。2～3日1次，10次为1疗程。

气海穴
在下腹部，前正中线上，脐中下方1.5寸。

关元穴
在下腹部，前正中线上，脐中下方3寸。

中极穴
在下腹部，前正中线上，当脐中下方4寸。

归来穴
在下腹部，当脐中下4寸，距前正中线2寸，左右各一穴。

曲骨穴
在下腹部，前正中线上，耻骨联合上缘的中点处。

方法二：走罐法

在患者的腰骶部行走罐法。2～3日1次，10次为1疗程。

医师提示

◎注意避孕，节制夫妻生活，并减少人流手术及其他对宫腔的创伤机会。

◎患者宜食用高蛋白、高维生素的营养饮食，忌烟、酒、浓茶等辛辣刺激性食物。

◎为了促进炎症吸收，加快血液循环，缓解组织粘连，改善局部营养，每天可热敷小腹部。

带下病

》症状表现

白带是指妇女阴道内流出的一种黏稠液体，如涕如唾。如果带下量多腥臭，色泽异常，并伴有全身症状者，称“带下病”。带下病症见从阴道流出白色液体，或经血漏下，夹有白色液体，淋沥不断，质稀如水者，属于西医所说的白带异常。

原因

中医认为该病发生的原因主要是脏腑功能失常，湿从内生，或下阴直接感染湿毒虫邪所致。

》方法：留罐法

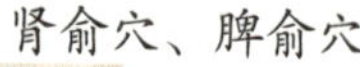

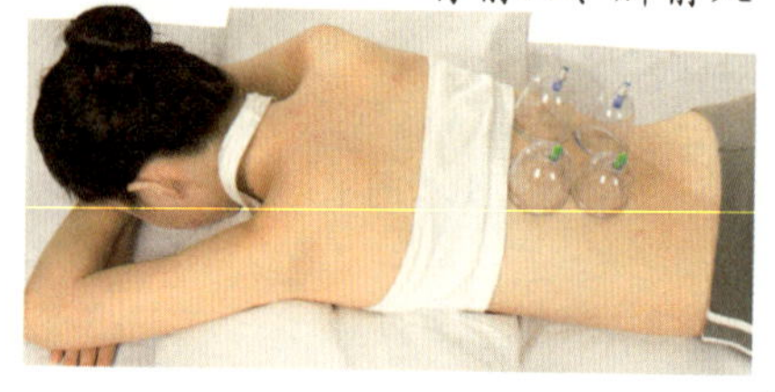

患者先取俯卧位，在肾俞穴、脾俞穴、八髎穴采用留罐法，留罐10～15分钟。

肾俞穴

在腰部，第2腰椎棘突下，旁开1.5寸，左右各一穴。

脾俞穴

在背部，第11胸椎棘突下，旁开1.5寸，左右各一穴。

八髎穴

在骶部，分别在第1、第2、第3、第4骶后孔中，合称“八髎穴”，左右共八穴。

再取仰卧位，在关元穴、气海穴、带脉穴、足三里穴、血海穴、阴陵泉穴、三阴交穴采用留罐法，留罐10～15分钟。2～3日1次，10次为1疗程。

气海穴

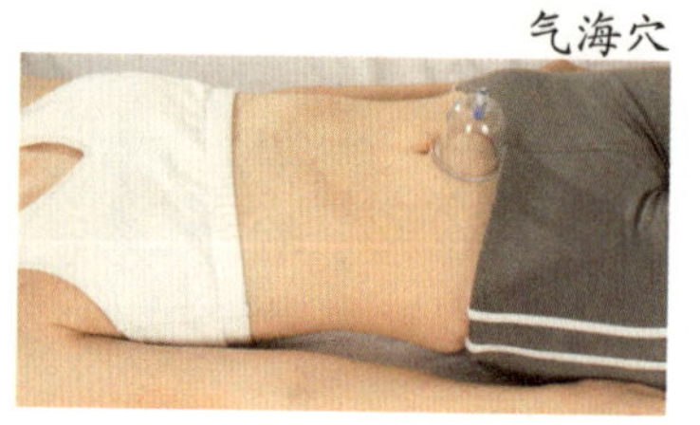

气海穴

在下腹部，前正中线上，脐中下方1.5寸。

关元穴

在下腹部，前正中线上，脐中下方3寸。

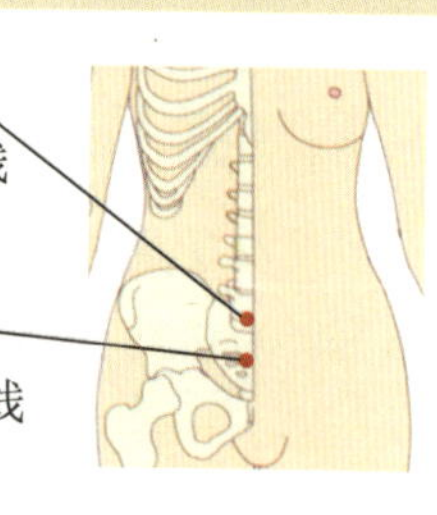

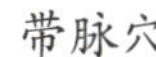
带脉穴

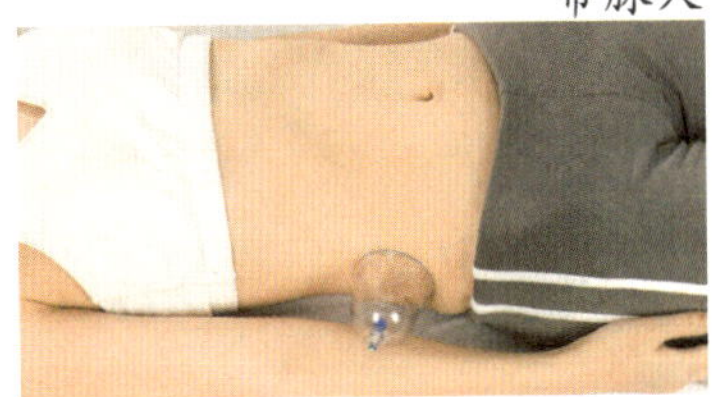

带脉穴

在侧腹部，章门穴下方1.8寸，第11肋骨游离端下方垂线与脐水平线的交点上，左右各一穴。

足三里穴

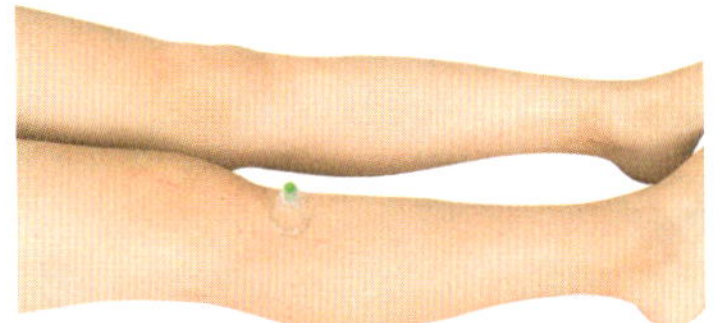

足三里穴

在小腿前外侧，外膝眼（犊鼻穴）下3寸，胫骨前缘外侧约一横指处，左右各一穴。

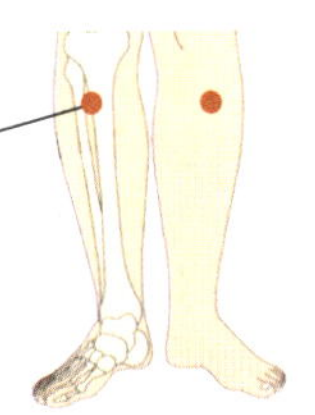

血海穴

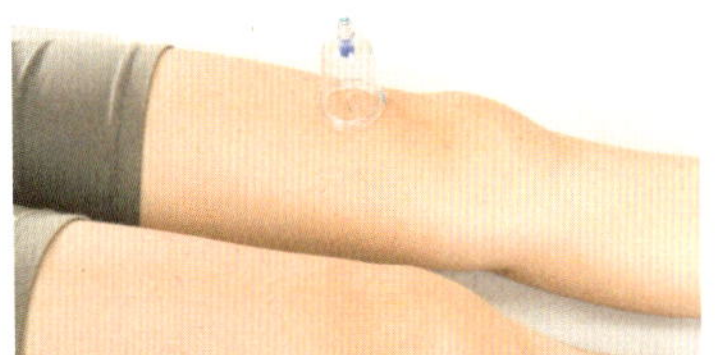

血海穴

在大腿内侧，髌底内侧端上2寸，股四头肌内侧头隆起处，左右各一穴。

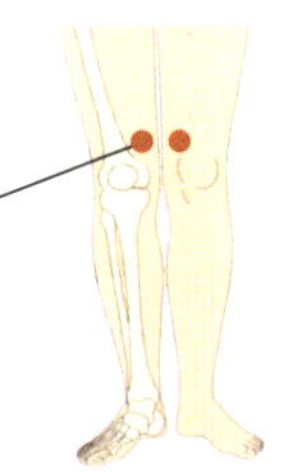

阴陵泉穴

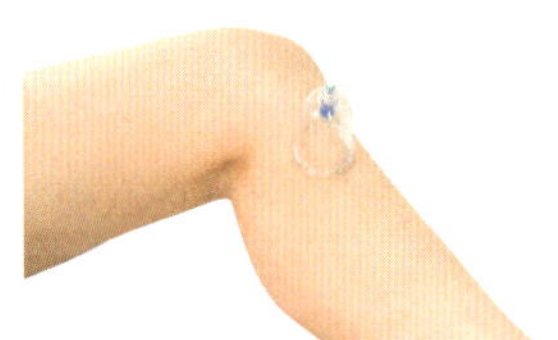

阴陵泉穴

在小腿内侧，胫骨内侧髁后下方凹陷处，左右各一穴。

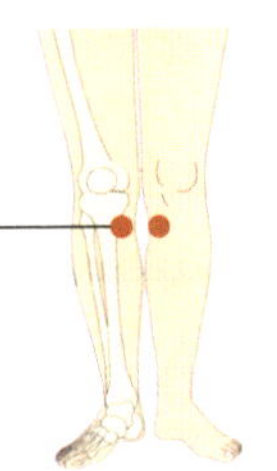

三阴交穴

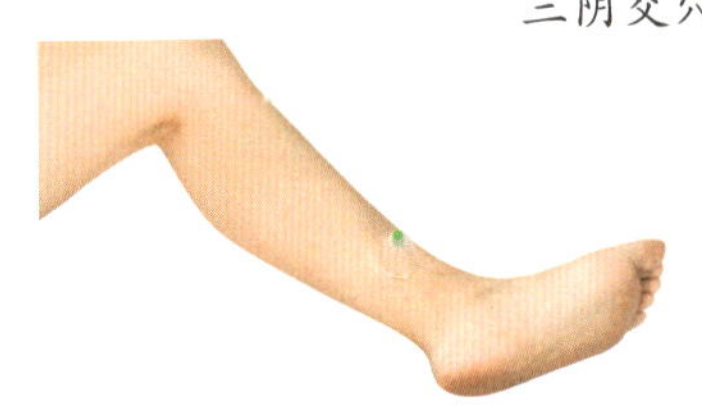

三阴交穴

在小腿内侧，足内踝尖直上3寸，胫骨内侧后缘，左右各一穴。

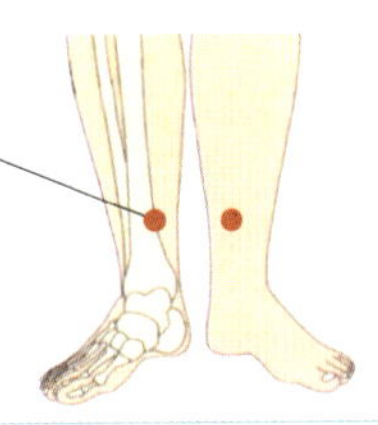

医师提示

- ◎养成良好的卫生习惯，勤洗、勤换内裤。
- ◎注意经期卫生及孕产期调护，经常保持会阴部清洁卫生。
- ◎注意调适生活起居，饮食清淡，少食肥甘。
- ◎清心寡欲，减少房事。
- ◎注意劳逸结合，多进行户外活动。

功能性子宫出血

症状表现

功能失调性子宫出血病简称功能性子宫出血或功血，由神经内分泌失调引起，表现为无规律的子宫出血，血量时多时少，或突然增多。闭经时间长者，出血量多，并可持续数月不止。周期短于21天，时流时止。属于中医“崩漏”范畴。

原因

中医认为本病是冲任不固，不能制约经血，使子宫藏泻失常。常见病因有脾虚、肾虚、血热和血瘀。

方法：留罐法

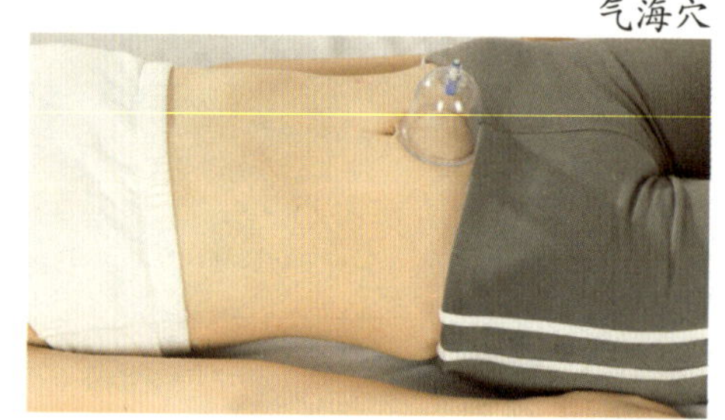
气海穴

患者先取仰卧位，在气海穴、关元穴、中极穴、曲骨穴、归来穴、血海穴、三阴交穴采用留罐法，留罐10～15分钟。

气海穴

在下腹部，前正中线上，脐中下方1.5寸。

关元穴

在下腹部，前正中线上，脐中下方3寸。

归来穴

在下腹部，当脐中下4寸，距前正中线2寸，左右各一穴。

中极穴

在下腹部，前正中线上，当脐中下方4寸。

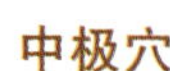

曲骨穴

在下腹部，前正中线上，耻骨联合上缘的中点处。

血海穴

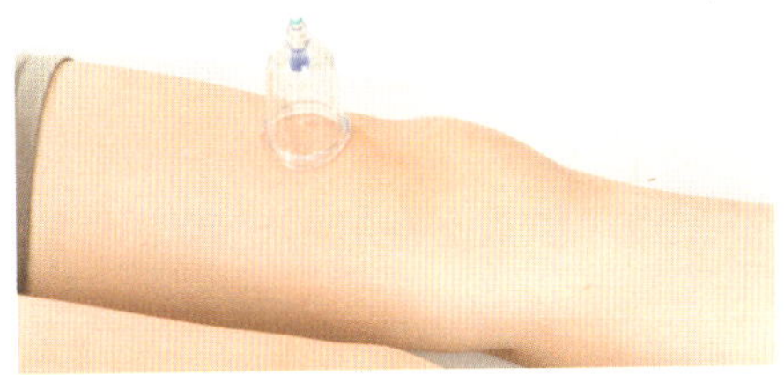

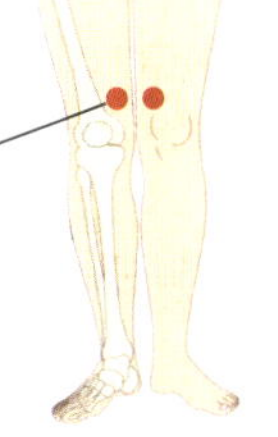

血海穴

在大腿内侧，髌底内侧端上2寸，股四头肌内侧头隆起处，左右各一穴。

三阴交穴

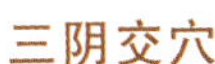

三阴交穴

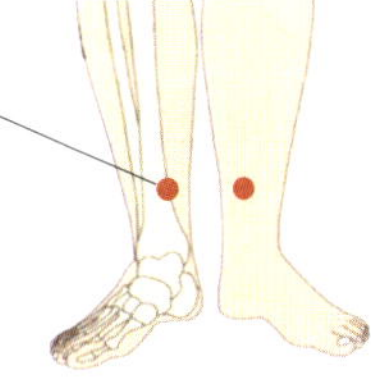

在小腿内侧，足内踝尖直上3寸，胫骨内侧后缘，左右各一穴。

膈俞穴、肝俞穴、肾俞穴、腰阳关穴

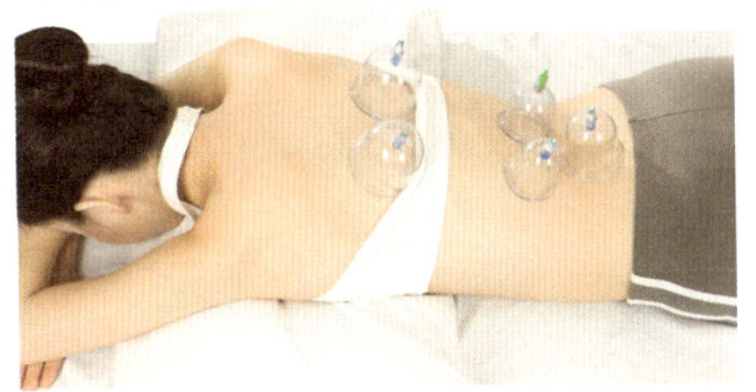

再取俯卧位，在膈俞穴、肝俞穴、肾俞穴、腰阳关穴、八髎穴采用留罐法，留罐10～15分钟。2～3日1次，10次为1疗程。

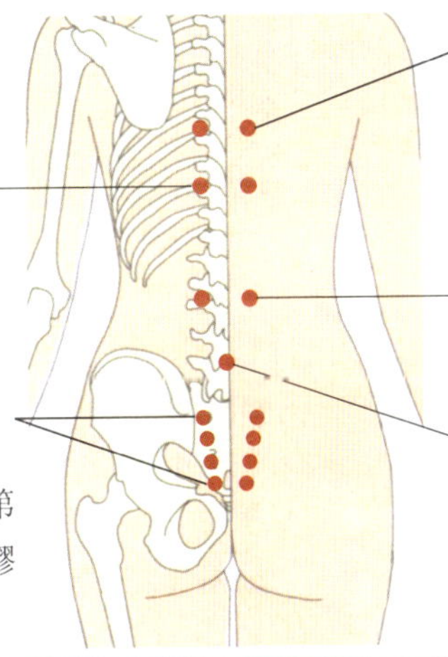

膈俞穴

在背部，第7胸椎棘突下，旁开1.5寸，左右各一穴。

肝俞穴

在背部，第9胸椎棘突下，旁开1.5寸，左右各一穴。

肾俞穴

在腰部，第2腰椎棘突下，旁开1.5寸，左右各一穴。

八髎穴

在骶部，分别在第1、第2、第3、第4骶后孔中，合称“八髎穴”，左右共八穴。

腰阳关穴

在腰部，后正中线上，第4腰椎棘突下凹陷中，约与髂脊相平。

医师提示

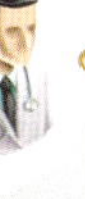

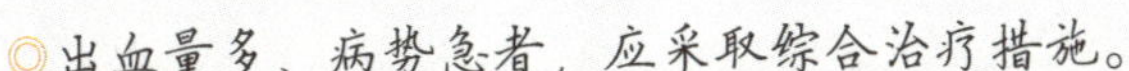

◎出血量多、病势急者，应采取综合治疗措施。

◎绝经期妇女如反复多次出血，应做妇科检查，以排除肿瘤致病因素。

◎患者应注意饮食调摄，加强营养，忌食辛辣及生冷饮食。

◎防止过度劳累。

围绝经期（更年期）综合证

症状表现

本病常以善怒易哭，烘热汗出，五心烦热，眩晕耳鸣，健忘，心悸不眠，月经紊乱，关节疼痛等为主要临床特征。发病年龄大多在45～55岁之间，也有提前、推后或延长者。更年期综合征是一种阶段性疾病，一般预后良好。

原因

更年期综合征是由于女性由壮年至老年性腺发生退行性改变，致使下丘脑—垂体—性腺轴之间的平衡制约关系紊乱，进而导致的一系列全身性病理变化。

方法一：留罐法

心俞穴、肝俞穴、脾俞穴、肾俞穴

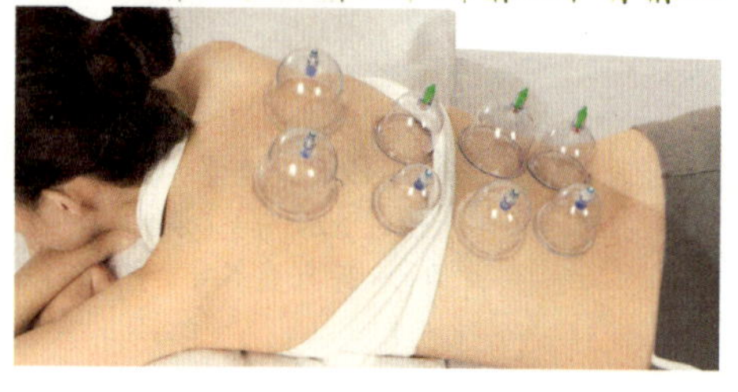

患者先取俯卧位，在心俞穴、肝俞穴、脾俞穴、肾俞穴采用留罐法，留罐10～15分钟。

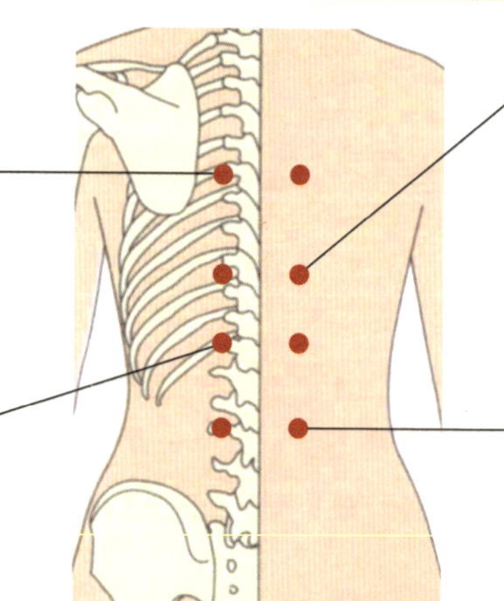

心俞穴
在背部，第5胸椎棘突下，旁开1.5寸，左右各一穴。

肝俞穴
在背部，第9胸椎棘突下，旁开1.5寸，左右各一穴。

脾俞穴
在背部，第11胸椎棘突下，旁开1.5寸，左右各一穴。

肾俞穴
在腰部，第2腰椎棘突下，旁开1.5寸，左右各一穴。

再取仰卧位，在气海穴、关元穴、内关穴、足三里穴、三阴交穴、丰隆穴、太溪穴、太冲穴采用留罐法，留罐10～15分钟。2～3日1次，10次为1疗程。

太溪穴

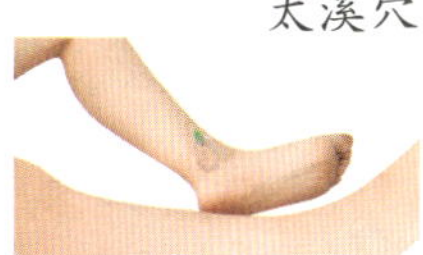

气海穴

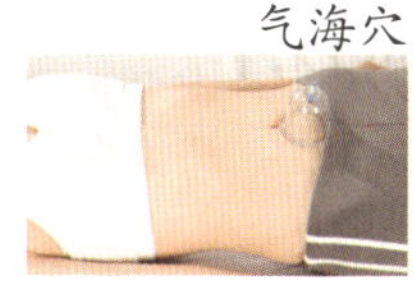

内关穴

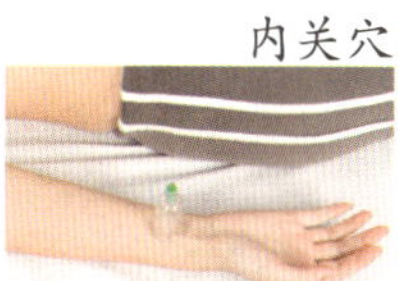

丰隆穴

太冲穴

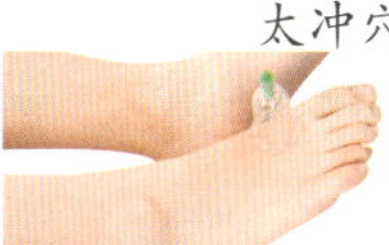

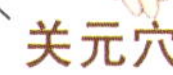

足三里穴

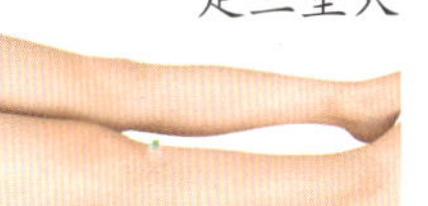

三阴交穴

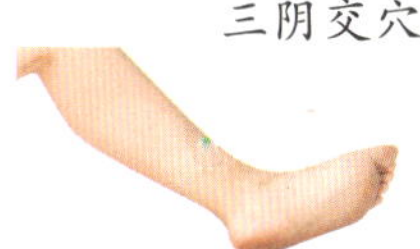

气海穴

在下腹部，前正中线上，脐中下方1.5寸。

足三里穴

在小腿前外侧，外膝眼（犊鼻穴）下3寸，胫骨前缘外侧约一横指处，左右各一穴。

丰隆穴

在小腿前外侧，外踝尖上8寸，条口穴外1寸，距胫骨前缘二横指处，左右各一穴。

太溪穴

在足内侧，内踝后方，内踝尖与跟腱之间的凹陷处，左右各一穴。

内关穴

在小臂掌侧，腕横纹直上2寸，掌长肌腱与桡侧腕屈肌腱之间，左右各一穴。

关元穴

在下腹部，前正中线上，脐中下方3寸。

三阴交穴

在小腿内侧，足内踝尖直上3寸，胫骨内侧后缘，左右各一穴。

太冲穴

在足背，第1、第2跖骨结合部前方凹陷中，左右各一穴。

方法二：走罐法

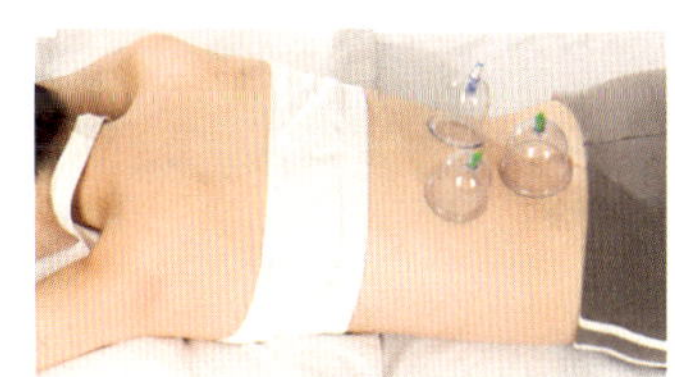

沿背部督脉及其两侧的足太阳膀胱经内侧循行线行走罐法。2～3日1次，10次为1疗程。

医师提示

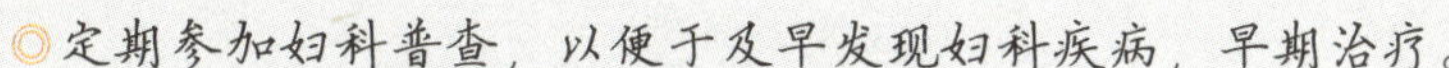

◎定期参加妇科普查，以便于及早发现妇科疾病，早期治疗。

◎劳逸结合，保证充足睡眠，注意锻炼身体。

◎饮食以清淡而有营养为主，增加水果及蔬菜。

◎医务人员或家庭成员要同情患者，给予精神安慰和思想开导等心理疗法，有助疾病恢复。

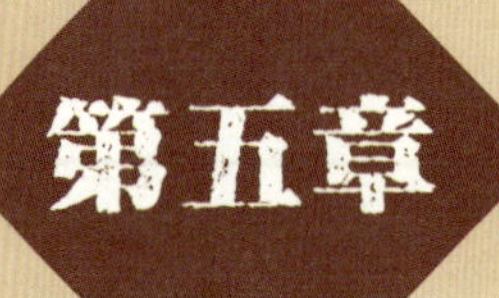

男科疾病拔罐疗法

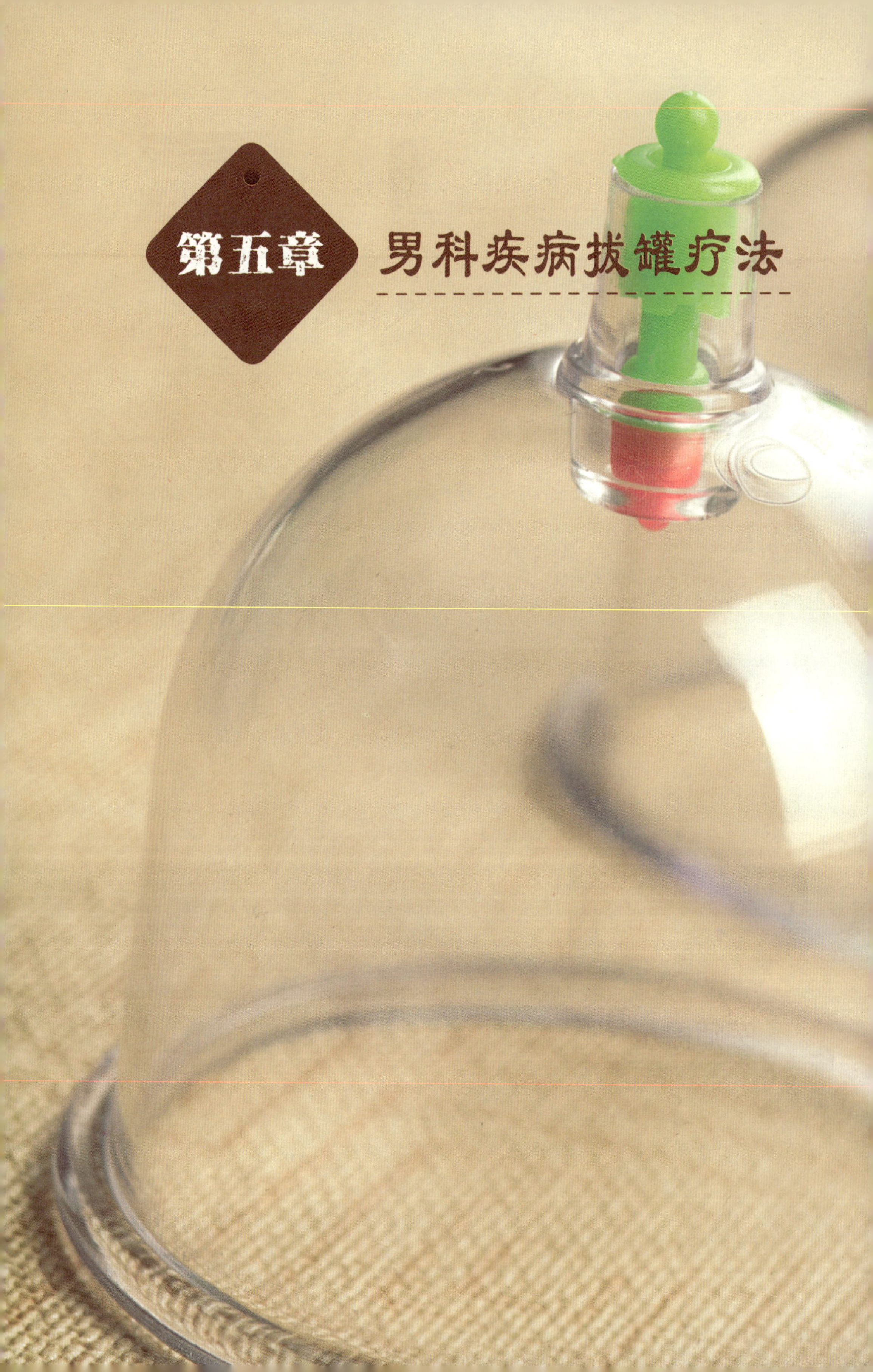

◎遗精

◎早泄

◎阳痿

◎前列腺炎

遗精

症状表现

频繁遗精，或梦遗，或滑精，每周2次以上。伴见头晕目眩、神疲乏力、精神不振、腰膝酸软等。西医的神经衰弱、神经官能症、前列腺炎等造成的遗精可参照本病治疗。

原因

中医认为本病的发生多由于劳心太过，欲念不遂，饮食不节，恣情纵欲等诸多因素所致。

方法一：留罐法

患者先取俯卧位，在心俞穴、肾俞穴、身柱穴、神道穴采用留罐法，留罐10～15分钟。

心俞穴
在背部，第5胸椎棘突下，旁开1.5寸，左右各一穴。

身柱穴
在背部，后正中线上，第3胸椎棘突下凹陷中。

神道穴
人体背部，当后正中线上，第5胸椎棘突下凹陷中。

肾俞穴
在腰部，第2腰椎棘突下，旁开1.5寸，左右各一穴。

再取仰卧位，在中极穴采用留罐法，留罐10～15分钟。2～3日1次，10次为1疗程。

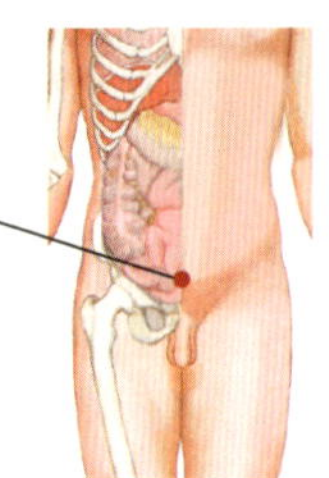

中极穴
在下腹部，前正中线上，当脐中下方4寸。

方法二：刺血拔罐法

患者俯卧位，在心俞穴、肾俞穴、身柱穴常规消毒，三棱针点刺局部，闪火法拔罐，留罐10～15分钟。2～3日1次，5次为1疗程。

医师提示

◎遗精多属功能性，首先宜消除思想顾虑。

◎节制性欲，杜绝手淫；禁看淫秽书刊、黄色录像。

◎睡眠养成侧卧习惯，被褥不宜过厚，衬裤不宜过紧。

早泄

症状表现

早泄是指房事时过早射精而影响正常性交而言，是男子性功能障碍的常见表现，多与遗精、阳痿相伴出现。

原因

中医认为早泄多由情志内伤，湿热侵袭，纵欲过度，久病体虚所致。

方法：留罐法

患者先取俯卧位，在心俞穴、身柱穴、脾俞穴、命门穴采用留罐法。留罐10～15分钟。

心俞穴 在背部，第5胸椎棘突下，旁开1.5寸，左右各一穴。

身柱穴 在背部，后正中线上，第3胸椎棘突下凹陷中。

脾俞穴 在背部，第11胸椎棘突下，旁开1.5寸，左右各一穴。

命门穴 在腰部，后正中线上，第2腰椎棘突下凹陷中。

再取仰卧位，在中极穴、关元穴、足三里穴、三阴交穴采用留罐法，留罐10～15分钟。2～3日1次，10次为1疗程。

关元穴 在下腹部，前正中线上，脐中下方3寸。

足三里穴 在小腿前外侧，外膝眼（犊鼻穴）下3寸，胫骨前缘外侧约一横指处，左右各一穴。

中极穴 在下腹部，前正中线上，当脐中下方4寸。

三阴交穴 在小腿内侧，足内踝尖直上3寸，胫骨内侧后缘，左右各一穴。

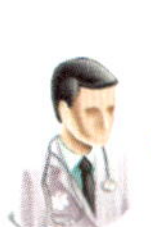

医师提示

◎如果男性在性生活中出现了一次两次的早泄情况，不要过于担心，放松心情，避免心理因素导致早泄的发生。

◎在生活中应与伴侣多进行沟通，消除过于紧张、焦虑的情绪，避免早泄的发生。

◎合理安排性生活，避免过度手淫。

◎生活中要多注意饮食，尽量避免辛辣刺激性的食物，多吃新鲜的蔬菜、水果。

阳痿

症状表现

阳痿是指成年男子性交时，由于阴茎痿软不举，或举而不坚，或坚而不久，无法进行正常性生活的病证。但对发热、过度劳累、情绪反常等因素造成的一时性阴茎勃起障碍，不能视为病态。

原因

中医认为本病是由于劳伤久病，饮食不节，七情所伤，外邪侵袭等原因造成的。

方法：留罐法

患者先取俯卧位，在脾俞穴、肝俞穴、肾俞穴、命门穴采用留罐法，留罐10～15分钟。

肝俞穴
在背部，第9胸椎棘突下，旁开1.5寸，左右各一穴。

脾俞穴
在背部，第11胸椎棘突下，旁开1.5寸，左右各一穴。

肾俞穴
在腰部，第2腰椎棘突下，旁开1.5寸，左右各一穴。

命门穴
在腰部，后正中线上，第2腰椎棘突下凹陷中。

再取仰卧位，在中极穴、关元穴、足三里穴、三阴交穴采用留罐法，留罐10～15分钟。2～3日1次，10次为1疗程。

关元穴
在下腹部，前正中线上，脐中下方3寸。

中极穴
在下腹部，前正中线上，当脐中下方4寸。

足三里穴
在小腿前外侧，外膝眼（犊鼻穴）下3寸，胫骨前缘外侧约一横指处，左右各一穴。

三阴交穴
在小腿内侧，足内踝尖直上3寸，胫骨内侧后缘，左右各一穴。

医师提示

◎阳痿期间用药需谨慎，不可在没有询问医生的情况下自行服用壮阳补肾的药物，以免使用不当，产生不良的后果。

◎性生活需注意节制，治疗过程中可考虑夫妻分房而居，同时应避免不良状态下的性生活。

◎克服悲观情绪，消除思想顾虑，树立自信心。

◎养成良好的生活习惯，平时适当地进行体育锻炼，饮食方面应适当食用羊肉等壮阳食物。

前列腺炎

症状表现

急性前列腺炎表现为突然发热、恶寒、尿频、尿急、尿痛，以及会阴、肛门部疼痛。大多数经过适当的休息和有效的治疗而迅速痊愈。慢性前列腺炎多表现为尿频尿急、尿分叉、滴沥不尽，阴囊潮湿，耻骨胀痛、少腹胀痛、腹股沟胀痛等。

原因

一般而言，急性前列腺炎主要是指急性细菌性前列腺炎；慢性前列腺炎主要指慢性细菌性前列腺炎、非细菌性前列腺炎和前列腺痛。

方法：留罐法

患者先取俯卧位，在肾俞穴、脾俞穴、膀胱俞穴、八髎穴采用刺血拔罐法。

脾俞穴 在背部，第11胸椎棘突下，旁开1.5寸，左右各一穴。

八髎穴 在骶部，分别在第1、第2、第3、第4骶后孔中，合称“八髎穴”，左右共八穴。

肾俞穴 在腰部，第2腰椎棘突下，旁开1.5寸，左右各一穴。

膀胱俞穴 在骶部，骶正中嵴旁1.5寸，与第2骶后孔齐平，左右各一穴。

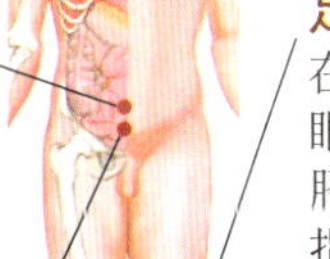

再取仰卧位，在中极穴、关元穴、足三里穴、三阴交穴采用留罐法，留罐10～15分钟。2～3日1次，10次为1疗程。

关元穴 在下腹部，前正中线上，脐中下方3寸。

中极穴 在下腹部，前正中线上，当脐中下方4寸。

足三里穴 在小腿前外侧，外膝眼（犊鼻穴）下3寸，胫骨前缘外侧约一横指处，左右各一穴。

三阴交穴 在小腿内侧，足内踝尖直上3寸，胫骨内侧后缘，左右各一穴。

医师提示

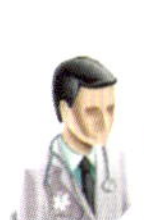

◎清淡饮食，多喝水，禁烟酒以及一切辛辣刺激性食物。

◎合理安排性生活，治疗期间节制房事。

◎避免久坐与长时间骑车，防止过度疲劳，以及预防感冒，而且还应当进行有效的身体锻炼。

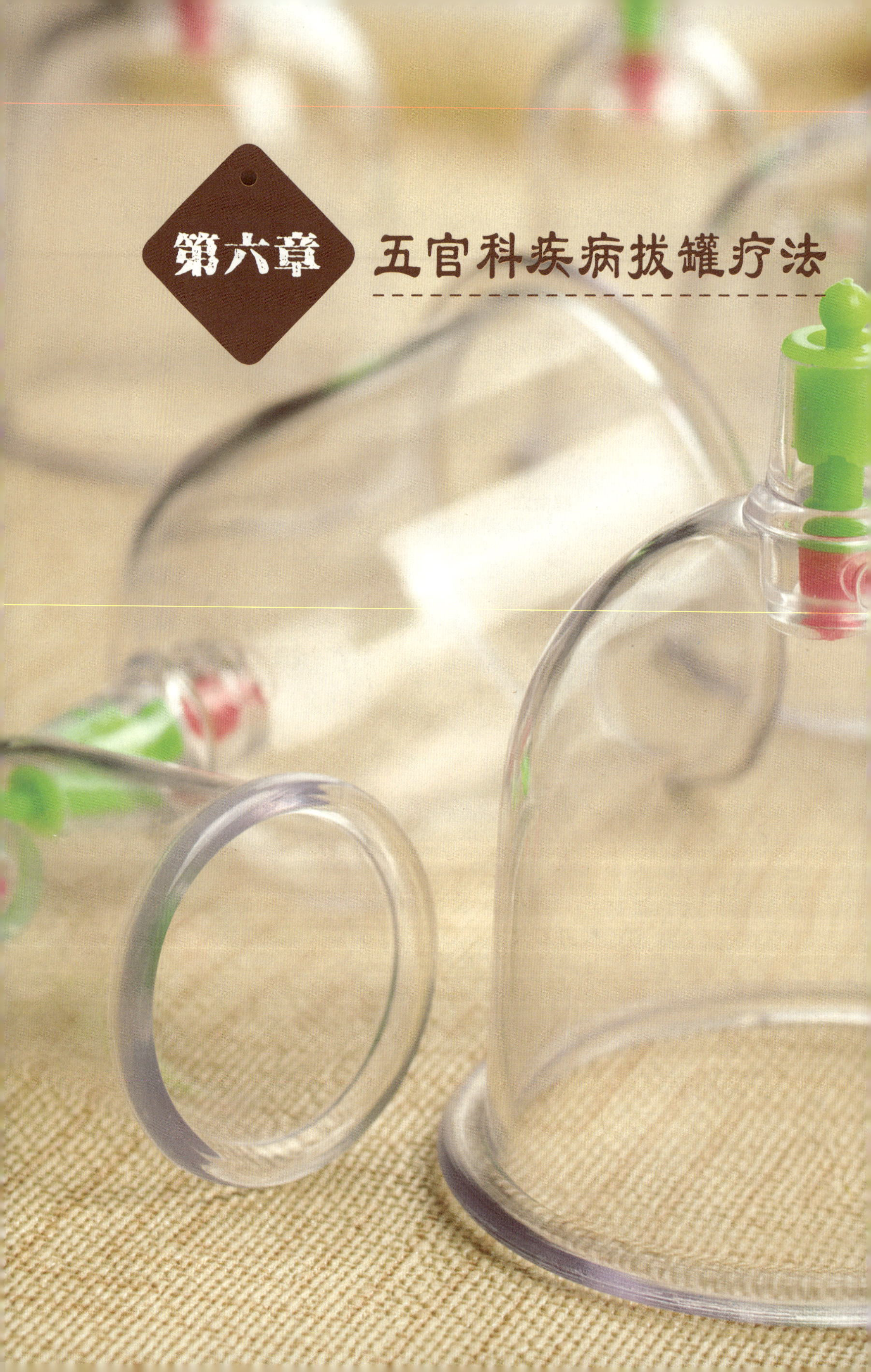

第六章 五官科疾病拔罐疗法

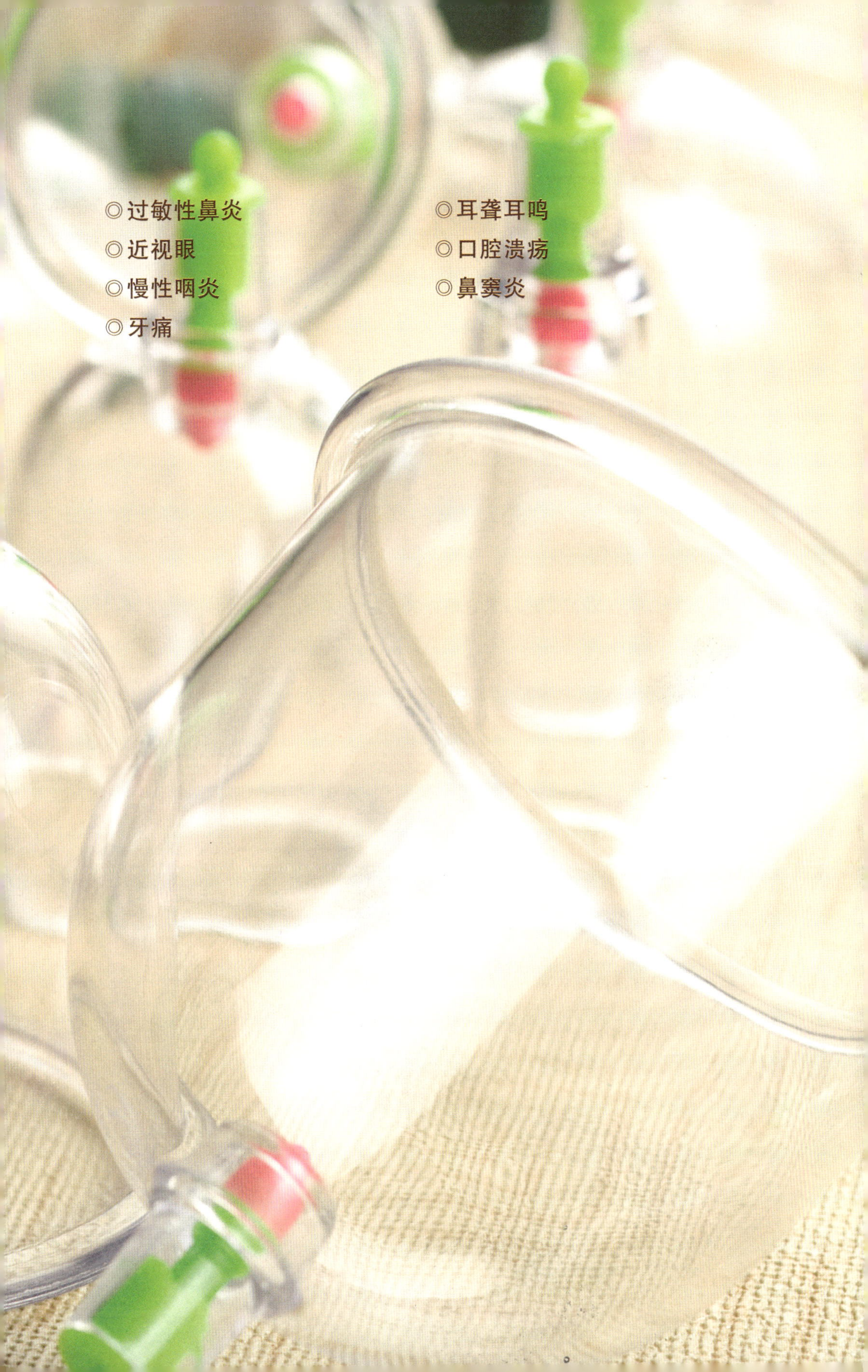

◎过敏性鼻炎

◎近视眼

◎慢性咽炎

◎牙痛

◎耳聋耳鸣

◎口腔溃疡

◎鼻窦炎

过敏性鼻炎

症状表现

过敏性鼻炎又称变态反应性鼻炎，常年发作，以鼻痒、喷嚏连作、鼻流清涕及间歇性或持续性鼻塞不通等为主要临床表现。本病具有病程长、反复发作的特点，属中医“鼻鼽”范畴。

原因

本病以多次反复感冒为诱因，外邪侵入肌腠，肺气失和，机体抗病力减弱所致。

方法一：留罐法

大椎穴、风门穴、肺俞穴

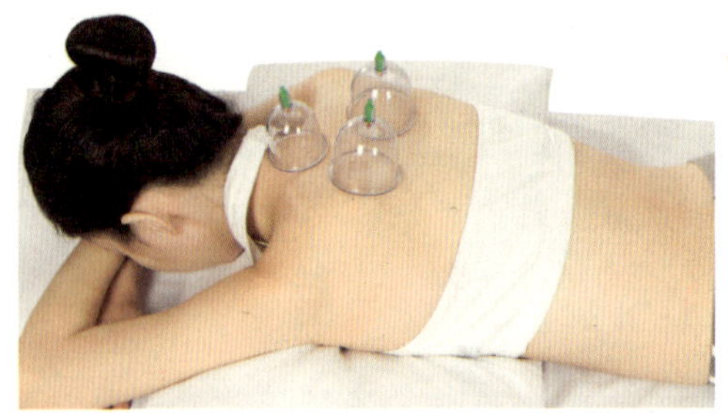

取俯卧位，在大椎穴、风门穴、肺俞穴采用留罐法，均留罐10～15分钟。每日1次，5次为1疗程。

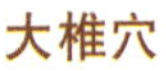

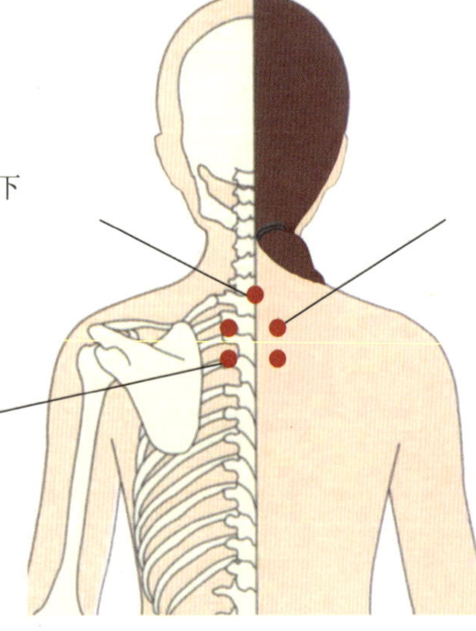

大椎穴

在颈项部，第7颈椎棘突下凹陷中。

风门穴

在背部，第2胸椎棘突下，旁开1.5寸，左右各一穴。

肺俞穴

在背部，第3胸椎棘突下，旁开1.5寸，左右各一穴。

方法二：走罐法

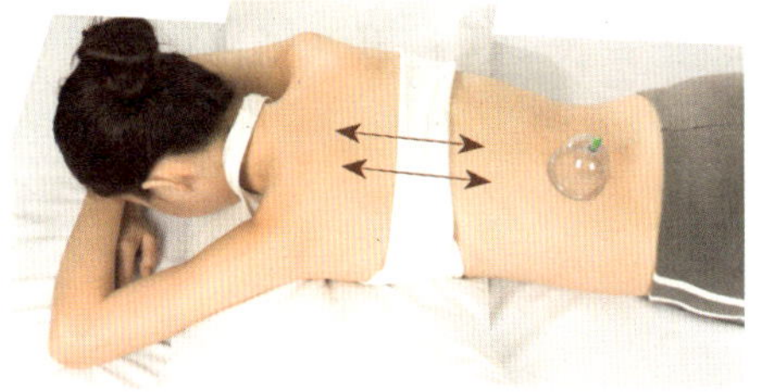

沿背部足太阳膀胱经内侧循行线行走罐法。

大椎穴、风门穴、肺俞穴

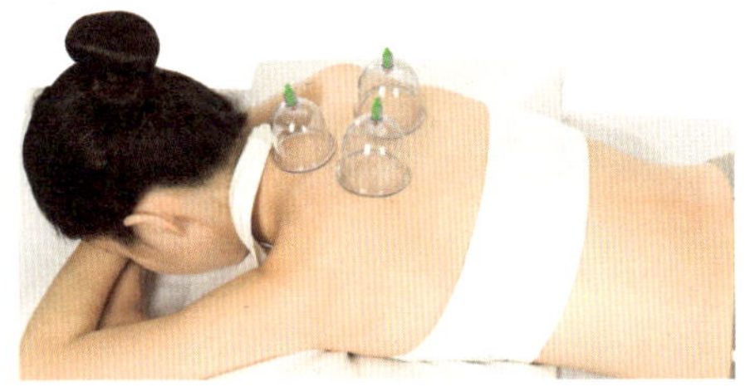

然后在大椎穴、风门穴、肺俞穴采用留罐法，留罐10～15分钟。每周2～3次，5次为1疗程。

大椎穴

在颈项部，第7颈椎棘突下凹陷中。

肺俞穴

在背部，第3胸椎棘突下，旁开1.5寸，左右各一穴。

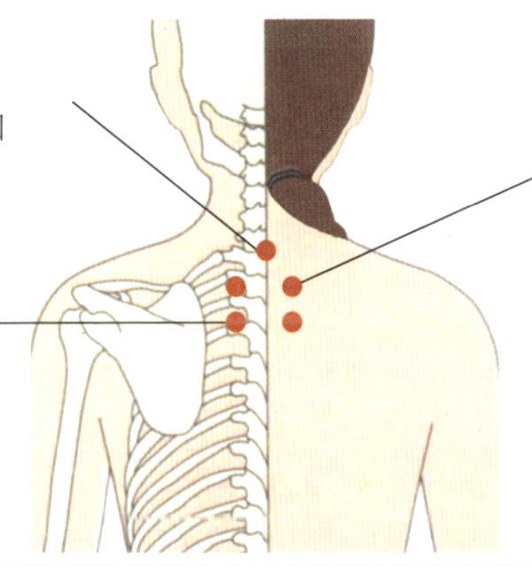

风门穴

在背部，第2胸椎棘突下，旁开1.5寸，左右各一穴。

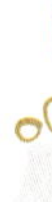

医师提示

◎应查找过敏原，避免接触。

◎急性期应适当休息，食易消化且富有营养之品，多饮热开水，保持大便通畅。

◎经常锻炼身体，适当户外运动，增强抵抗力。

◎积极治疗上呼吸道疾病。

近视眼

症状表现

近视是以看近物清晰、视远物模糊为主要特征的一种眼病，主要表现为视近清晰、视远模糊，视物昏渺，视力减退。

原因

中医认为本病多因先天禀赋不足，后天发育不良，劳心伤神，心阳耗损，使心、肝、肾气血亏虚，加上用眼不当，使目络瘀阻，目失所养而致。

方法：留罐法

膈俞穴、肝俞穴、肾俞穴

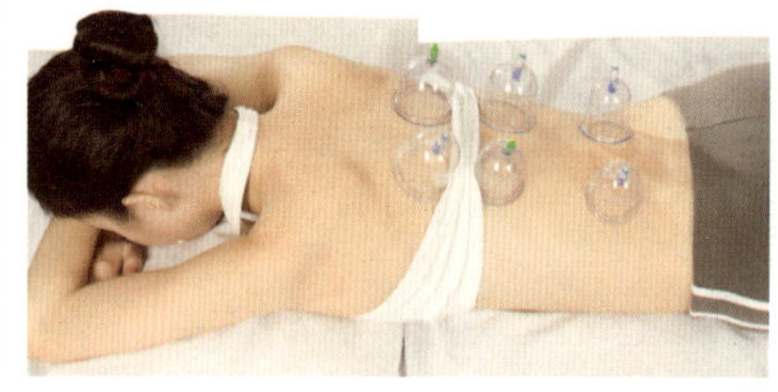

患者取俯卧位，在膈俞穴、肝俞穴、肾俞穴、风池穴、太阳穴采用留罐法，留罐10～15分钟。隔日1次，10次为1疗程。

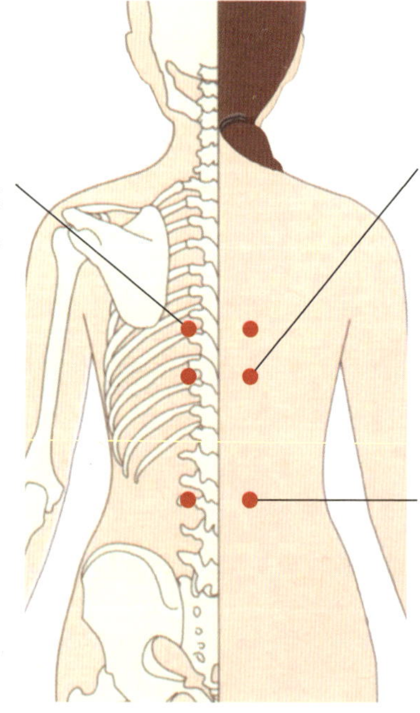

膈俞穴

在背部，第7胸椎棘突下，旁开1.5寸，左右各一穴。

肝俞穴

在背部，第9胸椎棘突下，旁开1.5寸，左右各一穴。

肾俞穴

在腰部，第2腰椎棘突下，旁开1.5寸，左右各一穴。

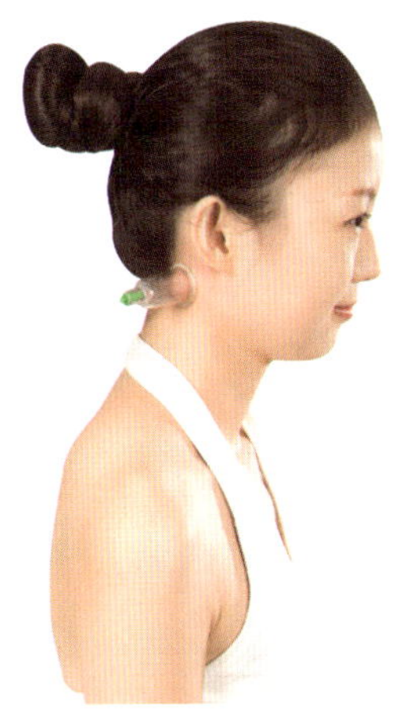

风池穴

在颈项部，当枕骨之下，与风府穴相平，胸锁乳突肌与斜方肌上端之间的凹陷处，左右各一穴。

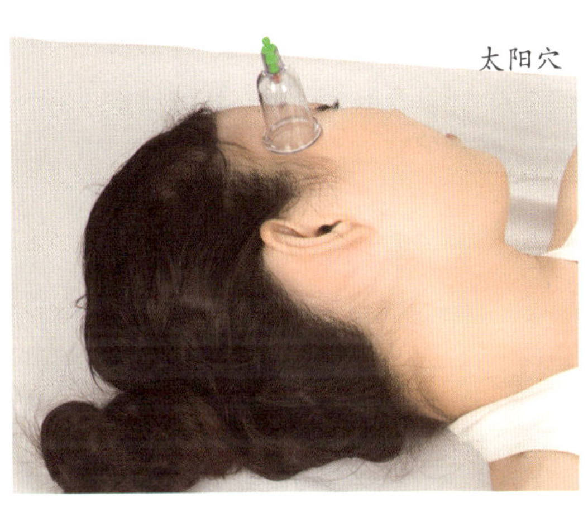

太阳穴

在前额两侧，双眼后方，眉梢与外眼角之间，向后约1横指的凹陷处，左右各一穴。

医师提示

◎注意从每日膳食营养入手，合理搭配多种膳食，从而有益于眼睛。

◎用眼时间不要太久，隔1个小时就休息一下。

◎休息时多看绿色植物，眺望远方。

◎养成良好的用眼习惯，注意用眼卫生，坚持做眼保健操。

慢性咽炎

症状表现

慢性咽炎主要为咽黏膜及淋巴组织的慢性炎症，常发生于中年人，临床以咽部充血、咽干、有异物、刺激感为主症。

原因

本病属中医“虚火喉痹” 的范畴，多因肺肾阴虚，金水不生，津液不得上润；或肝气升发太过，气火循经贯膈上肺，劫耗肺阴，虚火灼喉而发病。

方法一：留罐法

曲池穴、风门穴、外关穴

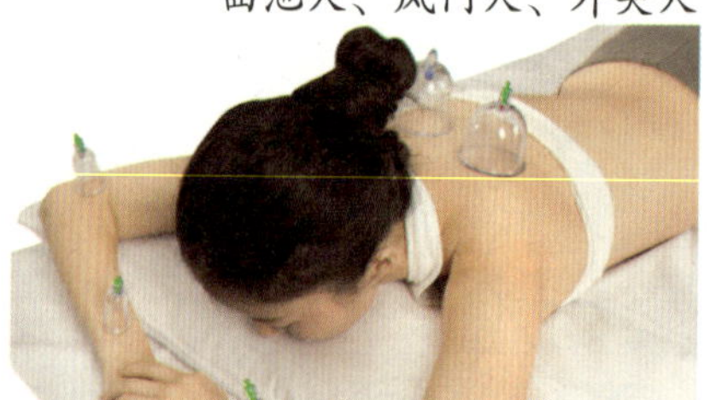

患者取俯卧位，在曲池穴、风门穴、外关穴采用留罐法，留罐10～15分钟。隔日1次，10次为1疗程。

风门穴

在背部，第2胸椎棘突下，旁开1.5寸，左右各一穴。

外关穴

在小臂背侧，阳池穴与肘尖的连线上，腕背横纹上2寸，尺骨与桡骨之间，左右各一穴。

曲池穴

在肘部横纹外侧端，屈肘，当尺泽穴与肱骨外上髁连线中点，左右各一穴。

方法二：走罐法

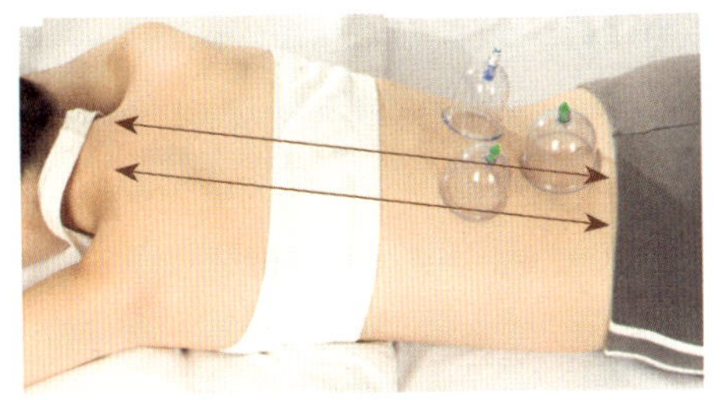

在足太阳膀胱经行走罐法，至皮肤出现瘀点为度，然后将罐留在大椎穴、肺俞穴、风门穴，留罐10～15分钟。2～3日一次，5次为1疗程。

方法三：刺血拔罐法

患者取坐位，在大椎穴、肺俞穴、天突穴进行刺血拔罐法，2～3日一次，5次为1疗程。

大椎穴、肺俞穴

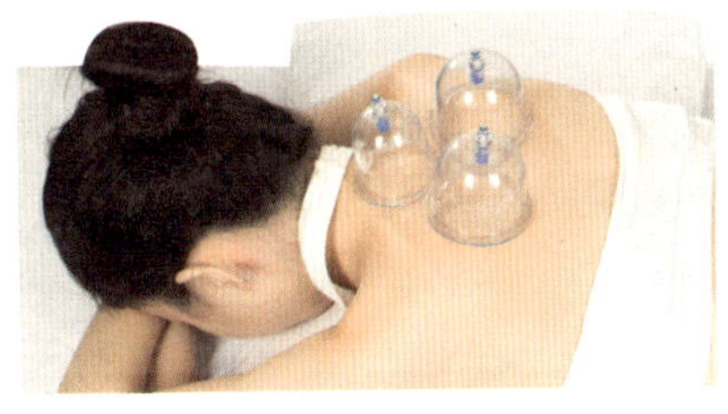

大椎穴

在颈项部，第7颈椎棘突下凹陷中。

肺俞穴

在背部，第3胸椎棘突下，旁开1.5寸，左右各一穴。

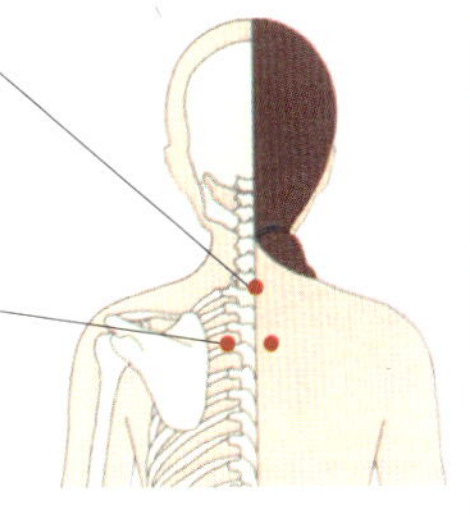

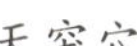

天突穴

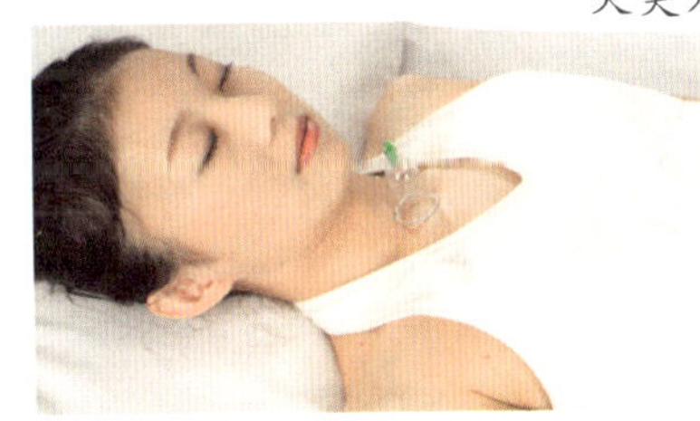

天突穴

在颈部，前正中线上，胸骨上窝正中央。

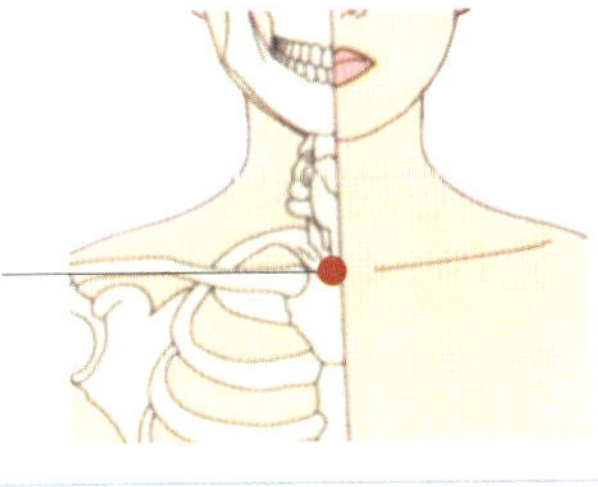

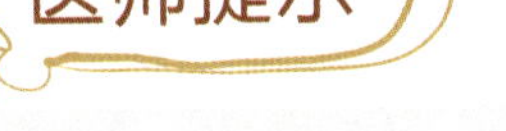

医师提示

- ◎平时要注意保持咽喉部滋润，可以多喝水或吃一些润喉的食物。
- ◎不要吃辛辣物刺激咽部，保持大便通畅。
- ◎注意多休息，不要太过疲劳，特别是不要熬夜，尽量减少说话。
- ◎要保持愉快的心情，要多运动以增强体质。
- ◎注意治疗咽部及邻近组织的慢性疾病。

牙痛

症状表现

主要表现为牙痛，甚至痛甚，或伴发热。

原因

牙痛是多种牙齿疾病和牙周疾病的常见症状之一，多由牙齿本身病变、牙周组织病变如牙周脓肿、牙周炎等引起。

方法一：留罐法

患者先取坐位，在肾俞穴、志室穴、颊车穴、下关穴采用留罐法，留罐5～10分钟。隔日1次，10次为1疗程。

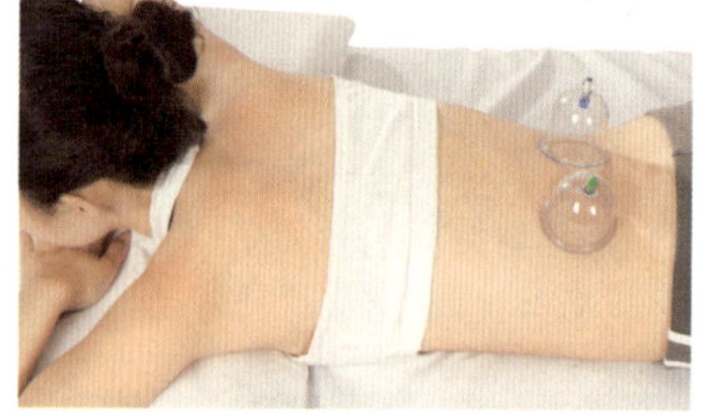
肾俞穴

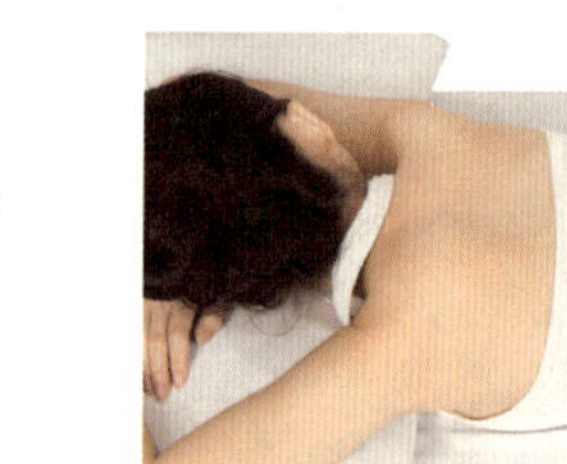
志室穴

肾俞穴

在腰部，第2腰椎棘突下，旁开1.5寸，左右各一穴。

志室穴

在腰部，第2腰椎棘突下，旁开3寸，左右各一穴。

下关穴

在面部耳前，闭口时，颧弓与下颌切迹所形成的凹陷中，左右各一穴（合口有空，张口即闭）。

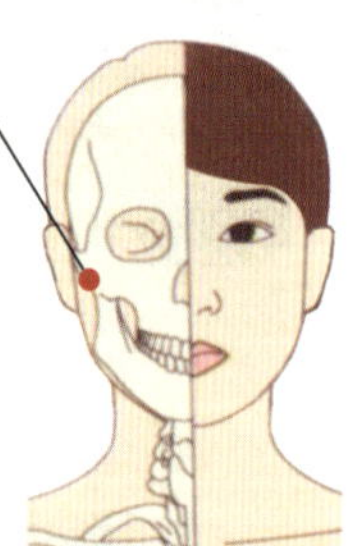

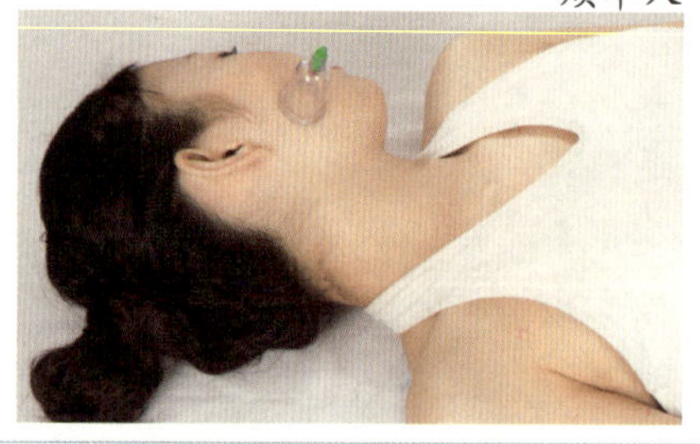
颊车穴

颊车穴

在面部，下颌角前上方约一横指（中指），当牙齿咬紧时，在咬肌隆起的最高点，按之凹陷处，左右各一穴。

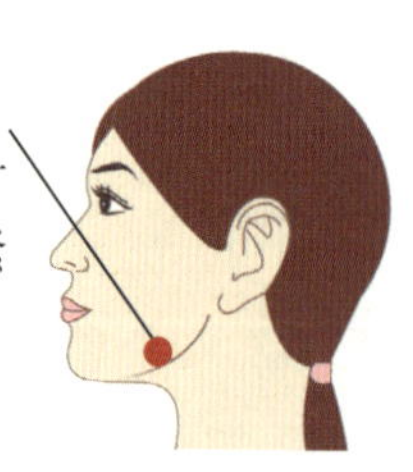

方法二：刺血拔罐法

患者取坐位，在胃俞穴、大椎穴、下关穴、颊车穴、内庭穴进行刺血拔罐法，2～3日一次，5次为1疗程。

大椎穴

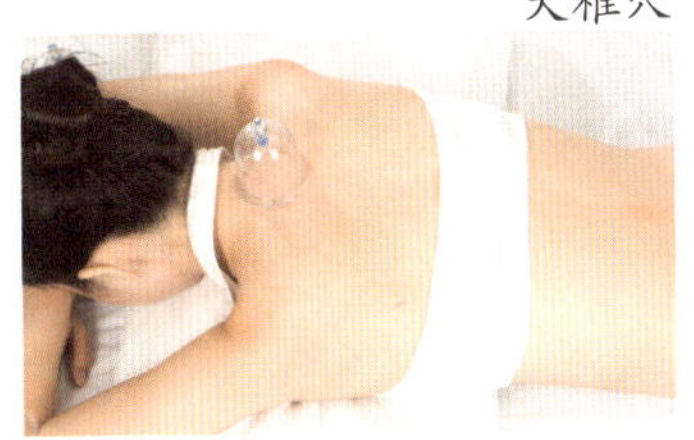

大椎穴

在颈项部，第7颈椎棘突下凹陷中。

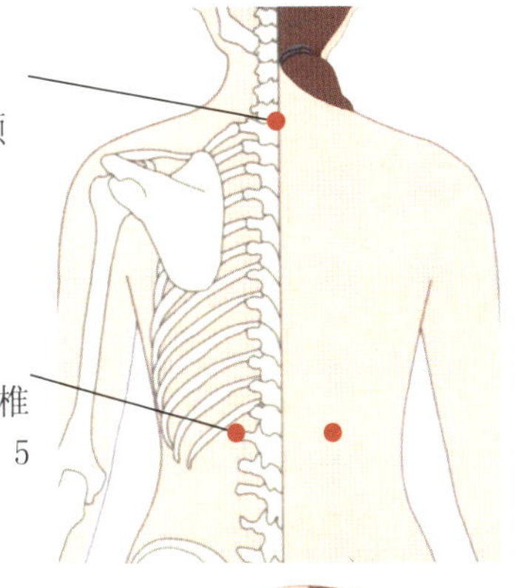

胃俞穴

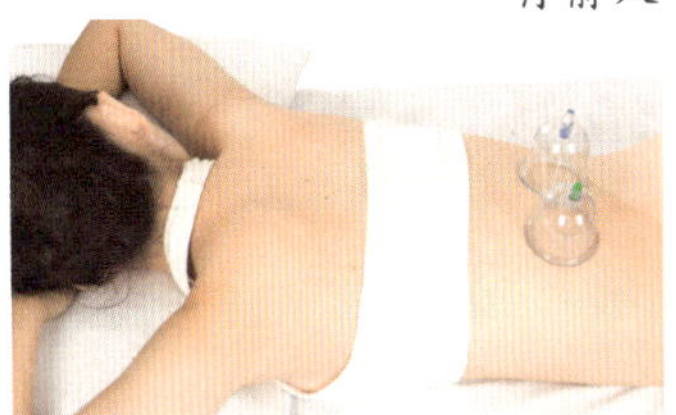

胃俞穴

在背部，第12胸椎棘突下，旁开1.5寸，左右各一穴。

下关穴

在面部耳前，闭口时，颧弓与下颌切迹所形成的凹陷中，左右各一穴（合口有空，张口即闭）。

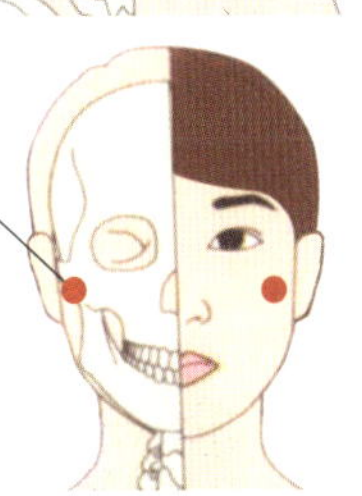

下关穴

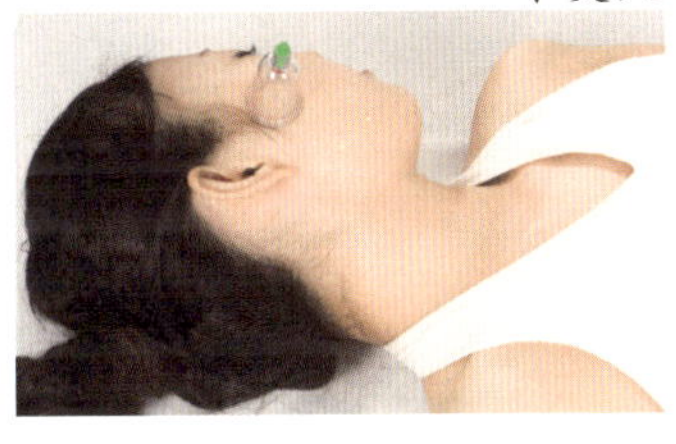

颊车穴

在面部，下颌角前上方约一横指（中指），当牙齿咬紧时，在咬肌隆起的最高点，按之凹陷处，左右各一穴。

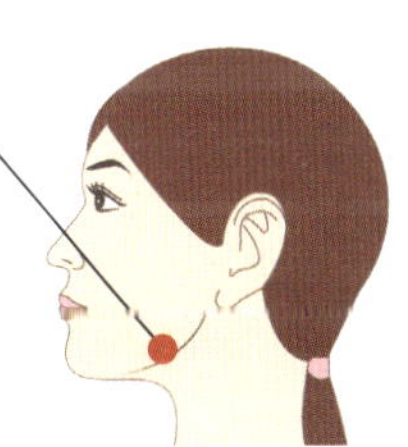

颊车穴

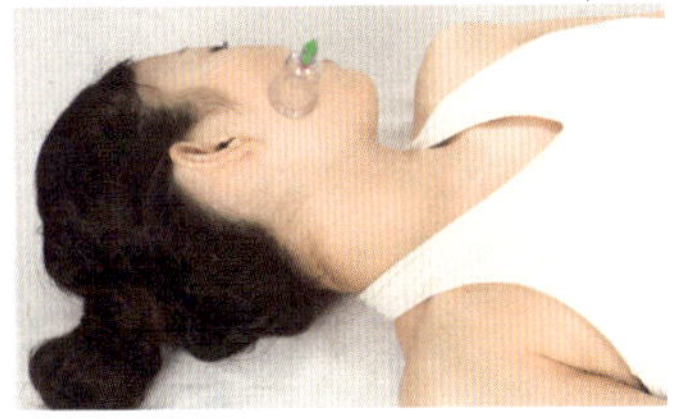

内庭穴

在足背，第2、第3趾间，趾蹼缘后方，赤白肉际处，左右各一穴。

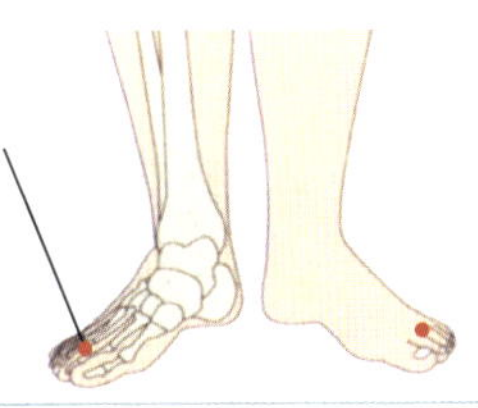

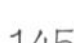

医师提示

◎注意口腔卫生，避免过度的硬物咀嚼和冷热酸甜等刺激。

◎应排除三叉神经痛。

耳聋 耳鸣

症状表现

耳鸣是自觉耳内有声，多为蝉鸣样鸣响；耳聋是重听或失听。

原因

耳鸣及耳聋的病因尚不明确，普遍认为是耳内动脉痉挛，局部组织缺血、缺氧，或病毒感染，损伤内耳听神经、耳蜗毛细胞所致。

方法：留罐法

患者取俯卧位，在翳风穴、风池穴、大椎穴、肝俞穴、肾俞穴采用留罐法，留罐10～15分钟。隔日1次，10次为1疗程。

翳风穴

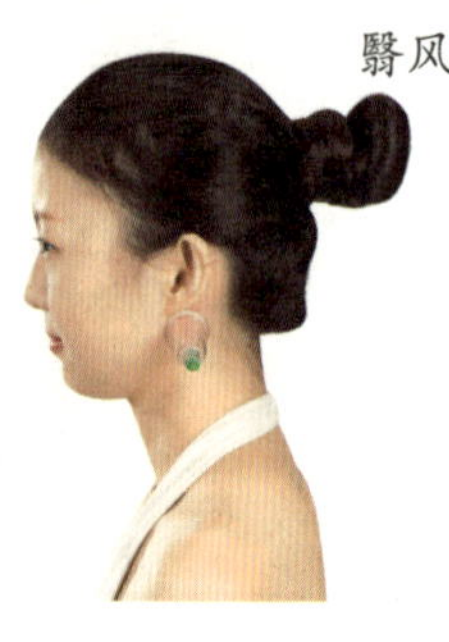

翳风穴

在耳垂后方，当乳突与下颌角之间的凹陷处，左右各一穴。

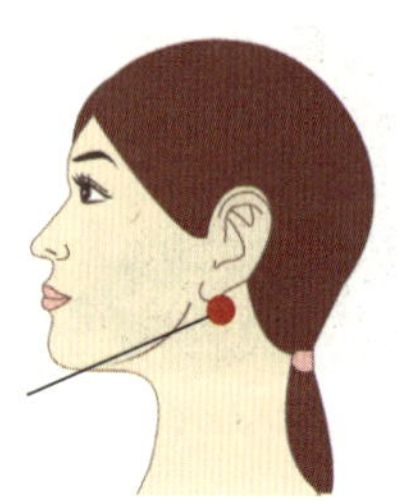

风池穴

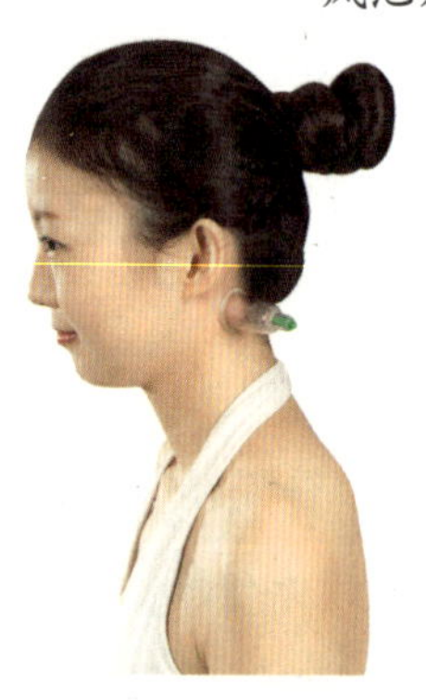

风池穴

在颈项部，当枕骨之下，与风府穴相平，胸锁乳突肌与斜方肌上端之间的凹陷处，左右各一穴。

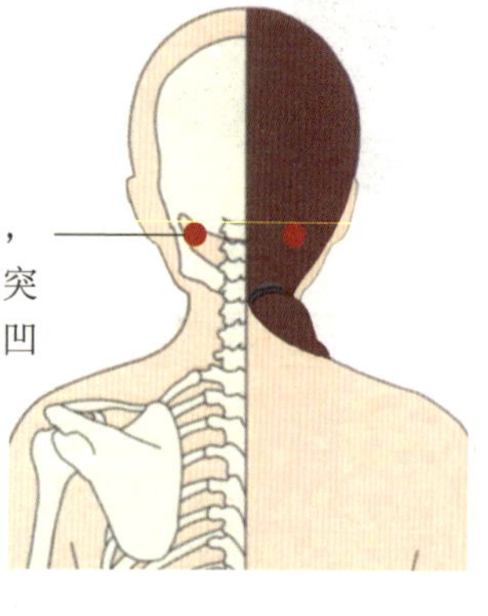

大椎穴、肝俞穴、肾俞穴

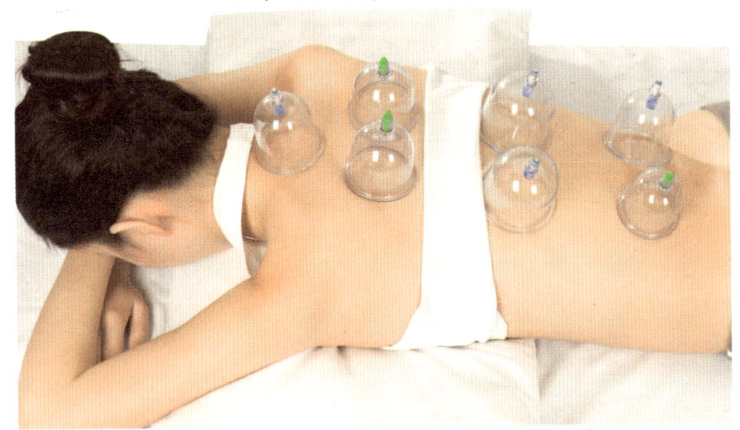

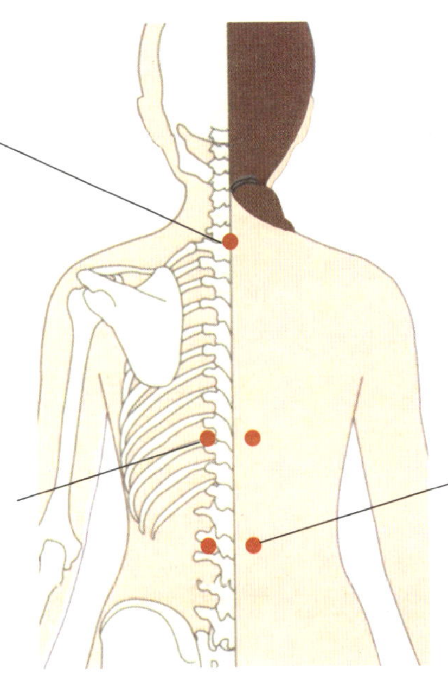

大椎穴

在颈项部，第7颈椎棘突下凹陷中。

肝俞穴

在背部，第9胸椎棘突下，旁开1.5寸，左右各一穴。

肾俞穴

在腰部，第2腰椎棘突下，旁开1.5寸，左右各一穴。

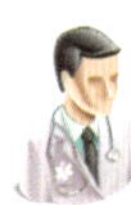

医师提示

◎引起耳聋、耳鸣的原发病非常复杂，应就医诊断，积极治疗原发病。

◎生活规律和精神调节对耳鸣、耳聋患者的缓解和恢复具有重要意义。

◎应避免劳倦，节制房事，调适情绪，保持耳道清洁。

口腔溃疡

症状表现

主要表现为口腔局部小溃疡、灼热疼痛。

原因

中医认为本病是由于心脾积热，循经上炎于口腔而发，或是心肾阴虚，虚火上炎，熏灼于口。

方法一：留罐法

患者取坐位或仰卧位，在地仓穴、廉泉穴、合谷穴、足三里穴采用留罐法，留罐10～15分钟。每周2～3次，10次为1疗程。

地仓穴

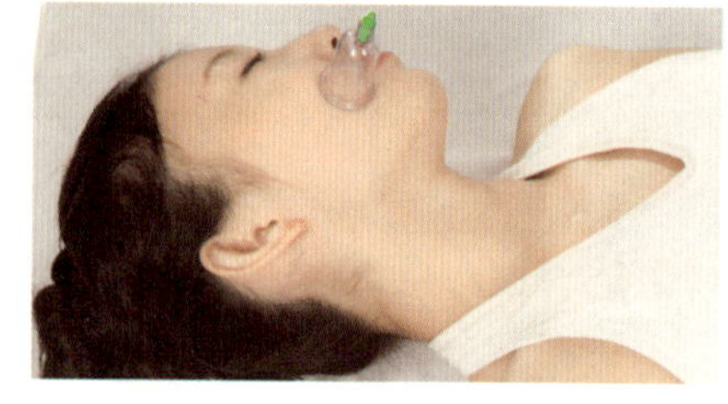

地仓穴

在面部，口角旁开0.4寸处，上直对瞳孔，左右各一穴。

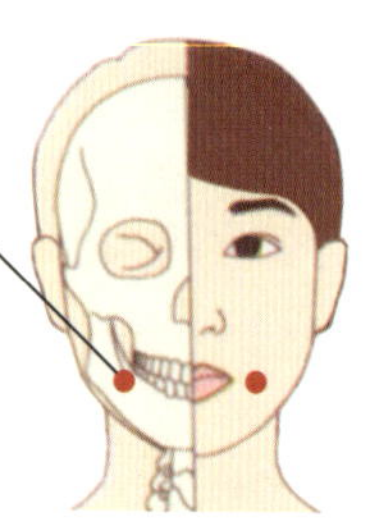

廉泉穴

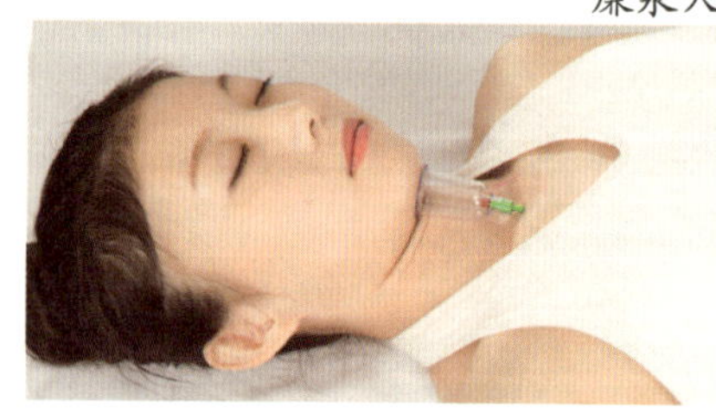

廉泉穴

在颈部，前正中线上，喉结上方，舌骨上缘凹陷处。

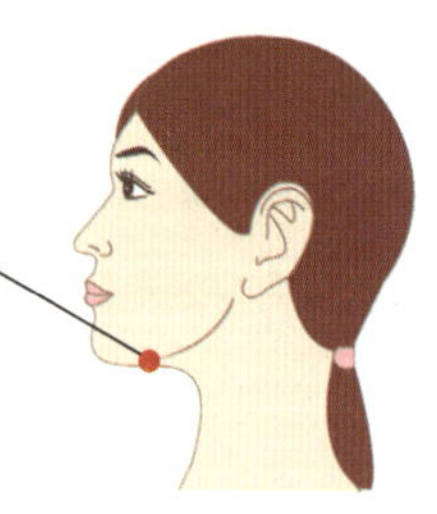

合谷穴

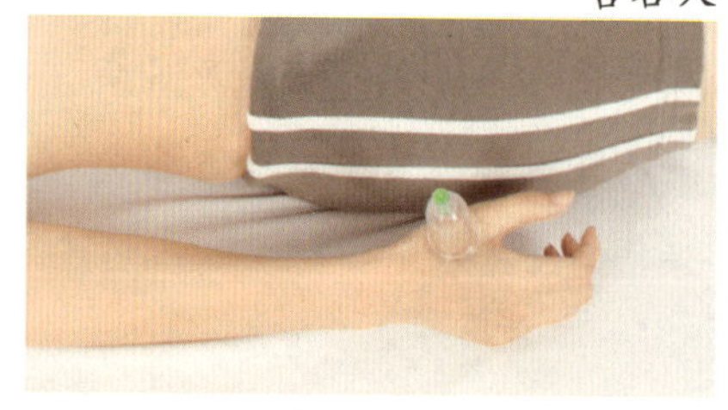

合谷穴

在手背，第1、第2掌骨间，当第2掌骨桡侧的中点处，左右各一穴。

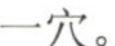

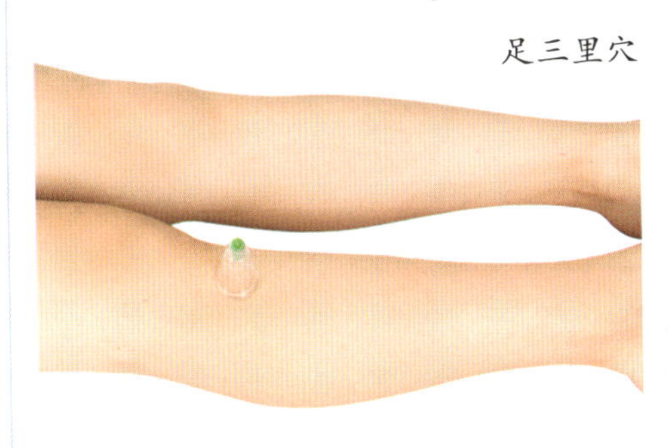

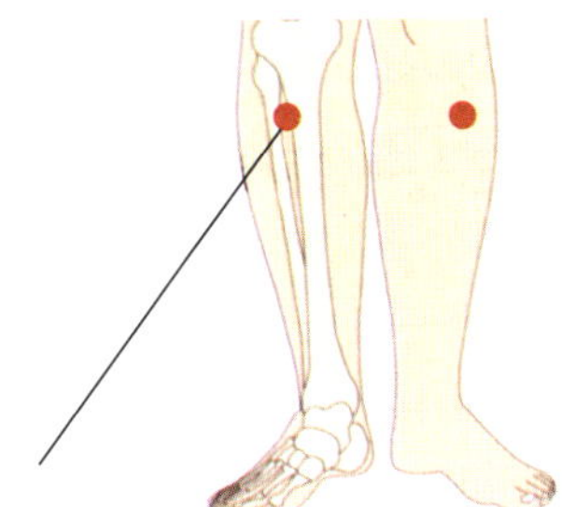

足三里穴

在小腿前外侧，外膝眼（犊鼻穴）下3寸，胫骨前缘外侧约一横指处，左右各一穴。

方法二：走罐法

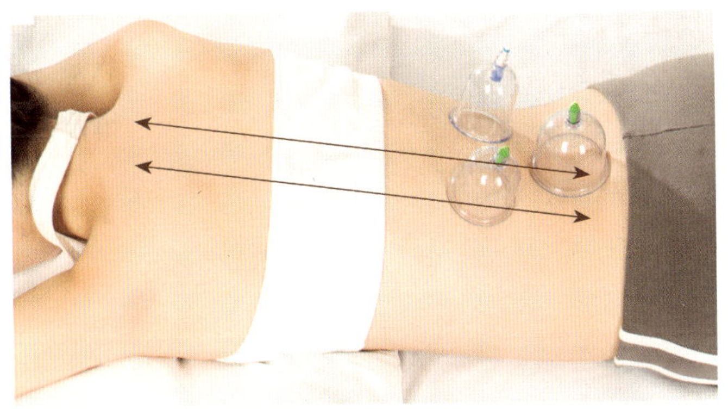

沿背部督脉和足太阳膀胱经内侧循行线采用走罐法。每周2～3次，10次为1疗程。

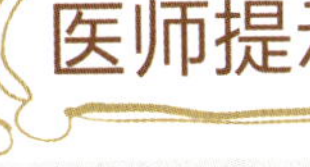

医师提示

◎注意口腔卫生，避免损伤口腔黏膜，避免进食辛辣食物和局部刺激。
◎保持心情舒畅，乐观开朗，避免着急。
◎保证充足的睡眠时间，避免过度疲劳。
◎注意生活规律性和营养均衡性，养成一定的排便习惯，防止便秘。

鼻窦炎

症状表现

鼻窦炎是鼻窦黏膜的非特异性炎症，为一种鼻科常见多发病，分为急性和慢性两类。主要症状有流黄色、绿色或黄绿色的臭味浓涕；交替性鼻塞；钝痛、闷胀性头痛；嗅觉减退或消失等。

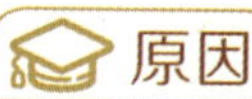

原因

中医认为本病多由于外感风邪，邪气长期滞留所致。

方法：留罐法

大椎穴、风门穴、肺俞穴、脾俞穴

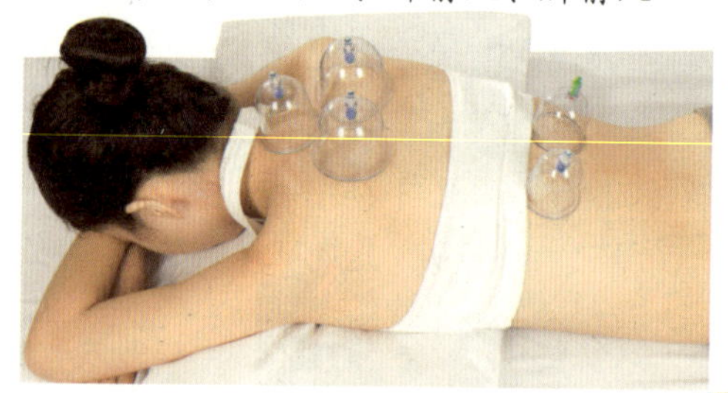

患者先取俯卧位，在大椎穴、风门穴、肺俞穴、脾俞穴采用留罐法。

大椎穴

在颈项部，第7颈椎棘突下凹陷中。

风门穴

在背部，第2胸椎棘突下，旁开1.5寸，左右各一穴。

肺俞穴

在背部，第3胸椎棘突下，旁开1.5寸，左右各一穴。

脾俞穴

在背部，第11胸椎棘突下，旁开1.5寸，左右各一穴。

再取仰卧位，在中脘穴、足三里穴、三阴交穴采用留罐法，均留罐10～15分钟。2～3日1次，10次为1疗程。

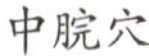

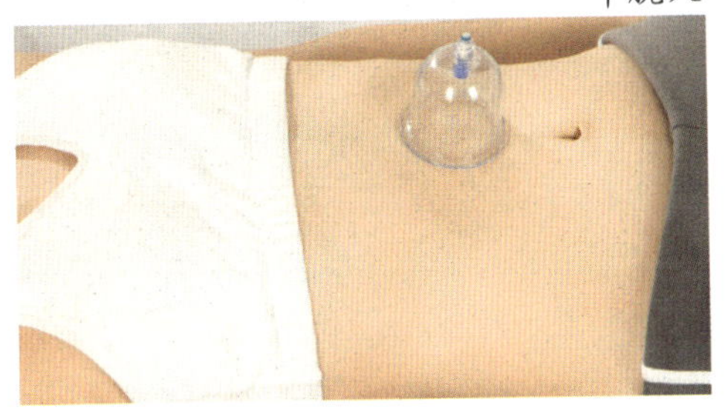

中脘穴
在上腹部，前正中线上，脐中上方4寸。

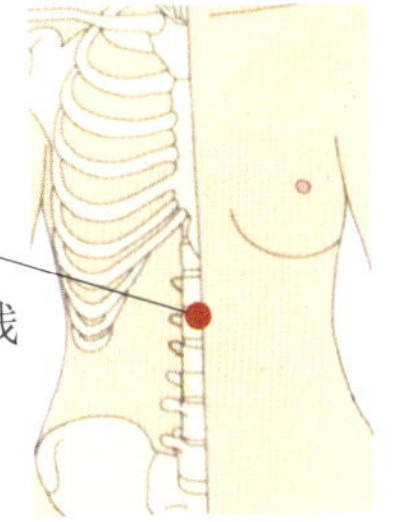

足三里穴

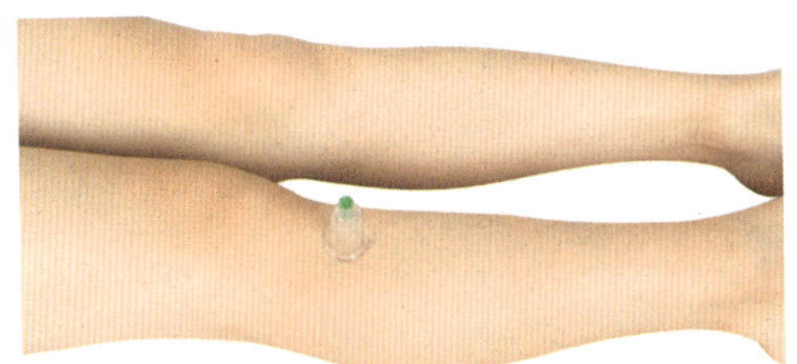

足三里穴
在小腿前外侧，外膝眼（犊鼻穴）下3寸，胫骨前缘外侧约一横指处，左右各一穴。

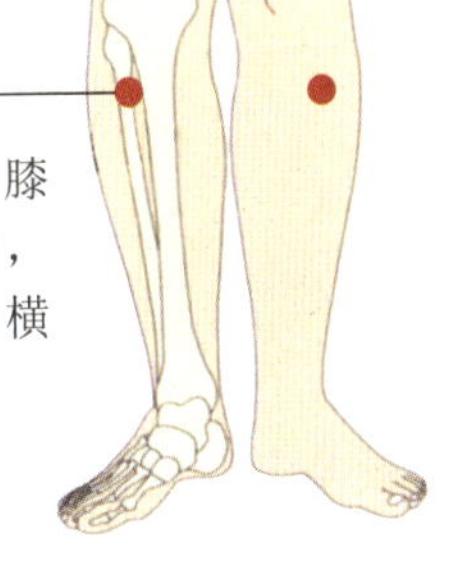

三阴交穴

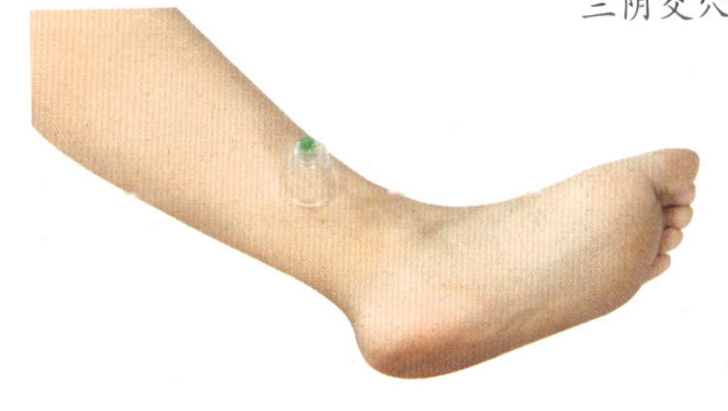

三阴交穴
在小腿内侧，足内踝尖直上3寸，胫骨内侧后缘，左右各一穴。

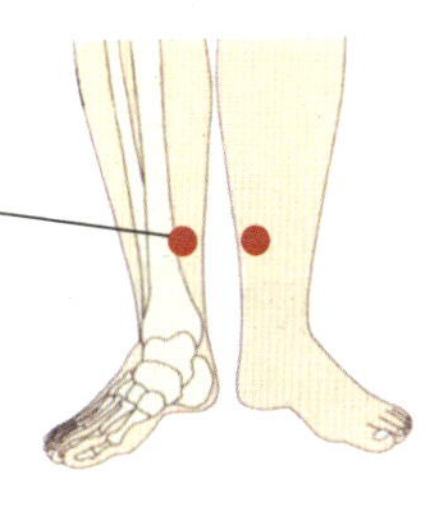

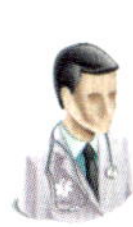

医师提示

◎避免有害气体的不良刺激，忌食辛辣刺激性食物，力戒烟酒。

◎注意休息，减少或避免过度讲话，合理发音。

◎积极锻炼身体，增强体质，提高机体抵抗力。

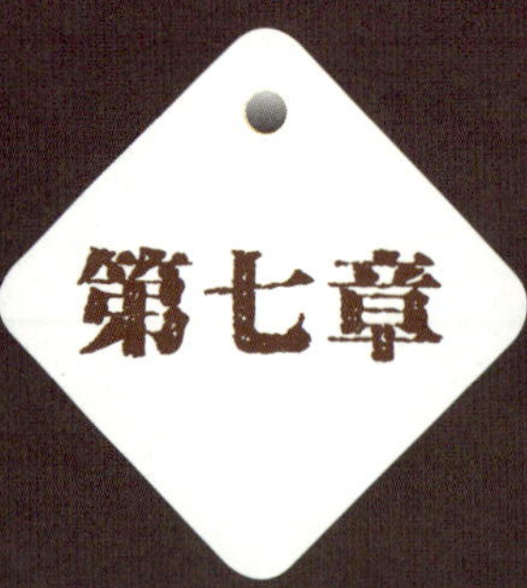

皮肤科疾病拔罐疗法

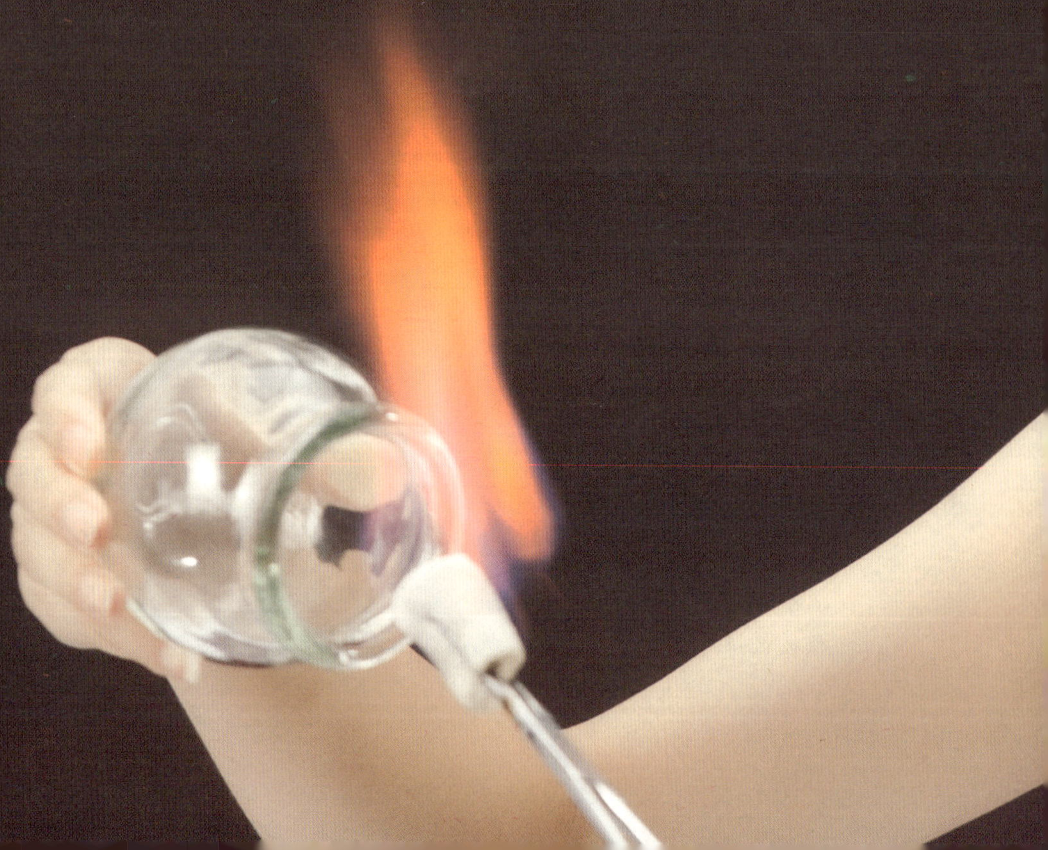

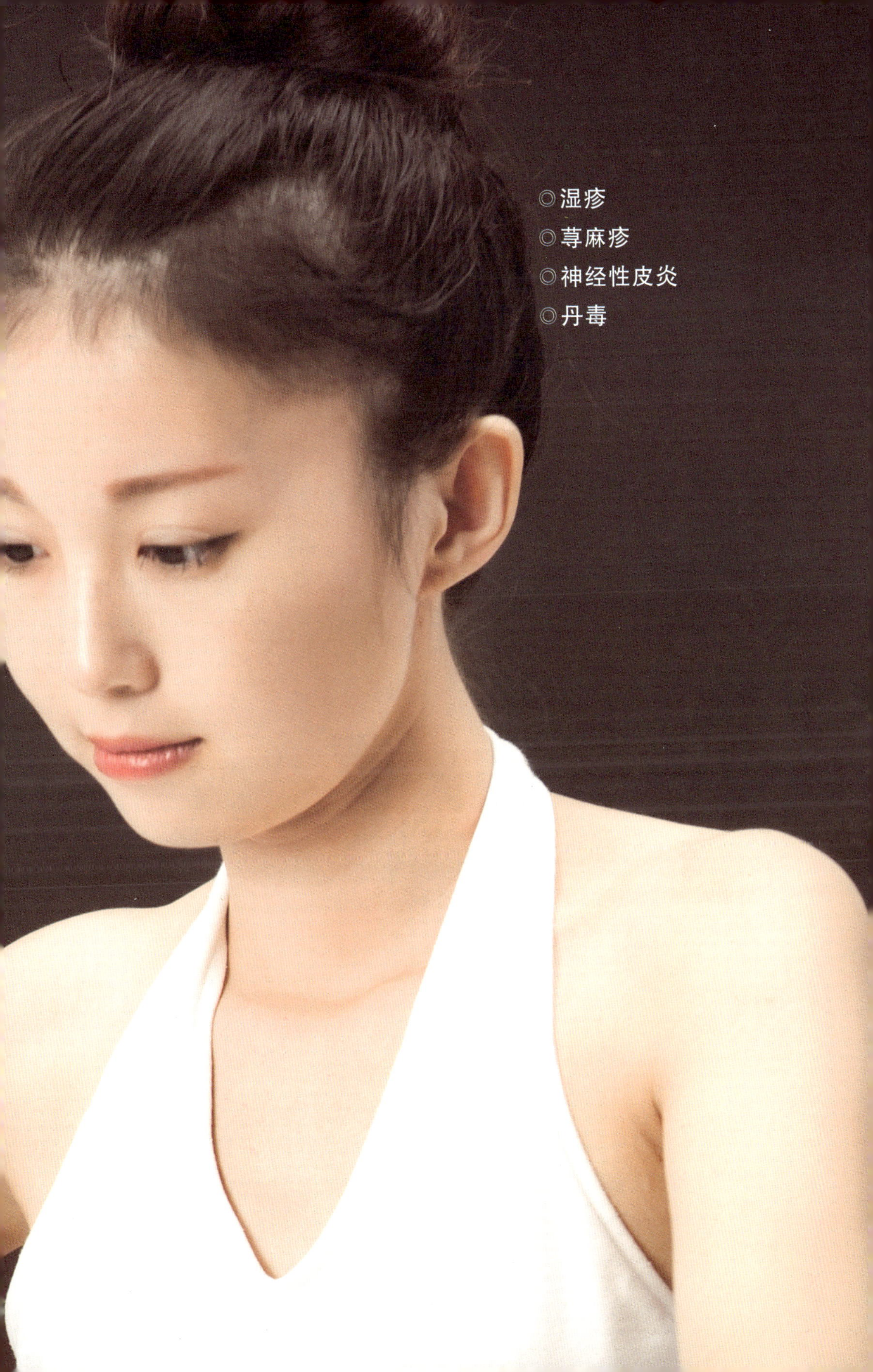
◎湿疹
◎荨麻疹
◎神经性皮炎
◎丹毒

湿疹

症状表现

湿疹表现为多形性皮损，对称分部，易于渗出，自觉瘙痒，反复发作和慢性化，中医称为湿疮。

原因

本病原因复杂，目前多认为是过敏性疾病，属迟发型变态反应。中医认为本病为禀赋不足，风湿热邪客于肌肤而成。

方法：留罐法

大椎穴、灵台穴、肺俞穴

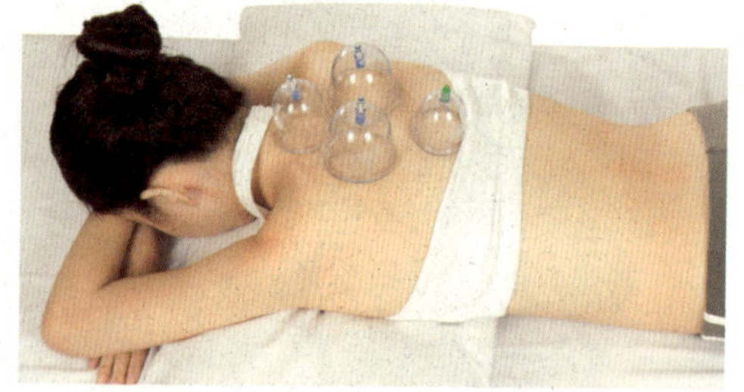

患者先取俯卧位，在大椎穴、灵台穴、肺俞穴采用留罐法或大椎穴采用刺血拔罐法，其他穴位采用留罐法。

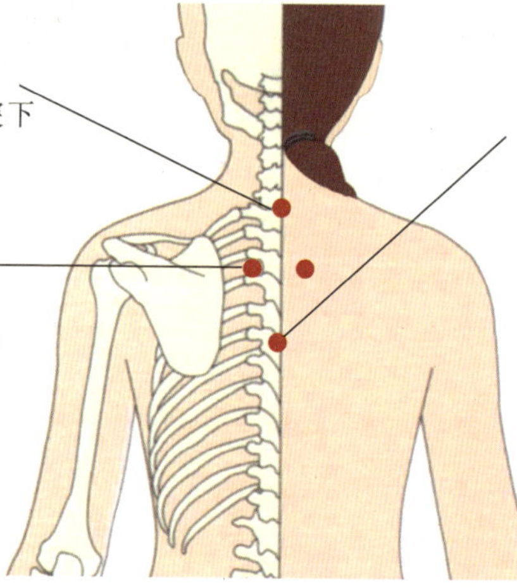

然后再取仰卧位，在神阙穴、曲池穴、血海穴、三阴交穴采用留罐法，均留罐10～15分钟。急性患者每日1次，3次为1疗程；慢性患者每周2～3次，6次为1疗程。

曲池穴

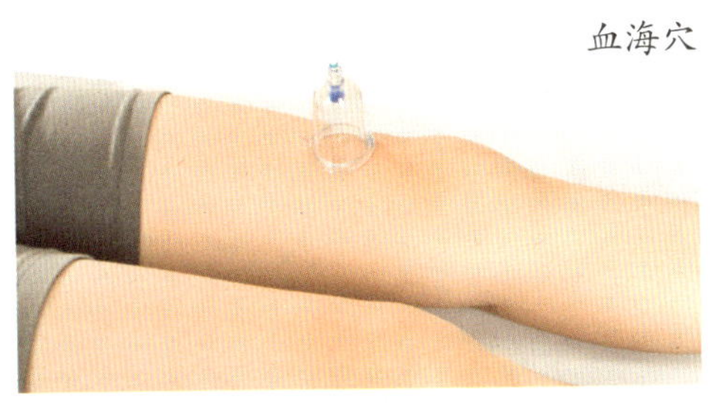

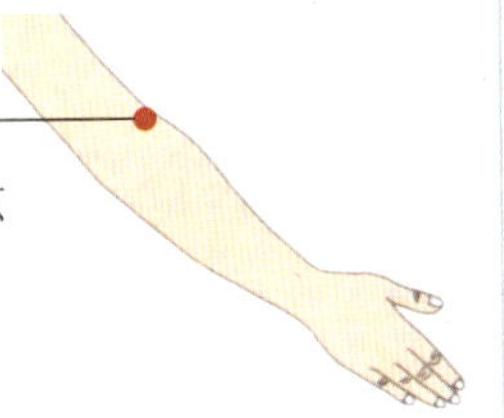

曲池穴
在肘部横纹外侧端，屈肘，当尺泽穴与肱骨外上髁连线中点，左右各一穴。

血海穴

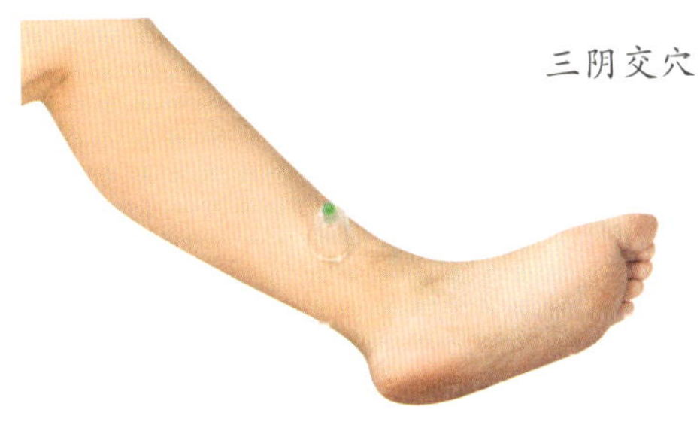

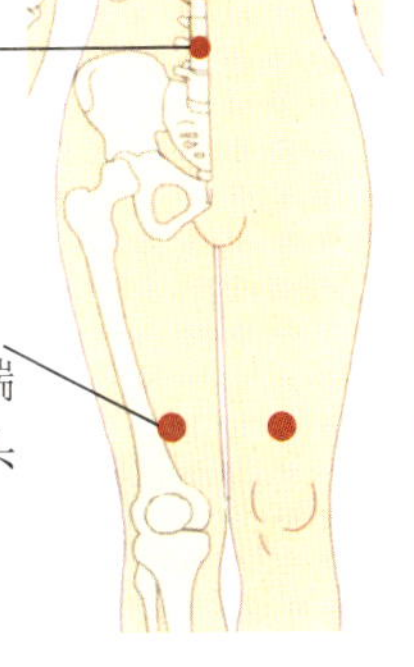

神阙穴
在腹部，脐中央。

血海穴
在大腿内侧，髌底内侧端上2寸，股四头肌内侧头隆起处，左右各一穴。

三阴交穴

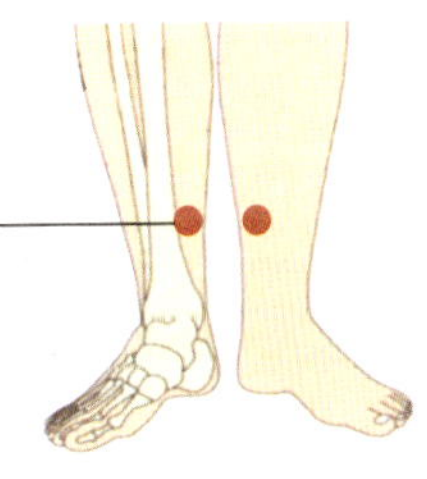

三阴交穴
在小腿内侧，足内踝尖直上3寸，胫骨内侧后缘，左右各一穴。

医师提示

◎皮损部位忌用热水洗烫和肥皂清洗，尽量避免搔抓。

◎湿疹发病期间不应进行各种疫苗的预防接种、注射，以免诱发全身反应。

◎避免精神紧张、过度劳累，食物中禁忌辣椒、鱼、虾、蟹或浓茶、咖啡、酒类，衣被不宜用丝、毛及化纤等制品。

◎平时保持大便通畅，睡眠充足，冬季注意皮肤清洁及润泽。

荨麻疹

症状表现

荨麻疹又称“风疹块”“风团疙瘩”，是一种由于皮肤黏膜小血管扩张及渗透性增强而引起的局限性、一过性水肿反应。以皮肤突起风团、剧痒为主要特征。一年四季均可发生，尤以春季为发病高峰。

原因

中医认为本病的发生内因为禀赋不足，外因为风邪为患。

方法一：留罐法

患者先取仰卧位，在合谷穴、曲池穴、中脘穴、神阙穴、风市穴、血海穴、足三里穴、三阴交穴采用留罐法，留罐10～15分钟。2～3日1次，10次为1疗程。

合谷穴

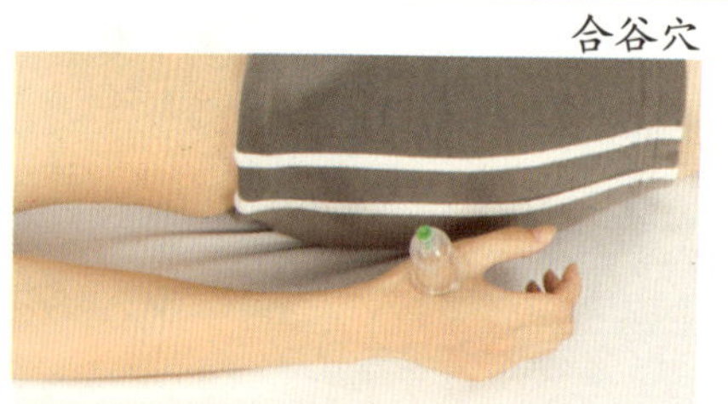

合谷穴

在手背，第1、第2掌骨间，当第2掌骨桡侧的中点处，左右各一穴。

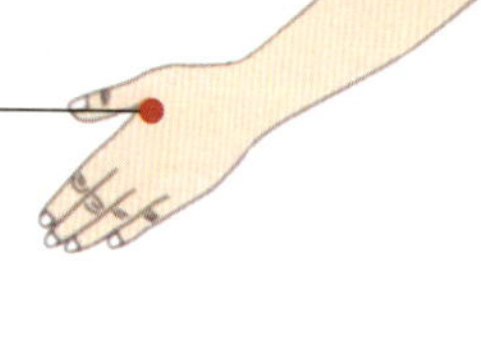

曲池穴

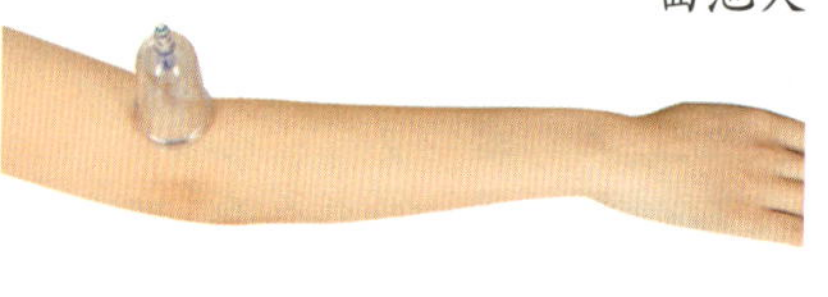

曲池穴

在肘部横纹外侧端，屈肘，当尺泽穴与肱骨外上髁连线中点，左右各一穴。

中脘穴

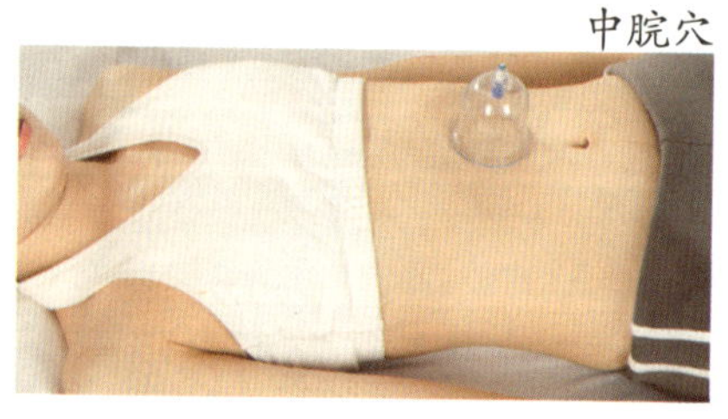

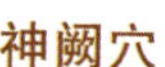

中脘穴

在上腹部，前正中线上，脐中上方4寸。

神阙穴

在腹部，脐中央。

风市穴

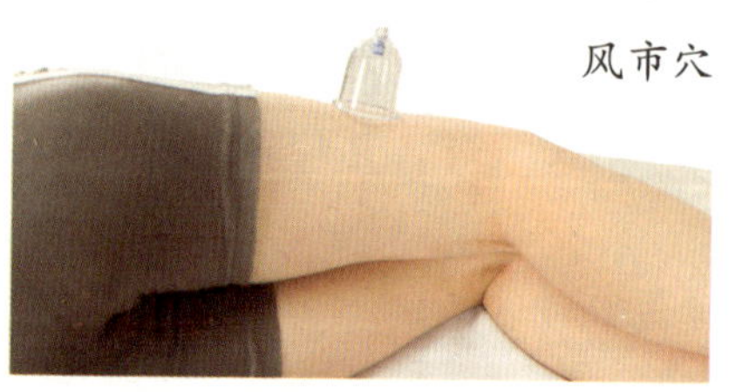

风市穴

在大腿外侧的中线上，腘横纹上7寸处。或直立垂手时，中指尖处，左右各一穴。

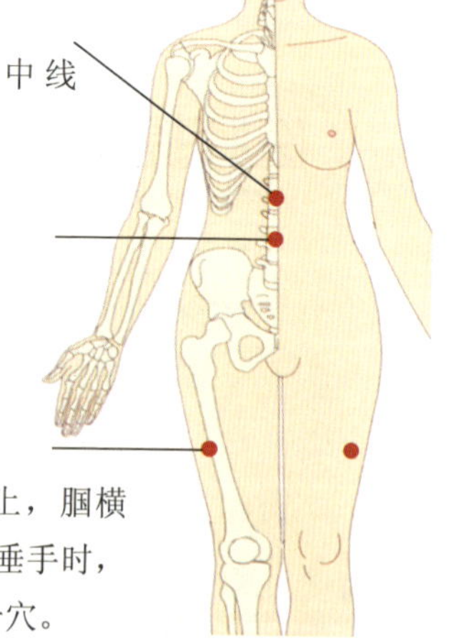

足三里穴

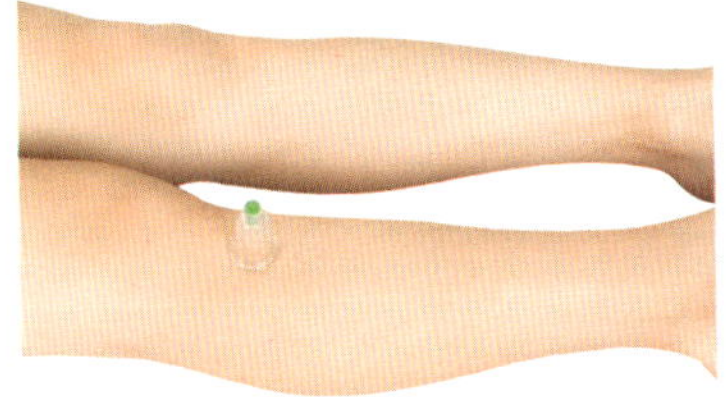

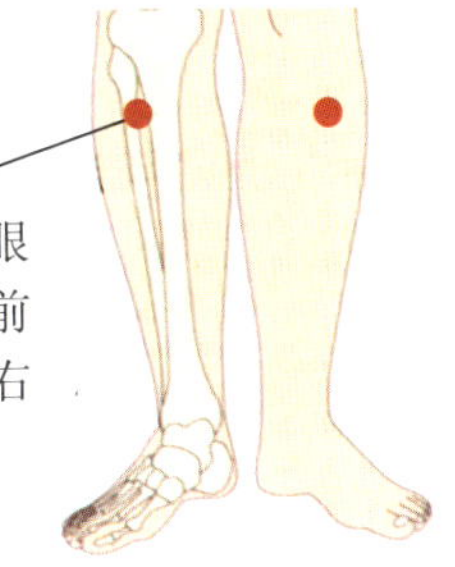

足三里穴

在小腿前外侧，外膝眼（犊鼻穴）下3寸，胫骨前缘外侧约一横指处，左右各一穴。

血海穴

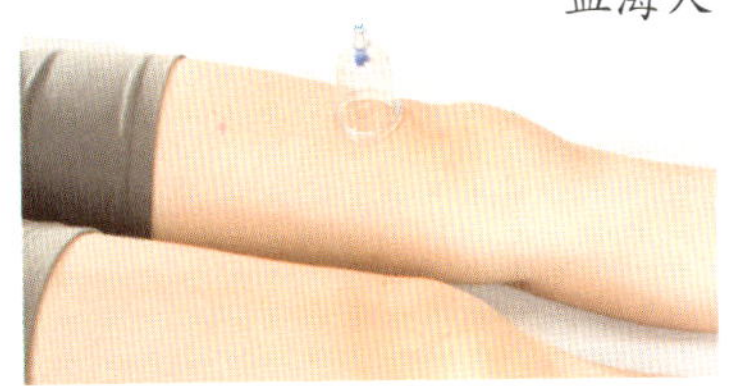

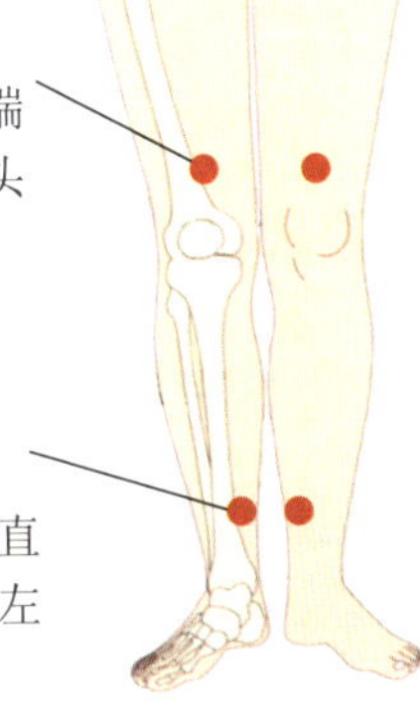

血海穴

在大腿内侧，髌底内侧端上2寸，股四头肌内侧头隆起处，左右各一穴。

三阴交穴

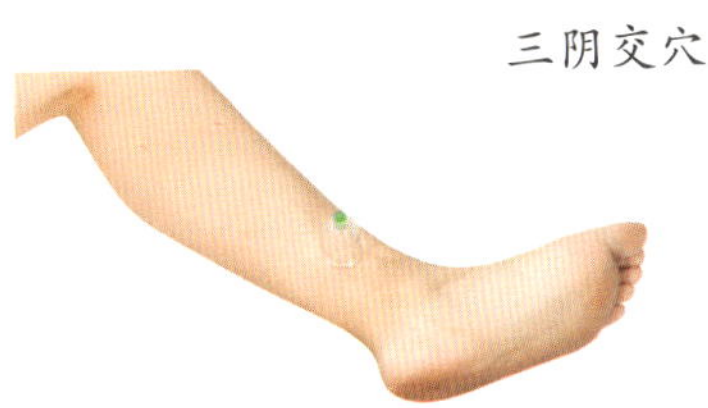

三阴交穴

在小腿内侧，足内踝尖直上3寸，胫骨内侧后缘，左右各一穴。

方法二：走罐法

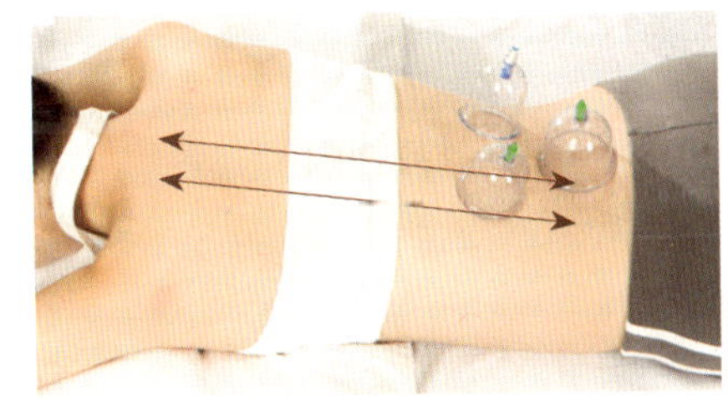

沿背部足太阳膀胱经内侧循行线行走罐法。急性患者每日1次，3次为1疗程；慢性患者每周2～3日，6次为1疗程。

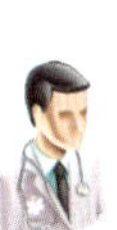

医师提示

◎首先找到致敏原，对可疑致敏原应尽量避免。

◎饮食宜清淡，避免刺激性及易致敏食物，保持大便通畅。

◎室内禁止放花卉及喷洒杀虫剂，防止花粉及化学物质再次致敏。

◎应尽量避免搔抓，以免引起皮损增加、瘙痒加剧。

◎不要热敷，虽然热可以使局部暂时获得舒缓，但其实反而是另一种刺激，因为热会使血管紧张，释放出更多的过敏原。

神经性皮炎

症状表现

神经性皮炎是一种皮肤神经功能障碍性疾病，以皮肤肥厚、皮沟加深、苔藓样改变和阵发性剧烈瘙痒为特征。

原因

中医认为本病多因情志不遂、肝气郁结、郁久化火、日久耗血伤阴，血虚化燥生风，肌肤失去濡养而发病。

方法一：留罐法

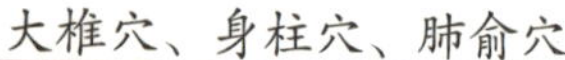

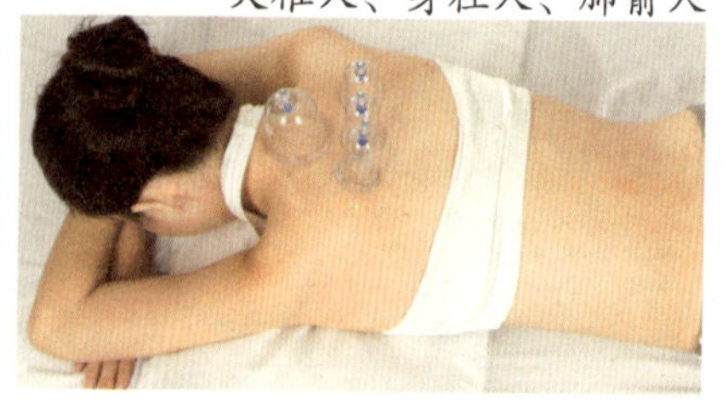

患者先取俯卧位，在大椎穴、身柱穴、肺俞穴采用留罐法，留罐10～15分钟。2～3日1次，10次为1疗程。

大椎穴
在颈项部，第7颈椎棘突下凹陷中。

肺俞穴
在背部，第3胸椎棘突下，旁开1.5寸，左右各一穴。

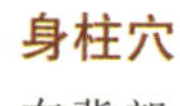

身柱穴
在背部，后正中线上，第3胸椎棘突下凹陷中。

再取仰卧位，在曲池穴、委中穴、血海穴、三阴交穴采用留罐法，留罐10～15分钟，每周2～3次，10次为1疗程。

曲池穴

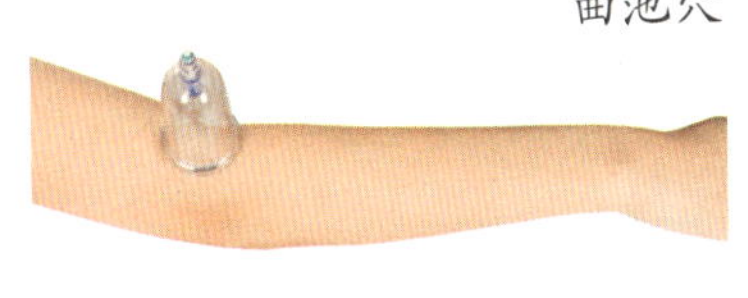

曲池穴

在肘部横纹外侧端，屈肘，当尺泽穴与肱骨外上髁连线中点，左右各一穴。

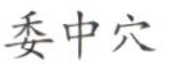

委中穴

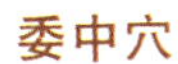

委中穴

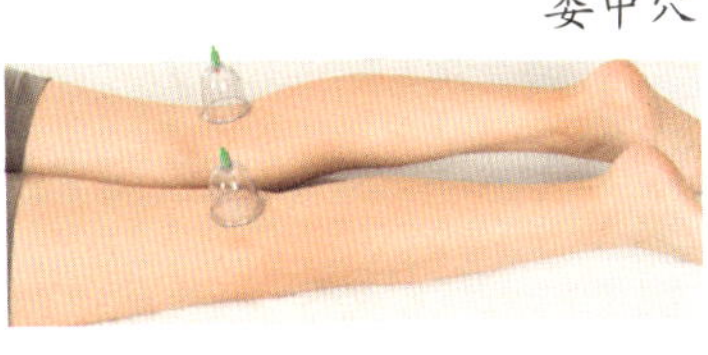

在腘部，膝关节后侧腘窝横纹中点，当股二头肌腱与半腱肌肌腱的中间，左右各一穴。

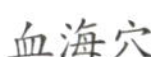

血海穴

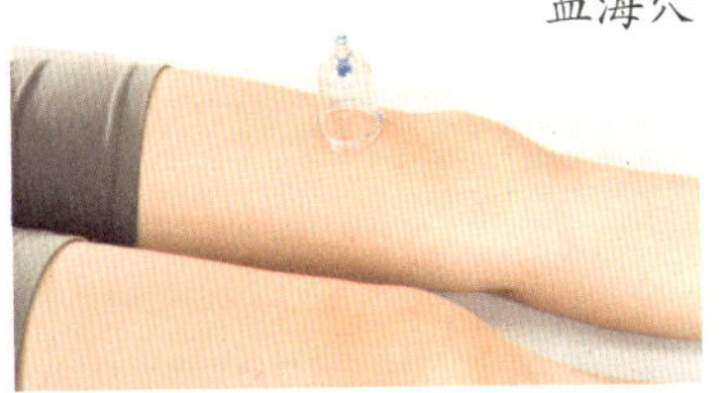

血海穴

在大腿内侧，髌底内侧端上2寸，股四头肌内侧头隆起处，左右各一穴。

三阴交穴

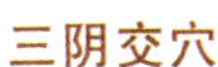

三阴交穴

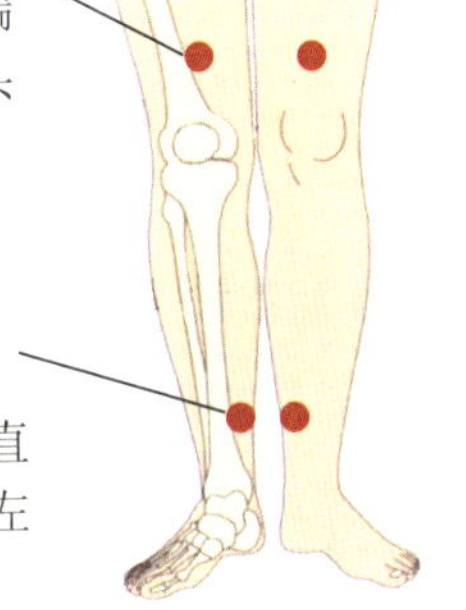

在小腿内侧，足内踝尖直上3寸，胫骨内侧后缘，左右各一穴。

方法二：刺血拔罐法

令患者取舒适体位，消毒皮损部位，用三棱针或梅花针进行散刺或叩刺，以皮肤轻微出血为度。立即拔上大小合适的火罐，留罐10～15分钟。起罐后用消毒棉球擦净血迹。每周2～3日，10次为1疗程。

医师提示

◎患者要保持乐观情绪，防止感情过激，特别是注意避免情绪紧张、焦虑、激动，生活力求有规律，注意劳逸结合。

◎要树立起这个病可以治好的信心，避免通过用力搔抓、摩擦及热水烫洗等方法来止痒。

◎限制酒类、辛辣饮食，保持大便通畅，积极治疗胃肠道病变。

丹毒

症状表现

其临床表现为起病急，局部出现界限清楚之片状红疹，颜色鲜红，并稍隆起，压之退色。皮肤表面紧张炽热，迅速向四周蔓延，有烧灼样痛，伴高热、畏寒、头痛、全身不适等。

原因

丹毒是由溶血性链球菌侵入皮肤或黏膜的网状淋巴管所引起的一种急性感染性皮肤病。好发于颜面部和小腿。生于头面者，又称“抱头火丹”；发于下肢者，称为“流火”。

方法：刺血拔罐法

先于局部作常规消毒，持小号三棱针在皮肤发红的范围内先上后下，快速散刺，使之出血如珠；再根据皮损大小，取适当型号的玻璃罐(注意罐口应预先消毒)，用闪火法吸拔。

然后在大椎穴、曲池穴、委中穴同样采用刺血拔罐法，留罐10分钟左右，取罐后用消毒棉球擦净患处血迹。隔日1次，5次为1疗程。

大椎穴、曲池穴

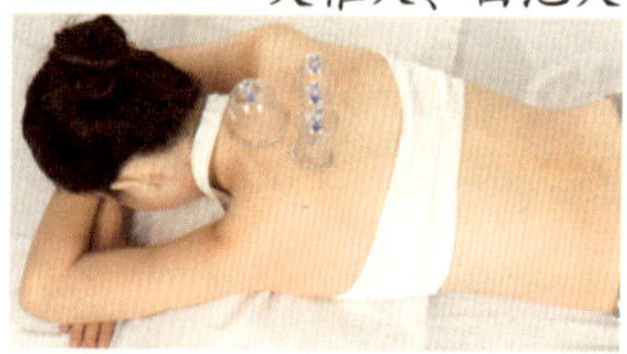

委中穴

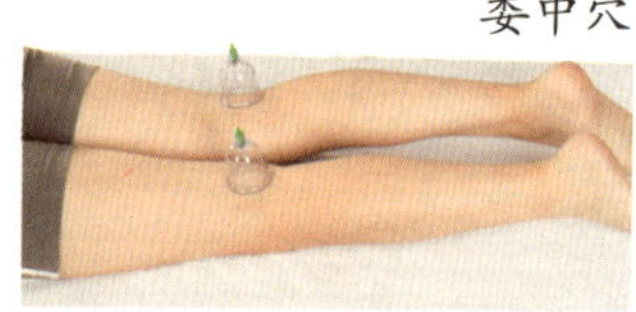

曲池穴
在肘部横纹外侧端，屈肘，当尺泽穴与肱骨外上髁连线中点，左右各一穴。

委中穴
在腿部，膝关节后侧腘窝横纹中点，当股二头肌腱与半腱肌肌腱的中间，左右各一穴。

大椎穴
在颈项部，第7颈椎棘突下凹陷中。

医师提示

- ◎治疗后用具应严格消毒，防止交叉感染。
- ◎丹毒患者应注意休息，避免过度劳累，并适当隔离。
- ◎如病在下肢，则应卧床，抬高患肢。
- ◎忌食辛辣、荤腥、油腻之品，多吃蔬菜、水果。